全国医药中等职业技术学校教材

药学基础

第二版

中国职业技术教育学会医药专业委员会 ◎ 组织编写

潘 雪 主编　　苏怀德 主审

U0222878

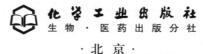

化学工业出版社

生物·医药出版分社

·北京·

本书是由中国职业技术教育学会医药专业委员会组织编写的全国医药中等职业技术学校教材，内容包括药物的基本知识，抗病原微生物药物应用，抗寄生虫病药物应用，抗肿瘤药物应用，传出神经系统药物应用，局部麻醉药物应用，中枢神经系统药物应用，心血管系统药物应用，抗过敏药物应用，消化系统药物应用，呼吸系统药物应用，泌尿系统药物应用，血液及造血系统药物应用，激素及调节内分泌功能类药物应用，维生素类与矿物质类药物应用，糖类、盐类与酸碱平衡调节药物应用，专科药物应用，解毒药应用，生物制品应用，以及特殊管理的药物。

全书力求突出药学基础知识的有机融合，注意前后教学环节联系，具有启发性和适用性，并注重反映药学进展。本书适用于医药中等职业学校学生使用，也可作为医药行业员工培训教材。

图书在版编目（CIP）数据

药学基础/潘雪主编 . —2 版 . —北京：化学工业出版社，
2010.9（2023.9重印）
全国医药中等职业技术学校教材
ISBN 978-7-122-09259-5

Ⅰ. 药…　Ⅱ. 潘…　Ⅲ. 药物学-专业学校-教材　Ⅳ. R9

中国版本图书馆 CIP 数据核字（2010）第 146190 号

责任编辑：陈燕杰　余晓捷　孙小芳　　　　文字编辑：张春娥
责任校对：陶燕华　　　　　　　　　　　　装帧设计：关　飞

出版发行：化学工业出版社　生物·医药出版分社（北京市东城区青年湖南街 13 号　邮政编码 100011）
印　　刷：三河市航远印刷有限公司
装　　订：三河市宇新装订厂
787mm×1092mm　1/16　印张 15¾　字数 397 千字　2023 年 9 月北京第 2 版第 14 次印刷

购书咨询：010-64518888　　　　　　　售后服务：010-64518899
网　　址：http://www.cip.com.cn
凡购买本书，如有缺损质量问题，本社销售中心负责调换。

定　　价：30.00 元

本书编审人员

主 编　潘　雪（北京联合大学）

主 审　苏怀德

副 主 编　虎松艳（广东省食品药品职业技术学校）

徐　阳（上海市医药学校）

编写人员　（按姓名笔画排序）

王　庆（南京莫愁中等职业学校）

邓玲珑（南京莫愁中等职业学校）

曲　伟（北京联合大学）

刘秀芬（北京联合大学）

严　孜（江西省医药学校）

李文萍（南京莫愁中等职业学校）

邱建波（广东省食品药品职业技术学校）

宋丽娟（南京莫愁中等职业学校）

张　劲（北京联合大学）

陆　艺（天津生物工程职业技术学院）

陈　博（北京协和医学院）

范海涛（北京联合大学）

虎松艳（广东省食品药品职业技术学校）

周翠荣（山东医药技师学院）

侯　沧（山东医药技师学院）

夏俊梅（湖北省医药学校）

徐　阳（上海市医药学校）

徐　娟（北京联合大学）

董历平（北京联合大学）

潘　雪（北京联合大学）

中国职业技术教育学会医药专业委员会
第一届常务理事会名单

主　　任　苏怀德　国家食品药品监督管理局

副 主 任（按姓名笔画排列）

王书林　成都中医药大学峨嵋学院

王吉东　江苏省徐州医药高等职业学校

严　振　广东食品药品职业学院

李元富　山东中药技术学院

陆国民　上海市医药学校

周晓明　山西生物应用职业技术学院

缪立德　湖北省医药学校

常务理事（按姓名笔画排列）

马孔琛　沈阳药科大学高等职业教育学院

王书林　成都中医药大学峨嵋学院

王吉东　江苏省徐州医药高等职业学校

左淑芬　河南省医药学校

刘效昌　广州市医药中等专业学校

闫丽霞　天津生物工程职业技术学院

阳　欢　江西省医药学校

严　振　广东食品药品职业学院

李元富　山东中药技术学院

陆国民　上海市医药学校

周晓明　山西生物应用职业技术学院

高玉培　北京市医药器械学校

黄庶亮　福建生物工程职业学院

缪立德　湖北省医药学校

谭晓彧　湖南省医药学校

秘 书 长　潘　雪　北京市医药器械学校

陆国民　上海市医药学校（兼）

刘　佳　成都中医药大学峨嵋学院

第二版前言

本套教材自 2004 年以来陆续出版了 37 种，经各校广泛使用已累积了较为丰富的经验。并且在此期间，本会持续推动各校大力开展国际交流和教学改革，使得我们对于职业教育的认识大大加深，对教学模式和教材改革又有了新认识，研究也有了新成果。因而推动本系列教材的修订。概括来说，这几年来我们取得的新共识主要有以下几点。

1. 明确了我们的目标。创建中国特色医药职教体系。党中央提出以科学发展观建设中国特色社会主义。我们身在医药职教战线的同仁，就有责任为了更好更快地发展我国的职业教育，为创建中国特色医药职教体系而奋斗。

2. 积极持续地开展国际交流。当今世界国际经济社会融为一体，彼此交流相互影响，教育也不例外。为了更快更好地发展我国的职业教育，创建中国特色医药职教体系，我们有必要学习国外已有的经验，规避国外已出现的种种教训、失误，从而使我们少走弯路，更科学地发展壮大我们自己。

3. 对准相应的职业资格要求。我们从事的职业技术教育既是为了满足医药经济发展之需，也是为了使学生具备相应职业准入要求，具有全面发展的综合素质，既能顺利就业，也能一展才华。作为个体，每个学校具有的教育资质有限。为此，应首先对准相应的国家职业资格要求，对学生实施准确明晰而实用的教育，在有余力有可能的情况下才能谈及品牌、特色等更高的要求。

4. 教学模式要切实地转变为实践导向而非学科导向。职场的实际过程是学生毕业就业所必须进入的过程，因此以职场实际过程的要求和过程来组织教学活动就能紧扣实际需要，便于学生掌握。

5. 贯彻和渗透全面素质教育思想与措施。多年来，各校都十分重视学生德育教育，重视学生全面素质的发展和提高，除了开设专门的德育课程、职业生涯课程和大量的课外教育活动之外，大家一致认为还必须采取切实措施，在一切业务教学过程中，点点滴滴地渗透德育内容，促使学生通过实际过程中的言谈举止，多次重复，逐渐养成良好规范的行为和思想道德品质。学生在校期间最长的时间及最大量的活动是参加各种业务学习、基础知识学习、技能学习、岗位实训等都包括在内。因此对这部分最大量的时间，不能只教业务技术。在学校工作的每个人都要视育人为己任。教师在每个教学环节中都要研究如何既传授知识技能又影响学生品德，使学生全面发展成为健全的有用之才。

6. 要深入研究当代学生情况和特点，努力开发适合学生特点的教学方式方法，激发学生学习积极性，以提高学习效率。操作领路、案例入门、师生互动、现场教学等都是有效的方式。教材编写上，也要尽快改变多年来黑字印刷，学科篇章，理论说教的老面孔，力求开发生动活泼，简明易懂，图文并茂，激发志向的好教材。根据上述共识，本次修订教材，按以下原则进行。

① 按实践导向型模式，以职场实际过程划分模块安排教材内容。

② 教学内容必须满足国家相应职业资格要求。

③ 所有教学活动中都应该融进全面素质教育内容。

④ 教材内容和写法必须适应青少年学生的特点，力求简明生动，图文并茂。

从已完成的新书稿来看，各位编写人员基本上都能按上述原则处理教材，书稿显示出鲜明的特色，使得修订教材已从原版的技术型提高到技能型教材的水平。当前仍然有诸多问题需要进一步探讨改革。但愿本次修订教材的出版使用，不但能有助于各校提高教学质量，而且能引发各校更深入的改革热潮。

四年多来，各方面发展迅速，变化很大，第二版丛书根据实际需要增加了新的教材品种，同时更新了许多内容，而且编写人员也有若干变动。有的书稿为了更贴切反映教材内容甚至对名称也做了修改。但编写人员和编写思想都是前后相继、向前发展的。因此本会认为这些变动是反映与时俱进思想的，是应该大力支持的。此外，本会也因加入了中国职业技术教育学会而改用现名。原教材建设委员会也因此改为常务理事会。值本次教材修订出版之际，特此说明。

中国职业技术教育学会医药专业委员会　主任

苏怀德

2008 年 10 月 2 日

第一版前言

半个世纪以来，我国中等医药职业技术教育一直按中等专业教育（简称为中专）和中等技术教育（简称为中技）分别进行。自20世纪90年代起，国家教育部倡导同一层次的同类教育求同存异。因此，全国医药中等职业技术教育教材建设委员会在原各自教材建设委员会的基础上合并组建，并在全国医药职业技术教育研究会的组织领导下，专门负责医药中职教材建设工作。

鉴于几十年来全国医药中等职业技术教育一直未形成自身的规范化教材，原国家医药管理局科技教育司应各医药院校的要求，履行其指导全国药学教育、为全国药学教育服务的职责，于20世纪80年代中期开始出面组织各校联合编写中职教材。先后组织出版了全国医药中等职业技术教育系列教材60余种，基本上满足了各校对医药中职教材的需求。

为进一步推动全国教育管理体制和教学改革，使人才培养更加适应社会主义建设之需，自20世纪90年代末，中央提倡大力发展职业技术教育，包括中等职业技术教育。据此，自2000年起，全国医药职业技术教育研究会组织开展了教学改革交流研讨活动。教材建设更是其中的重要活动内容之一。

几年来，在全国医药职业技术教育研究会的组织协调下，各医药职业技术院校认真学习有关方针政策，齐心协力，已取得丰硕成果。各校一致认为，中等职业技术教育应定位于培养拥护党的基本路线，适应生产、管理、服务第一线需要的德、智、体、美各方面全面发展的技术应用型人才。专业设置必须紧密结合地方经济和社会发展需要，根据市场对各类人才的需求和学校的办学条件，有针对性地调整和设置专业。在课程体系和教学内容方面则要突出职业技术特点，注意实践技能的培养，加强针对性和实用性，基础知识和基本理论以必需够用为度，以讲清概念，强化应用为教学重点。各校先后学习了《中华人民共和国职业分类大典》及医药行业工人技术等级标准等有关职业分类、岗位群及岗位要求的具体规定，并且组织师生深入实际，广泛调研市场的需求和有关职业岗位群对各类从业人员素质、技能、知识等方面的基本要求，针对特定的职业岗位群，设立专业，确定人才培养规格和素质、技能、知识结构，建立技术考核标准、课程标准和课程体系，最后具体编制为专业教学计划以开展教学活动。教材是教学活动中必须使用的基本材料，也是各校办学的必需材料。因此研究会首先组织各学校按国家专业设置要求制订专业教学计划、技术考核标准和课程标准。在完成专业教学计划、技术考核标准和课程标准的制订后，以此作为依据，及时开展了医药中职教材建设的研讨和有组织的编写活动。由于专业教学计划、技术考核标准和课程标准都是从现实职业岗位群的实际需要中归纳出来的，因而研究会组织的教材编写活动就形成了以下特点：

1. 教材内容的范围和深度与相应职业岗位群的要求紧密挂钩，以收录现行适用、成熟规范的现代技术和管理知识为主。因此其实践性、应用性较强，突破了传统教材以理论知识为主的局限，突出了职业技能特点。

2. 教材编写人员尽量以产学结合的方式选聘，使其各展所长、互相学习，从而有效地克服了内容脱离实际工作的弊端。

3. 实行主审制，每种教材均邀请精通该专业业务的专家担任主审，以确保业务内容正确无误。

4. 按模块化组织教材体系，各教材之间相互衔接较好，且具有一定的可裁减性和可拼接性。一个专业的全套教材既可以圆满地完成专业教学任务，又可以根据不同的培养目标和地区特点，或市场需求变化供相近专业选用，甚至适应不同层次教学之需。

本套教材主要是针对医药中职教育而组织编写的，它既适用于医药中专、医药技校、职工中专等不同类型教学之需，同时因为中等职业教育主要培养技术操作型人才，所以本套教材也适合于同类岗位群的在职员工培训之用。

现已编写出版的各种医药中职教材虽然由于种种主客观因素的限制仍留有诸多遗憾，上述特点在各种教材中体现的程度也参差不齐，但与传统学科型教材相比毕竟前进了一步。紧扣社会职业需求，以实用技术为主，产学结合，这是医药教材编写上的重大转变。今后的任务是在使用中加以检验，听取各方面的意见及时修订并继续开发新教材以促进其与时俱进、臻于完善。

愿使用本系列教材的每位教师、学生、读者收获丰硕！愿全国医药事业不断发展！

全国医药职业技术教育研究会

2005 年 6 月

编写说明

本书是依据中国职业技术教育学会医药专业委员会的统一安排，针对医药行业对中等职业人才的需求以及中等职业教育的特点，以强化素质教育和技能训练为重点而编写的。可作为专业基础综合教材供中等职业学校的药剂、化学制药、中药、生物制药、医药商品经营、药物分析与检验等专业及其他相关专业使用。

《药学基础》是中等职业学校药剂专业的一门专业核心课程，目标是使学生熟悉常用药品的药理作用、适应证、不良反应和用药注意事项等，以培养学生具备从事药学相关工作的实际操作能力。本书所收录的药品主要选自国家基本药物目录（2009 年）和《中华人民共和国药典》（2010 年版）。每章的编写框架包括学习目标（知识目标、能力目标）、药品介绍、知识链接、课堂互动、习题等。药品的介绍主要包括通用名称、英文名称、商品名称、药理作用、适应证、不良反应以及注意事项等。本书是按药品临床应用分类为主线来设计的，融合了相关职业资格证书对知识、技能和态度的要求，注重基础知识、力求体现课程综合，具有启发性和适用性并注重反映药学的最新进展。在编写中注重拓宽学生的知识面、提高综合素质、培养综合职业能力，特别突出药学基础知识与其他技能的有机融合，注意前后教学环节的联系，具有较强的中等职业教育的特色。

本书由苏怀德教授、潘雪拟定本书编写提纲，潘雪担任主编，虎松艳、徐阳担任副主编，苏怀德教授担任主审。本书编写人员及分工如下：潘雪负责编写第一章第三节和第七章第一、二节；虎松艳负责编写第十一章、第十四章；徐阳负责编写第六章、第九章；陆艺负责编写第一章第一节；张劲负责编写第一章第二节、第十章；徐娟负责编写第一章第四、五节；刘秀芬负责编写第一章第六、七节和第三章；侯沧负责编写第一章第八节；曲伟负责编写第二章；范海涛负责编写第四章；宋丽娟负责编写第五章；邓玲珑负责编写第七章第三节；邱建波负责编写第八章；夏俊梅负责编写第十二章；董历平负责编写第十三章；周翠荣负责编写第十五章；严孜负责编写第十六章；王庆负责编写第十七章；李文萍负责编写第十八章；陈博负责编写第十九章、第二十章。各章节的病例分析由李文萍负责编写；案例分析由邱建波负责编写。最后由潘雪和曲伟负责全书的修改和统稿。

本书承蒙北京大学苏怀德教授对全书作了认真审阅，并提出许多宝贵意见，特此致谢。

由于编者水平有限，书中不妥之处，恳请广大师生在使用过程中批评指正。

编者

2010 年 1 月

目　　录

第一章　药物的基本知识

第一节　绪论 …………………………………………………… 1
　一、药物与药品 ……………………………………………… 1
　二、药物的发展史 …………………………………………… 3
　三、药学基础的内容和任务 ………………………………… 4
第二节　药物的制剂 …………………………………………… 5
　一、药物制剂的意义 ………………………………………… 5
　二、药物制剂的剂型 ………………………………………… 5
　三、常用药物剂型的特点 …………………………………… 6
　四、新型给药系统简介 ……………………………………… 9
　课堂互动 ……………………………………………………… 10
第三节　药理学知识 …………………………………………… 11
　一、药物对机体的作用 ……………………………………… 11
　二、机体对药物的作用 ……………………………………… 14
　三、影响药物作用的因素 …………………………………… 16
第四节　药物分析检验知识 …………………………………… 19
　一、药物分析检验的依据与程序 …………………………… 19
　二、药品的质量标准及制订原则 …………………………… 20
　三、药品质量标准的主要内容 ……………………………… 21
　四、《中国药典》（2010 年版）的基本结构和主要内容 …… 23
　课堂互动 ……………………………………………………… 25
第五节　药物化学知识 ………………………………………… 26
　一、药物产生疗效的决定因素 ……………………………… 27
　二、药物化学结构与药效的关系 …………………………… 28
　三、药物的稳定性 …………………………………………… 29
第六节　药品说明书 …………………………………………… 31
　一、说明书格式 ……………………………………………… 31
　二、相关解释 ………………………………………………… 32
　课堂互动 ……………………………………………………… 34
第七节　处方药与非处方药 …………………………………… 34
　一、处方药、非处方药的管理 ……………………………… 35
　二、非处方药标识 …………………………………………… 35
　三、处方相关知识 …………………………………………… 35
　课堂互动 ……………………………………………………… 37
第八节　药品管理知识 ………………………………………… 38

　　一、药品管理机构 ……………………………………………………… 38
　　二、《中华人民共和国药品管理法》及《中华人民共和国药品管理法
　　　实施条例》……………………………………………………………… 39
　　三、广告审查 …………………………………………………………… 40
　　四、执业药师与药师的管理 …………………………………………… 42
　　课堂互动 ………………………………………………………………… 42

第二章　抗病原微生物药物应用 　45

第一节　概述 ……………………………………………………………… 45
　　一、抗微生物药物常用术语 …………………………………………… 45
　　二、抗生素分类 ………………………………………………………… 45
　　三、抗菌药滥用的危害 ………………………………………………… 46
　　四、抗菌药的合理应用 ………………………………………………… 46
第二节　β-内酰胺类抗生素 …………………………………………… 47
　　一、青霉素类 …………………………………………………………… 47
　　　阿莫西林、阿莫西林克拉维酸钾、氨苄西林、苯唑西林钠、青霉素 V 钾、
　　　哌拉西林钠
　　二、头孢菌素类 ………………………………………………………… 49
　　　头孢氨苄、头孢曲松钠、头孢唑林钠、头孢呋辛钠、头孢克洛
第三节　大环内酯类 ……………………………………………………… 51
　　　红霉素、阿奇霉素、琥乙红霉素、罗红霉素
第四节　氨基糖苷类及多肽类 …………………………………………… 53
　　　硫酸庆大霉素、硫酸阿米卡星、万古霉素
第五节　四环素类与氯霉素类 …………………………………………… 54
　　一、四环素类 …………………………………………………………… 54
　　　盐酸四环素、盐酸米诺环素
　　二、氯霉素类 …………………………………………………………… 55
第六节　其他抗生素 ……………………………………………………… 55
　　　盐酸克林霉素、磷霉素
第七节　磺胺类 …………………………………………………………… 56
　　　复方磺胺甲噁唑
第八节　喹诺酮类 ………………………………………………………… 58
　　　诺氟沙星、环丙沙星、左氧氟沙星、氧氟沙星
第九节　硝基呋喃类 ……………………………………………………… 60
　　　呋喃妥因
第十节　抗结核病药 ……………………………………………………… 60
　　　异烟肼、利福平、吡嗪酰胺、盐酸乙胺丁醇、硫酸链霉素、对氨基水杨酸钠
第十一节　抗麻风病药 …………………………………………………… 62
　　　氨苯砜
第十二节　抗真菌药 ……………………………………………………… 62
　　　氟康唑、制霉素、克霉唑、酮康唑、伊曲康唑、特比萘芬

第十三节　抗病毒药 ·· 64
　　　　　阿昔洛韦、利巴韦林、阿糖腺苷
　　课堂互动 ·· 65

第三章　抗寄生虫病药物应用　　69

第一节　抗疟药 ·· 69
　　　　磷酸氯喹、青蒿素、磷酸伯氨喹
第二节　抗阿米巴病药及抗滴虫病药 ·························· 70
　　　　甲硝唑
第三节　抗血吸虫病药 ·· 71
　　　　吡喹酮
第四节　驱肠虫药 ·· 71
　　　　阿苯达唑、盐酸左旋咪唑
第五节　抗利什曼原虫病药 ······································ 72
　　　　葡萄糖酸锑钠
　　课堂互动 ·· 72

第四章　抗肿瘤药物应用　　74

第一节　烷化剂抗肿瘤药 ·· 74
　　　　环磷酰胺、盐酸氮芥、白消安片、苯丁酸氮芥、卡莫司汀
第二节　抗代谢类抗肿瘤药 ······································ 76
　　　　氟尿嘧啶、盐酸阿糖胞苷、甲氨蝶呤、羟基脲、巯嘌呤
第三节　抗生素类抗肿瘤药 ······································ 78
　　　　放线菌素 D、丝裂霉素、阿霉素
第四节　天然来源抗肿瘤药 ······································ 79
　　　　高三尖杉酯碱、硫酸长春新碱
　　课堂互动 ·· 80

第五章　传出神经系统药物应用　　82

第一节　传出神经系统药理概述 ································ 82
　一、传出神经的递质和分类 ·································· 82
　二、传出神经系统递质的合成、储存、释放和消除 ········ 83
　三、传出神经系统受体的分类及效应 ···················· 83
　四、传出神经系统药物的基本作用方式和分类 ··········· 84
第二节　拟肾上腺素药与肾上腺素受体阻断药 ·············· 85
　一、拟肾上腺素药 ·· 85
　　　　肾上腺素、盐酸麻黄碱、盐酸多巴胺、重酒石酸去甲肾上腺素、重酒石酸间羟胺、
　　　　盐酸异丙肾上腺素、盐酸多巴酚丁胺

二、肾上腺素受体阻断药 ·· 89

  甲磺酸酚妥拉明、盐酸妥拉唑啉、盐酸酚苄明、盐酸哌唑嗪

第三节　拟胆碱药与抗胆碱药 ··· 91

一、拟胆碱药 ··· 91

  硝酸毛果芸香碱

二、胆碱酯酶抑制药 ··· 92

三、胆碱受体阻断药 ··· 92

  硫酸阿托品、氢溴酸东莨菪碱、氢溴酸山莨菪碱、氯化琥珀胆碱、氯化筒箭毒碱

课堂互动 ·· 96

第六章　局部麻醉药物应用　　98

一、局麻药的应用方法 ·· 98

二、常用药物 ··· 98

  盐酸利多卡因、盐酸布比卡因、盐酸普鲁卡因

课堂互动 ·· 99

第七章　中枢神经系统药物应用　　100

第一节　镇痛、解热、抗炎、抗风湿、抗痛风药 ······························ 100

一、镇痛药 ·· 100

  硫酸吗啡、磷酸可待因、枸橼酸芬太尼、盐酸哌替啶

二、解热镇痛抗炎及抗风湿药 ·· 102

  阿司匹林、对乙酰氨基酚、布洛芬、双氯芬酸钠、吲哚美辛、萘普生、
  舒林酸、吡罗昔康

三、抗痛风药 ·· 105

  别嘌醇、丙磺舒、秋水仙碱

第二节　神经系统药 ··· 106

一、抗帕金森病药 ·· 106

  盐酸金刚烷胺、左旋多巴、卡比多巴、盐酸苯海索

二、抗重症肌无力药 ·· 107

  溴新斯的明

三、抗癫痫及抗惊厥药 ·· 107

  卡马西平、丙戊酸钠、苯妥英钠、苯巴比妥、乙琥胺、硫酸镁

四、脑血管病用药及降颅压药 ·· 109

  尼莫地平、麦角胺咖啡因片、甘露醇

五、抗焦虑药及镇静催眠药 ·· 110

  地西泮

六、脑功能改善药 ·· 112

  胞磷胆碱钠、吡拉西坦、盐酸甲氯芬酯

七、中枢神经兴奋药 ··· 112

尼可刹米、盐酸洛贝林、咖啡因、吡拉西坦、盐酸甲氯芬酯

第三节　治疗精神障碍药 ·· 114

一、抗精神病药 ··· 114

盐酸氯丙嗪、奋乃静、盐酸氟奋乃静、氟哌啶醇

二、抗焦虑药 ··· 116

艾司唑仑

三、抗躁狂抑郁症药 ··· 117

碳酸锂、盐酸阿米替林、盐酸多塞平

课堂互动 ··· 118

第八章　心血管系统药物应用　　122

第一节　调脂及抗动脉粥样硬化药 ·································· 122

辛伐他汀、吉非罗齐、非诺贝特、阿昔莫司、洛伐他汀、氟伐他汀、
普伐他汀钠

第二节　抗心绞痛药 ·· 124

一、硝酸酯及亚硝酸酯类 ··· 124

硝酸甘油、硝酸异山梨酯

二、钙拮抗剂 ··· 125

硝苯地平、盐酸地尔硫草

三、β受体阻断药 ·· 126

四、其他类 ··· 126

第三节　抗高血压药 ·· 126

一、抗高血压药的分类 ··· 127

二、常用的抗高血压药 ··· 127

卡托普利、马来酸依那普利、氯沙坦、硝普钠、硫酸镁、尼群地平、
氨氯地平、吲达帕胺、甲磺酸酚妥拉明、复方利血平、复方利血平氨苯蝶啶

第四节　抗心律失常药 ·· 130

一、抗心律失常药的作用机制和分类 ······························· 130

二、常用的抗心律失常药 ··· 131

盐酸普鲁卡因胺、盐酸美西律、盐酸普罗帕酮、盐酸普萘洛尔、酒石酸美
托洛尔、盐酸胺碘酮、盐酸维拉帕米

第五节　抗心力衰竭药 ·· 132

地高辛、去乙酰毛花苷

课堂互动 ··· 133

第九章　抗过敏药物应用　　136

马来酸氯苯那敏、盐酸苯海拉明、盐酸赛庚啶、盐酸异丙嗪、氯雷他定

课堂互动 ··· 137

第一节　抗消化性溃疡药 ……………………………………………… 139

一、抗酸药 ………………………………………………………… 139

　　复方氢氧化铝片、三硅酸镁

二、胃酸分泌抑制药 …………………………………………… 140

　　西咪替丁、盐酸雷尼替丁、法莫替丁、哌仑西平、奥美拉唑、丙谷胺

三、黏膜保护药 ………………………………………………… 142

　　枸橼酸铋钾、硫糖铝

四、抗幽门螺杆菌药 …………………………………………… 143

第二节　助消化药 ……………………………………………………… 143

　　乳酶生、胃蛋白酶、胰酶

第三节　胃肠解痉药及胃动力药 ……………………………………… 143

一、胃肠解痉药 ………………………………………………… 143

　　颠茄、氢溴酸山莨菪碱

二、胃肠动力药 ………………………………………………… 144

　　多潘立酮、甲氧氯普胺

第四节　泻药及止泻药 ………………………………………………… 145

一、泻药 ………………………………………………………… 145

　　甘油、硫酸镁、酚酞

二、止泻药 ……………………………………………………… 145

　　蒙脱石

第五节　肝胆疾病用药 ………………………………………………… 146

一、利胆药 ……………………………………………………… 146

　　熊去氧胆酸、苯丙醇

二、防治肝昏迷药 ……………………………………………… 147

　　谷氨酸、乳果糖口服溶液

三、肝病辅助用药 ……………………………………………… 147

　　联苯双酯

第六节　其他药物 ……………………………………………………… 148

　　盐酸小檗碱

课堂互动 ……………………………………………………………… 148

第十一章　呼吸系统药物应用　　151

第一节　祛痰药 ………………………………………………………… 151

　　盐酸溴己新、盐酸氨溴索、羧甲司坦、氯化铵

第二节　镇咳药 ………………………………………………………… 152

　　枸橼酸喷托维林、复方甘草片、氢溴酸右美沙芬、苯佐那酯

第三节　平喘药 ··· 154

一、β肾上腺素受体激动药 ································ 154

沙丁胺醇、硫酸特布他林、盐酸克仑特罗、盐酸丙卡特罗

二、茶碱类 ·· 155

茶碱、氨茶碱

三、糖皮质激素类 ·· 156

丙酸倍氯米松、布地奈德

四、抗过敏性平喘药 ··· 157

色甘酸钠、盐酸吡咯吡胺、异丙托溴铵

课堂互动 ·· 158

第十二章　泌尿系统药物应用　　161

第一节　利尿药 ··· 161

一、强效利尿药 ··· 161

呋塞米、布美他尼

二、中效利尿药 ··· 162

氢氯噻嗪

三、弱效利尿药 ··· 163

螺内酯、氨苯蝶啶

第二节　脱水药 ··· 163

第三节　良性前列腺增生用药 ··································· 163

特拉唑嗪、普乐安

课堂互动 ·· 164

第十三章　血液及造血系统药物应用　　167

第一节　抗贫血药 ·· 167

硫酸亚铁、右旋糖酐铁、叶酸、维生素 B_{12}

第二节　抗血小板药 ·· 168

阿司匹林、双嘧达莫

第三节　促凝血药 ·· 169

维生素 K_1、氨甲苯酸

第四节　抗凝血药及溶栓药 ······································· 170

肝素钠、华法林钠、枸橼酸钠、注射用重组链激酶、尿激酶

第五节　血容量扩充剂 ··· 171

右旋糖酐

课堂互动 ·· 171

第十四章 激素及调节内分泌功能类药物应用   173

第一节　下丘脑垂体激素及其类似物 ……………………………… 173
　　　　绒促性素、戈舍瑞林
第二节　肾上腺皮质激素类药物 ………………………………… 174
　　　　醋酸地塞米松、氢化可的松、泼尼松、泼尼松龙、倍他米松、
　　　　丙酸倍氯米松、曲安奈德
第三节　胰岛素和其他影响血糖药物 …………………………… 178
　　一、胰岛素类 ………………………………………………… 178
　　　　重组人胰岛素
　　二、其他影响血糖药物 ……………………………………… 178
　　　　格列本脲、格列吡嗪、盐酸二甲双胍、瑞格列奈、阿卡波糖、罗格列酮
第四节　甲状腺激素及抗甲状腺药 ……………………………… 180
　　　　甲状腺片、甲巯咪唑、丙硫氧嘧啶、碘和碘化物
第五节　雄激素及同化激素 ……………………………………… 182
　　　　甲睾酮、丙酸睾酮、苯丙酸诺龙
第六节　雌激素及孕激素 ………………………………………… 183
　　　　雌二醇、己烯雌酚、黄体酮、醋酸甲羟孕酮
　　课堂互动 ………………………………………………………… 185

第十五章 维生素类与矿物质类药物应用   189

第一节　水溶性维生素 …………………………………………… 189
　　　　维生素 B_1、维生素 B_2、维生素 B_6、维生素 C
第二节　脂溶性维生素 …………………………………………… 190
　　　　维生素 A、维生素 D、维生素 E
第三节　矿物质类药物 …………………………………………… 191
　　　　葡萄糖酸钙、葡萄糖酸锌
第四节　肠外营养药 ……………………………………………… 192
　　　　复方氨基酸 18AA
　　课堂互动 ………………………………………………………… 192

第十六章 糖类、盐类与酸碱平衡调节药物应用   194

第一节　糖类 ……………………………………………………… 194
　　　　葡萄糖

第二节　盐类 ·· 194

　　氯化钾、氯化钠、复方氯化钠注射液、葡萄糖氯化钠注射液

第三节　酸碱平衡调节药 ······························· 195

　　碳酸氢钠、乳酸钠林格注射液

第四节　其他 ·· 196

　　口服补液盐Ⅰ、口服补液盐Ⅱ

　课堂互动 ··· 197

第十七章　专科药物应用　　199

第一节　皮肤科用药 ····································· 199

　一、抗感染药 ··· 199

　　醋酸咪康唑

　二、角质溶解药 ··· 200

　　尿素、鱼石脂、水杨酸

　三、肾上腺皮质激素类药 ····························· 200

　　氢化可的松

　四、其他 ··· 201

　　维A酸

第二节　眼科用药 ··· 201

　一、抗感染药 ··· 202

　　氯霉素

　二、青光眼用药 ··· 202

　　硝酸毛果芸香碱、马来酸噻吗洛尔、乙酰唑胺

　三、其他 ··· 203

　　硫酸阿托品、醋酸可的松

第三节　五官科用药 ····································· 204

　一、耳鼻喉科用药 ····································· 204

　　盐酸麻黄碱、氧氟沙星、盐酸地芬尼多

　二、口腔科用药 ··· 204

　　醋酸氯己定、牙周康

第四节　妇产科用药 ····································· 206

　一、子宫收缩药 ··· 206

　　缩宫素注射液、马来酸麦角新碱、垂体后叶注射液

　二、其他 ··· 206

　　甲硝唑

第五节　计划生育用药 ·································· 207

　一、女性甾体激素 ····································· 207

　　复方左炔诺孕酮片、复方炔诺酮片、左炔诺孕酮炔雌醚片、复方甲地孕酮

　　注射液、左炔诺孕酮、醋酸甲地孕酮、炔诺酮

二、女性用阴道杀精药 ……………………………………… 209
　　壬苯醇醚
三、计划生育常用药物的应用 ……………………………… 209
　课堂互动 ………………………………………………… 210

第十八章　解毒药应用　　　　212

第一节　氰化物中毒解毒药 ………………………………… 212
　　硫代硫酸钠
第二节　有机磷酸酯类中毒解毒药 ………………………… 214
　　氯解磷定
第三节　亚硝酸盐中毒解毒药 ……………………………… 215
　　亚甲蓝
第四节　阿片类中毒解毒药 ………………………………… 216
　　盐酸纳洛酮
第五节　鼠药解毒药 ………………………………………… 218
　　乙酰胺
　课堂互动 ………………………………………………… 218

第十九章　生物制品应用　　　　220

一、预防类生物制品 ………………………………………… 220
　　大流行流感病毒灭活疫苗、流感病毒裂解疫苗、皮内注射用卡介苗
二、治疗类生物制品 ………………………………………… 221
　　破伤风抗毒素、白喉抗毒素、抗狂犬病血清、抗蛇毒血清、抗炭疽血清、
　　冻干静注人免疫球蛋白、乙型肝炎人免疫球蛋白、注射用重组人干扰素 α-2b、
　　重组人促红素注射液、辅酶 A、注射用重组链激酶、胃蛋白酶
　课堂互动 ………………………………………………… 225

第二十章　特殊管理的药物　　　　226

一、麻醉药品 ………………………………………………… 226
二、精神药品 ………………………………………………… 226
三、医疗用毒性药品 ………………………………………… 227
四、放射性药品 ……………………………………………… 228
　课堂互动 ………………………………………………… 228

参考文献　　　　230

第一章 药物的基本知识

第一节 绪 论

【学习目标】

知识目标：

1. 掌握药品、药物的基本概念。

2. 熟悉在各个不同的领域对药物的不同分类方法。

3. 了解药物的发展史。

能力目标：

1. 能够区分药品与非药品。

2. 能够按不同的分类方法对药物进行分类。

一、药物与药品

1. 药物与药品概念

药物是指用于预防、治疗及诊断疾病，并用于计划生育的化学物质。自然界存在着大量的、种类繁多的对人体的生理功能可产生影响的化学物质，并不断地被人们研究合成，但由于药物与人的生命健康密切相关，仅能防治及诊断疾病就作为商品进行商业流通并应用于人体，是不安全、不妥当的。自20世纪初，各国相继制定了药事法规，明确了"能否作为药物有效地用于临床"的标准。《中华人民共和国药品管理法》（以下简称《药品管理法》）对这种特殊的商品有一法定的定义，即"药品，是指用于预防、治疗、诊断人的疾病，有目的地调节人的生理机能并规定有适应证或者功能主治、用法和用量的物质，包括中药材、中药饮片、中成药、化学原料药及其制剂、抗生素、生化药品、放射性药品、血清、疫苗、血液制品和诊断药品等。"

2. 药物的分类

与药物有关的领域大致分为药品的研制、生产领域，药品的流通领域及药品的使用领域等。因此，每种分类方法都是从利于本领域研究和使用的角度出发的，由于各有侧重，很难找到一种为医药商业流通领域、制药企业及临床医护人员共同接受的分类方法。例如，药品的研制及生产企业多根据药品的来源及药品的剂型进行分类，前者大多将药品分为动物药、植物药、矿物药、生物制品、合成或半合成药物；后者多将药品分为口服制剂、注射剂、外用制剂、气雾剂等。医药商业流通领域多是从有利于药品的贮存和销售的角度对药品进行分类，一般将药品分为片剂类、针剂类、水剂类、粉剂类。片剂类包括片剂、胶囊剂和滴丸剂等；针剂类包括水针剂、粉针剂、输液剂等；水剂类包括合剂、糖浆剂等；粉剂类包括散剂、颗粒剂等。药品的使用单位多是按药物的药理作用及临床用途进行分类，将药品分为中枢神经系统用药、外周神经系统用药、循环系统用药、消化系统用药、呼吸系统用药以及泌尿系统用药等。这种分类方法同样也方便药学各专业学生对药品的系统掌握和了解，因此本教材采用以国家基本药物目录结合药物的药理作用及临床用途进行分类，这种分类方法除了方便学生学习外，同时也便于药品的陈列及医药电子商务的应用。

3. 药品的特殊性

药品不同于其他的商品，它具有特殊性，药品的特殊性包括如下方面。

（1）药品具有防病治病的专属性　药品用于人的疾病的预防、治疗和诊断，但由于人体是一个复杂的机体，每个患者的病情和体质各异，因此患者所使用的药品也不同，这就决定了药品必须在专业人员的指导下对症使用，即每种药品都有它的适应证、用法和用量，而不能像其他商品那样，彼此之间可以互相替代。如心绞痛患者可选用硝酸甘油，头痛患者可选用阿司匹林，胃肠平滑肌绞痛患者可选用颠茄片，那么能否在阿司匹林无货的情况下，用颠茄片替代乙酰水杨酸来治疗头痛呢？结论肯定是不可以。诊断疾病、合理地使用药物需要医学和药学的理论知识，公众一般不具有自行诊断疾病、合理选择药品的能力，而需要依靠执业医师或执业药师。由于药品所含成分不同，对人体的影响也不同，结合实际情况，我国对药品实行分类管理，对于处方药，为了保证公众用药安全、有效，药品监督管理部门规定处方药必须凭医师处方购买，消费者不可以对处方药自行选择使用，这是由药品的专属性所决定的。

（2）药品的作用具有两重性　药品作用的两重性是指在药品具有防治作用的同时，也具有不良反应，也就是俗话说的"是药三分毒"。具体参见本章第三节相关内容。

（3）药品质量的重要性　由于药品是特殊的商品，与人们的身体健康甚至生命息息相关，因此，药品的质量很重要。药品的质量是通过下列内容，如药品的理化性质、杂质的鉴定、药品中某种成分的含量、药品的稳定性以及药品的均一性等质量指标是否符合国家的药品标准来控制的。不符合国家药品的标准，可能会出现药品的疗效减弱或增强，或延缓疾病的治疗，或加剧药品的毒、副作用。因此医药商品只能分为合格品和不合格品，绝不可能有等级品、等外品之分。当药品不符合质量标准时，绝对不可以作为次品降价销售。

（4）药品具有时间性　药品与公众生命健康密切相关的特殊性决定了药品具有时间性。药品生产及经营部门，要根据疾病发病的规律进行药品的生产和储备，以满足病人患病时所需。尤其是在急救、灾情、疫情和战争等急需药品的情况下，要及时提供足够的药品，有些药品虽然用量少或有效期短，但作为宏观调控，生产企业对于上述药品，即使到期作废，也要有所储备。

4. 特殊管理的药物

《药品管理法》第三十五条规定："国家对麻醉药品、精神药品、毒性药品、放射性药品，实行特殊管理。管理办法由国务院制定。"特殊药品管理办法的制定，其目的是正确发挥这些药品防病治病的积极作用，严防因管理不善或使用不当而造成对人体、公众卫生以及社会治安的危害。详见第二十章。

（1）麻醉药品　麻醉药品是指具有依赖性潜力的药品，滥用或不合理使用易产生躯体依赖性（又称成瘾性）和精神依赖性（又称习惯性）。产生躯体依赖性的特征是：①强迫性地要求连续用药，并且不择手段地去得到药。②由于耐受性，有加大剂量的趋势。③停药后有戒断症状，如精神烦躁不安、失眠、疼痛加剧、肌肉震颤、呕吐、腹泻、缩瞳、流涕、流泪、出汗等。④对用药者本人及社会均易产生危害。因此，国家严格管制麻醉药品原植物的种植和麻醉药品的研制、生产、经营、使用及进出口，除因医疗、教学和科研需要外一律不得使用麻醉药品。

对于在临床用于手术时使用的麻醉剂，如麻醉乙醚等全身麻醉药和盐酸普鲁卡因等局部麻醉药，它们虽有麻醉作用，但不会成瘾，因而不属于麻醉药品类。

凡违反《麻醉药品管理办法》的规定，擅自生产、经营、供应、配制、出售、进口、出口以及擅自安排麻醉药品进入临床试验，不经批准就投产的都会受到相应的行政处分、或者按照治安管理处罚条例进行处罚，严重而构成犯罪的，由司法机关依法追究刑事责任。

（2）精神药品　精神药品是指作用于中枢神经系统，能使之兴奋或抑制，具有依赖性潜力，滥用或不合理使用能产生药物依赖性的药品。精神药品在临床上用于治疗或改善异常的精神活动，使紊乱的思维、情绪和行为转归常态。

精神药品长期使用后所产生的药物依赖性是精神依赖（习惯性），不同于麻醉药品连续使用所致的躯体依赖（成瘾性）。精神依赖的特征是：①为追求该药产生的欣快感，有一种连续使用某种药物的要求（但非强迫性）；②没有加大剂量的趋势或这种趋势很小；③停药后不出现戒断症状；④所引起的危害主要是用药者本人。

依据其依赖性潜力和危害人体健康的程度，精神药品分为第一类和第二类管理，各类精神药品品种目录由国务院食品药品监督管理部门确定并公布。

国家严格管制精神药品的研制、生产、经营、使用及进出口。

凡违反《精神药品管理办法》的规定，擅自改变精神药品生产计划；向未经批准的单位供应精神药品的；精神药品经营单位擅自调剂精神药品的；医疗机构擅自转让或借用精神药品的；零售药店不凭处方、超剂量销售第二类精神药品制剂的；对利用职务上的便利，为他人开具不符合规定的处方，或者为自己开具处方，骗取、滥用精神药品的直接责任人员，由其所在单位给予行政处分。凡违反《精神药品管理办法》的规定，制造、运输、贩卖精神药品，构成犯罪的，由司法机关依法追究其刑事责任。

（3）医疗用毒性药品　医疗用毒性药品系指毒性剧烈、治疗剂量与中毒剂量相近，使用不当会致人中毒或死亡的药品。医疗用毒性药品（以下简称毒性药品）分为中药和西药两大类。

对违反毒性药品管理办法的规定，擅自生产、收购、经营毒性药品的单位或者个人，由县级以上食品药品监督管理部门没收其全部毒性药品，并处以警告或按非法所得的5～10倍罚款。情节严重、致人伤残或死亡而构成犯罪的，由司法机关依法追究其刑事责任。

（4）放射性药品　放射性药品是指用于临床诊断或者治疗的放射性核素制剂或其标记药物。放射性药品与其他药品的不同之处在于，这一类药品在分子内或制剂内含有放射性，所放出的射线如掌握不好，能对人体产生损害。因此，对放射性药品的质量管理要比其他药品更加严格，以保证放射性药品既能用于诊断和治疗疾病，又不致使人体正常组织受到损害。

开办放射性药品生产、经营企业，必须配备与生产、经营放射性药品相适应的专业技术人员，具有安全防护和废气、废物、废水处理等设施，建立质量检验机构，符合国家的卫生防护基本标准的要求，履行环境影响报告的审批手续，并取得《放射性药品生产许可证》、《放射性药品经营许可证》。

放射性药品的包装必须确保安全、可靠、实用，符合放射性药品的质量管理要求，具有与其相适应的防护装置。包装要贴有商标、标签、说明书和放射性药品标志。

放射性药品运输要按照国家食品药品监督管理部门、运输部门和邮政部门制定的有关放射性药品的规定和办法办理，严禁单位和个人随身携带乘坐公共交通运输工具。

医疗单位设立的核医学科（室）必须具有与其医疗任务相适应的专业技术人员。非核医学专业技术人员未经培训，不得从事核医学工作，不得使用放射性药品。

医疗单位使用放射性药品，须由所在地省、自治区、直辖市的公安、环保和食品药品监督管理部门，根据医疗单位核医疗技术人员的水平、设备条件，核发相应等级的《放射性药品使用许可证》。

二、药物的发展史

古人在自然界寻找食物的过程中就认识到某些天然物质可以治病，如收载在我国也是世界上第一部药物学著作《神农本草经》中的"大黄导泻、麻黄治喘、常山截疟、海藻治瘿"。而记载这些实践经验的书籍流传至今。明朝名医李时珍在1596年完成的传统药物学经典著作《本草纲目》，为药物的发展做出了巨大的贡献。全书共有 52 卷，约 190 万字，收载药物 1892 种，插图 1160 帧，药方 11000 余条，并被译成七种文字流传下来。在 18 世纪，生理学和化学的发展，为药理学的产生奠定了基础。1804 年德国化学家 F. W. Serturner 从罂粟中分离提纯硫酸吗啡，经狗试验证明有镇痛作用。此后，不断有科学家从天然植物中提取有效成分如士的宁、依米丁、奎宁、咖啡因及硫酸阿托品等，并开始了人工合成新药，如德国微生物学家 P. Ehrlich 从多种有机砷化合物中筛选出对治疗梅毒有效的新肿凡纳明，开创了化合物药物治疗疾病的先河。相继在 1935 年磺胺类药物的大量合成、1941 年的青霉素用于临床，以二者为代表的现代药，结束了致病微生物对人类引起的感染无药可治的局面，在治疗和预防疾病方面产生了划时代的作用，开创了现代药的新纪元。

20 世纪后半期，随着科学技术的进一步发展，特别是分子生物学、生物化学、生物物理学、免疫学以及生物统计学的不断完善和相互渗透，以及高新技术在药物研究上的应用，如组织和细胞的培养、微电极测量、电子显微镜应用、同位素技术、电子计算机技术以及基因工程等的广泛应用，新的药物大量地被研制出来，更多地应用于人体，保障了人类的健康。

我国传统药的应用历史源远流长，沿袭至今，长盛不衰，对中华民族的繁衍昌盛，起到了重大的作用，我国的药物学家充分利用祖国宝贵的医药书籍和丰富的天然药物资源，研制出如抗疟药青蒿素、抗癌药三尖杉酯碱及鬼臼毒素、抗心肌缺血药丹参酮等，并广泛应用于临床，为人类战胜疾病做出了贡献。

三、药学基础的内容和任务

目前，我国的医药事业蓬勃发展，随之我国的医药中等职业教育也进入了一个前所未有的发展时期，中等职业学校的基础教学如何适应新时期我国医药产业现代化和国际化的需要，如何将以往以强调理论的教学模式向强调实际操作能力的教学模式转化，培养出医药行业所需的合格的应用型人才，是各医药中等职业技术学校关注的问题。

《药学基础》（第二版）作为中等职业学校药剂专业的一门专业核心课程，目标是使学生熟悉常用药品的药理作用、适应证、不良反应和用药注意事项等，培养学生具备从事药学相关工作的实际操作能力。该教材对第一版进行了较大的改动，药品主要选自国家基本药物目录（2009 年）和《中华人民共和国药典》（2010 年版）。本课程的学习是按药品临床应用分类为主线来设计的，实现了理论与实践的一体化。教学过程中，通过多媒体课件、实验操作、病例分析、课堂讨论、现场参观等形式，充分开发学习资源，给学生提供丰富的实践机会，达到易学易掌握的目的。

习题

一、单项选择题

1. 药效学是研究（　　）。

    A. 药物的临床疗效　　　　　　　　B. 药物对机体的作用及副作用

    C. 药物的作用机制　　　　　　　　D. 药物在体内的变化规律

2. 药动学是研究（　　）。

    A. 药物作用的动能来源　　　　　　B. 药物在体内的变化

    C. 药物作用的强度随剂量、时间变化的消长规律

    D. 药物在体内转运、代谢及血药浓度随时间的消长规律

3. 下列药物不需要特殊的陈列与保管要求的是（　　）。

    A. 一类精神药品　　　B. 二类精神药品　　　C. 麻醉药品　　　D. 放射性药品

4. 青霉素引起过敏性休克属于（　　　）。
　　　A. 变态反应　　　　　　　B. 特异质反应　　　　C. 后遗效应　　　　D. 副作用
5. 由于遗传性缺陷，机体缺乏某种酶，导致机体对某类药物的反应异常，这属于（　　　）。
　　　A. 变态反应　　　　　　　B. 特异质反应　　　　C. 后遗效应　　　　D. 副作用

二、多项选择题

1. 特殊管理药品包括（　　　）。
　　　A. 麻醉药品　　　　　　　B. 精神药品　　　　C. 非处方药　　　　D. 放射性药品
2. 药物作用的两重性指（　　　）。
　　　A. 防治作用　　　　　　　B. 不良反应　　　　C. 预防作用　　　　D. 治疗作用

三、问答题

1. 药品的特殊性主要表现在哪些方面？
2. 精神药品的管理有哪些要求？

第二节　药物的制剂

【学习目标】

知识目标：

1. 掌握药物制剂剂型的含义。
2. 熟悉常见药物剂型的应用特点。
3. 了解药物剂型的分类。

能力目标：能够区分不同药物制剂的剂型并说出其特点。

一、药物制剂的意义

任何药物在用于临床之前，都必须制备成适合患者应用的一定形式和规格。凡根据药品监督管理部门批准的标准，将原料药物加工制成一定规格的具体制品称为药物制剂。药物制剂的生产大多在药厂进行，少部分在医院的制剂室中制备。研究药物制剂的配制理论、处方设计、生产工艺、质量控制和合理应用的综合性技术科学称为药剂学。

对药物制剂的最基本要求是要保证所用药物的安全性、有效性和稳定性。任何药物制剂在生产前都要经过大量的实验与研究，并必须首先获得由药品监督管理部门核发的批准文号。每个药物制剂的包装上都必须按照规定的方式标注该制剂的通用名称、规格、批准文号、产品批号以及有效期等。

二、药物制剂的剂型

1. 剂型的重要性

药物经过加工制成的应用于临床的适宜形式称为剂型。目前中西药物制剂共有 40 余种剂型，最常用的三大剂型是片剂、胶囊剂和注射剂。同一种药物有时可以制成多种剂型，如对乙酰氨基酚可以制成片剂，也可以制成胶囊剂、注射剂、颗粒剂、凝胶剂或栓剂等。

一种药物制成哪种或哪几种剂型主要取决于药物的性质、医疗上的需要以及在使用、储存及运输上的要求，药物剂型在很多情况下可以决定或影响药物的有效性、安全性和稳定性，如胰岛素、硝酸甘油等药物遇胃肠道消化液容易失效，不宜口服，目前主要是分别制成注射剂、舌下片应用；青霉素、辅酶 A 等药物制成水针剂均不稳定，需制成注射用无菌粉末应用。

在临床治疗中，不同的药物剂型有不同的特点，能显著地影响药效：①同一药物的不同剂型可以改变药物作用的性质。如硫酸镁的口服剂型可用作泻下药，而其5%注射液静脉滴注可抑制中枢神经，有镇静、抗惊厥作用，用于治疗子痫。②剂型不同，药物的作用速度也不同。如注射剂、吸入型气雾剂使用后起效快，可用于急救；丸剂、植入剂等作用缓慢持久。临床上应根据疾病治疗的需要选用不同作用速度的剂型。③合理选择剂型可降低或消除药物的毒副作用。如氨茶碱若选用栓剂剂型治疗哮喘，可消除其引起心跳加快的毒副作用，若制成缓释控释制剂，可保持血药浓度平稳，更好地发挥药效，降低毒副作用。④某些剂型具有靶向作用。如具有微粒结构的脂质体、微球、微囊等，能使药物在肝、肾、肺等器官分布较多，发挥靶向制剂的作用。

2. 剂型的种类

将剂型按其形态分类，包括：①液体剂型，如芳香水剂、溶液剂、注射剂、合剂、洗剂、擦剂等；②固体剂型，如散剂、片剂、胶囊剂、丸剂、膜剂等；③半固体剂型，如软膏剂、糊剂等；④气体剂型，如气雾剂、喷雾剂、吸入剂等。剂型的形态不同，药物的释出和吸收速度也不同，则起效的快慢存在差异，如液体剂型尤其是溶液剂口服给药作用快，而固体剂型口服给药作用较慢。

按给药途径，剂型可分为经胃肠道给药剂型和非经胃肠道给药剂型两大类。

每种剂型都具有各自的优缺点和适应性，因此要对各种剂型从临床应用的安全性、有效性、方便性及药物的稳定性等方面进行分析、研究与改进，以满足医疗应用的需要。

三、常用药物剂型的特点

1. 片剂

片剂系指药物与适宜的辅料均匀混合，通过制剂技术压制而成的圆片状或异形片状的固体制剂。可供内服和外用。为了增加药物的稳定性、掩盖不良臭味、改善外观，片剂可包上糖衣、薄膜衣或肠溶衣。

片剂是目前在临床上应用最广泛的剂型之一，其特点主要有：①病人按片使用，剂量准确；②质量稳定，受外界空气、水分等影响较小，还可包衣加以保护；③使用方便，便于携带、运输和储存；④生产成本较低；⑤能适应治疗与预防用药的多种要求，可制成舌下片、分散片、缓释和控释片等，达到速效、长效、控释、肠溶等目的。但片剂也有缺点，如婴、幼儿和昏迷病人不宜吞服；含挥发性成分的片剂，久储其挥发性成分含量会有所下降；片剂储存不当，会影响崩解度、溶出度和生物利用度。

2. 注射剂

注射剂系指药物制成的供注入体内的灭菌溶液、乳状液和混悬液，以及供临用前配成溶液或混悬液的无菌粉末或浓缩液。注射剂有不同的给药途径，如静脉注射、椎管注射、肌内注射、皮下注射、皮内注射等。给药途径不同，作用特点也不一样。

注射剂是目前应用广泛和非常重要的剂型之一，其主要特点有：①药效迅速、无首过效应，疗效可靠。尤其是静脉注射，适用于抢救危重病人或提供能量。②适用于易被消化液破坏、首过效应显著、口服不易吸收或对消化道刺激性较大的药物，如青霉素、胰岛素可被消化液破坏，硫酸链霉素口服不易吸收，制成注射剂后可发挥其应有的药效。③对于不能吞咽、昏迷或严重呕吐不能进食的病人，可以经注射给药和补充营养。④可通过局部麻醉药注射、封闭疗法、穴位注射等，产生特殊疗效。此外某些注射剂还具有延长药效的作用，有些注射剂可以用于疾病诊断。注射剂也存在一些缺点，如使用不便且产生疼痛；安全性较低；制备过程复杂，成本较高等。

3. 胶囊剂

胶囊剂系指将药物或加入辅料充填于空心胶囊或密封于弹性软质囊材中制成的固体制剂。胶囊剂分为硬胶囊剂、软胶囊剂（胶丸）、肠溶胶囊剂和速释、缓释与控释胶囊剂。胶囊剂一般供口服用，也可供其他部位如直肠、阴道、植入等使用。

胶囊剂的主要特点有：①可掩盖药物不良臭味和刺激性，携带和使用方便；②药物分散，溶出快，血药达峰时间比片剂短，有较高的生物利用度；③不稳定的药物装入胶囊后可提高稳定性；④药物可以不同形态装入胶囊，以适应不同性质药物的吸收和使用；⑤可制成速释、缓释、控释、肠溶等多种类型的胶囊剂，以满足各种医疗用途的需要。

4. 颗粒剂

颗粒剂系指药物或药材提取物与适宜的辅料制成具有一定粒度的干燥颗粒状的制剂。颗粒剂分为可溶性颗粒剂和混悬型颗粒剂，可以直接吞服，也可分散或溶解在水中或其他适宜的液体中服用。

颗粒剂的主要特点有：①药物可溶解或混悬于水中，有利于在体内的吸收，必要时还可以包衣或制成缓释制剂；②服用方便；③性质稳定，易于储存、运输与携带；④生产工艺简单，容易进行机械化生产。颗粒剂的主要缺点是容易吸潮，因此在生产、储存和包装密封上应加以注意。

5. 散剂

散剂系指药物或与适宜辅料经粉碎、均匀混合而制成的干燥粉末状制剂。分为内服散剂和局部用散剂。

散剂有以下特点：①比表面积大、易分散、奏效快；②散剂外用覆盖面大，具保护、吸收分泌物和收敛作用；③制作工艺简单，剂量易于控制，便于小儿服用；④贮存、运输、携带都很方便。但由于药物粉碎后比表面积较大，其臭味、刺激性、吸湿性及化学活性等也相应增加，使部分药物易起变化，挥发性成分也易散失。

6. 液体制剂

液体制剂包括口服液体制剂、外用及黏膜用液体制剂等。口服液体制剂包括口服溶液剂、混悬剂、乳剂、滴剂、糖浆剂、口服液剂等。外用及黏膜用液体制剂主要有滴耳剂、滴鼻剂、洗剂、搽剂、含漱剂、灌肠剂等。

液体制剂与固体制剂比较主要优点有：①药物吸收快、药效发挥迅速；②剂量易增减，而且流体易服用，特别适用于婴幼儿和老年患者；③可以减少某些药物对胃肠道的刺激性，如溴化物、水合氯醛等药物；④可以内服或用于皮肤、黏膜、腔道等，给药途径广泛。液体制剂的不足：①化学稳定性较差；②储存、携带不方便；③水性制剂易霉败，需加防腐剂；非均匀性液体制剂如乳剂、混悬剂等，易发生物理化学稳定性问题。为了增加制品的溶解度、提高稳定性和改善其色、臭味以便于应用，常需在液体制剂中添加不同的附加剂。

7. 软膏剂

软膏剂系指药物与适宜基质制成的具有适当稠度的膏状外用制剂。其中用乳剂基质制成的软膏剂亦称为乳膏剂。

软膏剂对皮肤或黏膜及创面主要起保护、润滑和局部治疗作用，如防腐、杀菌、收敛、消炎等。某些药物透皮吸收后，亦能产生全身治疗作用。

8. 滴眼剂

滴眼剂系指一种或多种药物制成供滴眼用的水性、油性澄明溶液、混悬液或乳剂（多数为水溶液）。洗眼剂系将药物配成一定浓度的灭菌水溶液，如生理氯化钠溶液等，一般供临床冲洗眼部用。

滴眼剂一般作为杀菌消炎、缩瞳散瞳、诊断、麻醉、降低眼压等应用，也有用于润滑、代替泪液或治疗白内障等。

9. 眼膏剂

眼膏剂系指药物和适宜基质制成的供眼用的灭菌软膏剂。

眼膏剂较一般滴眼剂的作用缓和持久，并能减轻眼睑对眼球的摩擦。

10. 栓剂

栓剂系指将药物和适宜的基质制成的具有一定形状供腔道给药的固体外用制剂。主要包括肛门栓和阴道栓。

栓剂在塞入人体腔道后，可迅速熔融、软化或溶解于分泌液，释放药物而产生局部作用，如润滑、收敛、抗菌、杀虫、局麻等，也可通过直肠吸收而作用于全身。用于全身作用的栓剂，与口服剂型相比有以下特点：①可避免胃肠pH或酶对药物的影响和破坏；②可以避免一些药物对胃的刺激作用；③大部分药物可避免肝脏首过作用，同时也减少对肝脏的毒副作用；④对不能或不愿吞服药物的患者可通过直肠给药，且给药后达峰快，血药浓度高。因此栓剂的全身治疗作用越来越受到重视。

11. 丸剂

丸剂系指药物细粉或药材提取物加适宜的黏合剂或辅料制成的球形或类球形的制剂，包括蜜丸、水丸、水蜜丸、糊丸、浓缩丸、微丸等，主要供内服。

丸剂的主要特点是：①药物作用缓和持久，适用于慢性病的治疗和调理气血；②药物制成丸剂可延缓吸收，减少毒性和不良反应；③能容纳固体、半固体、黏稠性和液体药物；④通过包衣可掩盖药物的不良气味。但丸剂有服用量较大，小儿吞服困难，若制作不当，其溶散时限难以控制、容易被微生物污染等缺点。

12. 滴丸剂

滴丸剂系指固体或液体药物或药材提取物与适宜基质加热熔融后，溶解、混悬或乳化于基质中，滴入不相混溶的冷凝液中，收缩冷凝而制成的制剂。主要供口服应用，也有供鼻用、耳用、直肠用、眼用等滴丸种类。

滴丸剂的主要特点有：①药物分散度高，含量准确，疗效迅速；②液体药物可滴制成固体滴丸，如芸香油滴丸等；③可增加药物的稳定性；④生产工序少，车间无粉尘；⑤药物可根据需要制成内服、外用、缓释、控释或局部治疗等多种类型的滴丸剂。

13. 气雾剂

气雾剂系指含药溶液、混悬液或乳浊液与适宜的抛射剂共同装封于具有特制阀门系统的耐压容器中，使用时借助抛射剂的压力将内容物呈雾状喷出，用于肺部吸入或直接喷至腔道黏膜、皮肤及空间消毒的制剂。

气雾剂的特点有：①具有定位作用，药物分布均匀，起效快。如平喘气雾剂吸入2min即能显效；②药物稳定性高；③可避免胃肠道副作用和肝脏首过效应，生物利用度高；④喷雾给药，减小或消除了对创面的机械刺激；⑤使用方便，剂量准确。但气雾剂生产成本高；抛射剂多次使用于受伤皮肤上可引起不适与刺激，有时可致敏心脏，造成心律失常；气雾剂容器具较高压力，可因泄漏而失效，也需避热与防震。

14. 膜剂

膜剂系指药物与适宜的成膜材料经加工制成的膜状制剂，可供口服、口含、舌下用、黏膜贴、外用及眼用。

膜剂的应用特点主要有：①药物含量准确、使用方便；②便于携带、运输和储存；③生产工艺简单，无粉尘飞扬；④可多种途径给药，可制成多层膜解决药物间的配伍禁忌、控制释药和药物分析上的干扰作用。但膜剂载药量较小，只限于小剂量药物。

15. 煎膏剂

煎膏剂系指药材加水煎煮，去渣，浓缩后，加糖或炼蜜制成的稠厚半流体状制剂。

煎膏剂的效用以滋补为主，兼有缓和的治疗作用，故习称"膏滋"。

四、新型给药系统简介

随着科学技术的发展，各基础学科的互相渗透与互相促进，各种新辅料、新工艺和新设备的不断出现，极大地促进了药物制剂新剂型和新技术的发展和完善。药物制剂的研究力求解决制剂中药物对病变细胞的亲和力问题（靶向作用），争取用最少的药物产生最大的疗效和最小毒副作用。研究的重点放在药物剂型的改进与完善；开发新的给药系统如缓释控释制剂、黏膜给药系统、透皮给药系统、靶向给药系统等，从而改善药物分子通过细胞膜的能力、药物对靶点的寻找和定位能力、微粒对靶细胞的识别能力等，都为不同的患者带来了福音或希望。

1. 缓释与控释制剂

一般常规制剂，不论口服或注射，常需一日几次给药，而且每次给药后，不仅使用不便，血药浓度还会出现峰谷现象，可能出现毒副作用或疗效差。缓释与控释制剂可以克服此种峰谷现象，能使血药浓度维持在比较平稳而持久的有效范围内，同时也提高了药物使用的安全性。

缓释制剂系指药物按要求缓慢地非恒速释放，与相应的普通制剂比较治疗作用持久、毒副作用低、用药次数减少。缓释制剂可分为：①经胃肠道给药的缓释制剂，如缓释片剂（骨架片、包衣片、多层片）、缓释胶囊剂（药树脂胶囊、包衣小丸胶囊等）和缓释丸剂等；②不经胃肠道给药的缓释制剂，如缓释注射剂、膜剂、栓剂和植入剂等。

控释制剂是指药物从制剂中缓慢地恒速或接近恒速释放，使血药浓度长时间维持在有效浓度范围内的一类制剂，比一般缓释制剂的释药更理想，可提高药物的安全性、有效性和适应性。控释制剂按剂型分，包括控释片剂、胶囊剂、微丸、液体制剂、栓剂、膜剂、透皮贴剂、微囊、微球以及控释植入剂等；按给药途径，可分为口服、透皮、直肠、眼内、子宫内和皮下植入控释制剂等，如含有激素的宫内给药器可恒速释药 3 周；皮下植入剂药效可长达数月甚至数年。

2. 经皮给药制剂

经皮给药制剂（简称 TDDS 系统），系通过皮肤给药，使药物吸收进入血液循环，并维持体内稳定而长时间的血药浓度，进行疾病预防或治疗的一类缓控释制剂。此类制剂多为贴片或贴剂，也有软膏剂、硬膏剂、涂剂、气雾剂等剂型，剂型多采用各种渗透促进技术，以克服皮肤角质层对药物吸收的屏障作用。

与普通制剂比较，经皮给药制剂避免了口服给药可能发生的肝脏首过效应及肠胃灭活，也可消除药物的胃肠反应，提高了治疗效果；用药期间吸收速度和吸收量不会出现明显变化，血药浓度波动小，由此产生的毒副反应得以避免；能延长作用时间，减少用药次数，给药方式方便；患者可以按医嘱自主用药，个体差异相对较小，为一些慢性疾病的治疗开创了简单而行之有效的给药方式。例如硝酸甘油 TDDS 系统用药 1 次发挥有效作用 3～7 天，可预防心绞痛的发作。

3. 靶向制剂

靶向制剂系指借助某种载体将治疗药物通过局部给药或全身血液循环，选择性地浓集定位于身体所需发挥作用的部位（靶区）的制剂。

在肿瘤等疑难疾病的治疗上，原有剂型的不足之处是对肿瘤细胞与正常细胞的杀伤力均很大，因而在化疗过程中产生很大的毒副作用，使病人的体质急剧下降。靶向制剂能选择性地将药物分布于靶区，提高药物在靶部位的治疗浓度；药物能以预期的速率控释，而达到有效剂量；药物的容纳量高并受到保护。

在靶向制剂中，常用的药物载体有脂质体、微球、纳米粒、乳剂等以及经过修饰的这些药物载体。为提高药物的靶向性，还可设法在药物结构中引入导向性基因，或将单克隆抗体连接于含药载体（如脂质体或毫微粒）的表面，提高药物的主动靶向性。

 课堂互动

活动一：剂型识别

准备15～20种药品，认识注射剂、片剂、胶囊剂、颗粒剂、丸剂、气雾剂、栓剂、软膏剂等常用剂型。

习题

一、单项选择题

1. 同一种药物口服吸收最快的剂型是（　　）。
   A. 散剂　　　　　　　　B. 片剂　　　　　　　　C. 胶囊剂　　　　　　D. 溶液剂

2. 关于剂型分类的叙述错误的是（　　）。
   A. 栓剂为固体剂型　　　　　　　　　　B. 软膏剂为半固体剂型
   C. 膜剂为半固体剂型　　　　　　　　　D. 气雾剂为气体分散型

3. 能够减少或避免肝脏首过效应的给药途径或剂型不包括（　　）。
   A. 肠溶胶囊　　　　B. 透皮吸收给药　　　　C. 栓剂给药　　　　D. 静脉注射

4. 既可以经胃肠道给药又可以经非胃肠道途径给药的剂型是（　　）。
   A. 糖浆剂　　　　　　B. 胶囊剂　　　　　　C. 气雾剂　　　　　D. 溶液剂

二、多项选择题

1. 缓释制剂的特点包括（　　）。
   A. 减少药品对胃黏膜的刺激性　　　　　B. 使血药浓度的峰谷现象更加明显
   C. 减少服药次数　　　　　　　　　　　D. 提高药物的稳定性

2. 胶囊剂的特点包括（　　）。
   A. 可提高药物的稳定性　　　　　　　　B. 可将药物的油溶液制成固体制剂
   C. 可掩盖药物的不良臭味　　　　　　　D. 可延缓药物的释放并可定位释药

3. 下列关于药物剂型的叙述正确的是（　　）。
   A. 剂型可以改变药物的药理作用性质　　B. 剂型可以改变药物的作用速度
   C. 合理的剂型可以降低药物的毒副作用　D. 剂型可以改变药效的持续时间

4. 下列有关颗粒剂的叙述正确的是（　　）。
   A. 颗粒剂是将药物与适宜的辅料配合而制成的颗粒状制剂
   B. 药典规定颗粒剂必须是可溶的，加水后形成澄清的药物溶液
   C. 颗粒剂可以直接吞服，也可以冲入水中饮用
   D. 颗粒剂应用和携带比较方便

5. 下列剂型中，急症用药可选择（　　）。
   A. 注射剂　　　　　　B. 气雾剂　　　　　　C. 煎膏剂　　　　　D. 丸剂

三、问答题

1. 对药物制剂的最基本要求是什么？
2. 药物为何要制成不同剂型？有何重要意义？
3. 简述片剂、胶囊剂、注射剂、颗粒剂等常用剂型的特点。

第三节　药理学知识

【学习目标】

知识目标：

1. 熟悉药物的基本作用、药物的体内过程、影响药物作用的因素。

2. 了解药物的作用机制。

能力目标：根据病情需要和药物特点说明常用药物的服用时间。

药理学是研究药物与机体之间相互作用、作用规律及作用机理的科学。药理学研究的内容包括药物对机体的作用（药物效应动力学，简称药效学）、机体对药物的作用（药物代谢动力学，简称药动学）以及影响药物作用的因素。

一、药物对机体的作用

药物对机体的作用包括药物的基本作用、药物作用的规律及药物作用的机理。

1. 药物的基本作用

药物的基本作用是指药物对机体原有功能活动的影响。药物种类繁多，但其作用均是在机体原有生理生化功能基础上产生的。

（1）兴奋作用　兴奋作用是指凡能使机体生理生化功能活动增强的作用，如肌肉收缩、腺体分泌增加、酶活性增强等。可引起兴奋的药物称为兴奋药，如咖啡因可增强大脑皮层细胞的兴奋性，使人精神振奋。

（2）抑制作用　抑制作用是指凡能引起机体生理生化功能活动减弱的作用，如肌肉松弛、腺体分泌减少、酶活性降低等。可引起抑制的药物称为抑制药，如地西泮可降低中枢神经系统的兴奋性，产生镇静催眠的效果。

药物的兴奋作用和抑制作用是药物作用的基本表现。在一定条件下，药物兴奋和抑制可互相转化。如中枢神经系统过度兴奋出现惊厥，长时间的惊厥引起呼吸衰竭，甚至死亡。而且有的药物的兴奋和抑制作用，在体内对不同组织器官表现不同，如硫酸吗啡对中枢神经系统有抑制作用，呈现镇静、镇痛、呼吸抑制效应；但对消化道平滑肌有兴奋作用，呈现止泻、便秘现象。

药物对病原体的作用，则主要是通过干扰病原体的代谢而抑制其生长繁殖。

2. 药物作用的一般规律

（1）药物作用的选择性　一种药物对于不同器官组织的作用并不是一样的，往往对某一个或几个器官组织的某些功能影响特别明显，而对其他器官组织则不明显，这种药物在治疗剂量一定时对机体器官组织在作用性质和作用强度的差异为药物作用的选择性。大多数药物都具有各自的选择作用，所以它们各有不同的适应证和毒性。如强心苷加强心肌收缩力的作用，表现出药物作用的选择性。

药物作用的选择性是药物分类的基础和临床选药的依据。药物作用选择性高是由于药物与组织的亲和力大，且组织细胞对药物的反应性高。选择性高的药物大多数药理活性较高，使用时针对性较强，不良反应少，作用范围窄；选择性低的药物，应用时针对性差，不良反应常较多，但作用范围广。药物的选择性是相对的，不是绝对的。临床上产生单一作用的药物几乎没有。

（2）药物作用的两重性　药物除具有防治作用外还存在不良反应，因此称为药物作用的两重性。临床用药应充分发挥药物的防治作用，尽量减少药物的不良反应的发生。

预防作用是指提前用药以防止疾病或症状发生的作用，如接种卡介苗预防结核病，使用维生素 D 预防佝偻病等。

治疗作用是指药物针对治疗疾病的需要所呈现的作用。治疗作用又分为对因治疗和对症治疗。对因治疗是针对病因的治疗，目的是消除原发致病因子，彻底治愈疾病，也称治本，如抗生素杀灭体内病原微生物。对症治疗是用药物改善疾病的症状，而不能根除病因，也称为治标，如用镇痛药止痛、用解热镇痛药使发热病人体温降至正常，失眠患者服用催眠药，高血压患者服用降压药等。

一般，对因治疗比对症治疗重要。但对一些严重危及病人生命的症状，对症治疗的重要性并不亚于对因治疗。如骨折引起的剧痛可能导致休克，及时应用镇痛药，虽不能消除病因，但可通过缓解疼痛而避免休克的发生。用药基本原则是急则治其标，缓则治其本，必要时应标本兼顾。

不良反应是指用药后产生与用药目的不相符或给病人带来不适与危害的反应统称为不良反应，是药物固有效应的延伸。主要包括以下几种。

① 副作用　是指药物在治疗剂量时出现的与治疗目的无关的反应，常难以避免。当药物的某一作用为治疗目的时，其他效应就成为副作用。

② 毒性反应　是指用药剂量过大或用药时间过久，药物在体内蓄积过多对机体的损害。

③ 变态反应　是指机体受药物刺激后所发生的异常免疫反应，可引起生理功能障碍或组织损伤。这种反应的发生与用药剂量无关，与毒性反应不同，不易预知。变态反应仅见于少数过敏体质的病人，不同药物有时可出现类似的反应，轻者表现为药物热、皮疹、血管神经性水肿等，重者可引起皮炎、红斑或过敏性休克等。对于易致变态反应的药物或过敏体质者，用药前应询问患者有无用药过敏史；并需做皮肤过敏试验，凡有过敏史或过敏试验阳性反应者，禁用有关药物。

除此之外不良反应还有继发反应、致突变作用、致畸作用和致癌作用等。

（3）药物的构效关系与量效关系

① 药物的构效关系　许多药物的药理作用特异性取决于特异的化学结构，这种结构与效应的关系称为构效关系。一般地，结构类似的化合物能与同一酶或受体结合，产生相似或相反作用。有时，药物的结构式相同，但其光学异构体不同，药理作用可能完全不同。如奎宁为左旋体，有抗疟作用；而奎尼丁为其右旋体，有抗心律失常作用；氯霉素仅左旋体有抗菌作用等。

② 药物的量效关系　在一定范围内，药物剂量大小与其血药浓度高低成正比，亦与药效的强弱有关，这种剂量与效应的关系称为量效关系。用药剂量太小往往无效，剂量太大又会出现中毒症状。通过量效关系研究，定量地分析阐明药物的剂量与效应之间的规律，这既有助于了解药物作用的性质，也可为临床用药提供参考。

药物的量效关系可用量效曲线表示（图 1-1），根据所观察的药理效应指标的不同，可分为量反应和质反应。同一药物使用剂量不同，在体内的浓度及药物效应亦不同。在一定范围内药物剂量与血药浓度及作用强度成正比。但超过一定范围，随着剂量不断增加、血药浓度继续升高，则可发生中毒反应，甚至死亡。因此必须严格掌握药物剂量，熟悉药物剂量与作用的关系，才能取得最好的临床疗效。

3. 药物的作用机制

药物的作用机制是药效学研究的重要内容。它不但有助于阐明药物治疗作用和不良反应的本质，为临床合理用药提供理论基础；而且为探索药物的构效关系，开发新药提供线索；同时也为深入了解机体内在的生理、生化过程提供新依据及新理论。

药物的化学结构和理化性质各异，机体的生理生化过程又极为复杂，决定了药物作用机

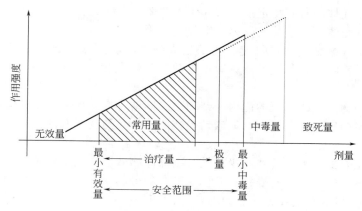

图 1-1　剂量与药物作用关系示意图

① 无效量即药物的使用剂量过小，在体内达不到有效浓度，不出现药理作用的剂量。

② 最小有效量指刚引起药理作用的剂量。

③ 治疗量指介于最小有效量和极量之间，可产生治疗作用的剂量。

④ 常用量指比最小有效量大，比极量小的剂量。临床用药多选用常用量以确保治疗效果和用药安全。

⑤ 极量是临床用药剂量的最大限度。除特殊情况外，一般不得超过此用量。

⑥ 最小中毒量即引起毒性反应的最小剂量。

⑦ 致死量即引起死亡的剂量。中毒量和致死量在临床上不能应用。

⑧ 安全范围是指最小有效量和最小中毒量之间的范围。此范围愈大，用药愈安全，反之则易引起中毒。

⑨ 半数致死量（LD_{50}）即使半数实验动物死亡的剂量，可作为药物毒性大小的指标。

⑩ 半数有效量（ED_{50}）即使半数实验动物出现疗效的剂量。

⑪ 治疗指数是指 LD_{50}/ED_{50} 的值。此值愈大，说明此药物毒性愈小，临床用药愈安全。

⑫ 效应强度是指能引起等效反应（一般采用 50% 效应量）的相对浓度或剂量，反映药物与受体的亲和力。

制的多样性。

（1）非特异性药物作用机制　有的药物，其某种理化性质（如浓度、解离度、溶解度、表面张力等）是需借助渗透压作用、脂溶作用或络合作用等改变细胞周围理化条件而发挥药效的，与药物化学结构关系不大。

（2）特异性药物作用机制　大多数药物通过参与或干扰细胞代谢、影响酶的活性、影响生物膜及离子通道、改变体内活性物质的释放、对受体的作用等的功能，诱发生理、生化效应而发挥药效，其作用与药物化学结构有关，为结构特异性药物。

（3）受体理论　受体是存在于细胞膜上、胞浆内或细胞核内的大分子蛋白质，可特异地与配体结合，并能识别、传递信息，产生特定的生物效应。配体是指某些体内生物活性物质或药物，包括神经递质、激素、自体活性物质（如组胺等）和化学结构与之类似的药物。受体上能准确识别并与某些立体特异性配体结合的特定部位称为受点。该部位的立体构象具有严格的立体专一性，因而选择性强。受体具有以下特性。

① 敏感性　受体只需要与极低浓度的配体结合就能产生显著的效应。

② 特异性　特定的受体只能与它的特定配体结合，产生特定的生理效应。

③ 饱和性　受体的数目有限，它决定了药物可出现最大效应和竞争性拮抗作用。

④ 可逆性　配体与受体结合是可逆的，配体可从配体-受体结合物中解离出来，也可被其他特异性配体置换。

受体种类较多，依据其存在部位可归纳为：细胞膜受体，如乙酰胆碱、肾上腺素、盐酸多巴胺、组胺、胰岛素等物质的受体，以及细胞浆受体，如肾上腺皮质激素、性激素等物质的受体。各种受体在体内有其特定的分布部位和功能。有些细胞可同时存在几种受体，如心肌细胞上存在胆碱受体、肾上腺素受体、组胺受体等。

药物与受体结合多数是通过氢键、离子键或分子间引力（范德华力），结合不甚牢固，容易解离，系可逆性结合，作用时间较短；少数药物以共价键结合，比较牢固，不易解离，故作用持久。

亲和力是指药物与受体结合的能力，亲和力大则结合的受体多，亲和力小则结合的受体少；内在活性是指药物与受体结合时能激动受体的能力，药物具有内在活性才能激动受体产生效应。

（4）与受体结合的药物　药物与受体结合引起生物效应需具备两个条件，即亲和力和内在活性。根据上述理论，可将与受体相互作用的药物分为激动药与拮抗药两类。

① 激动药　是指既有亲和力又有内在活性的药物。它们能与受体结合并激动受体而产生效应。根据亲和力和内在活性的大小不同，激动药可分为完全激动药和部分激动药。完全激动药具有很大的亲和力和内在活性。部分激动药具有一定的亲和力，其内在活性低，与受体结合后只能产生较弱的效应，即使浓度增加也不能达到完全激动药那样的最大效应，但却因占据受体而能拮抗完全激动药的部分生理效应。如喷他佐辛（镇痛新）可以引起较弱的镇痛效应，但与硫酸吗啡等强效镇痛药合用时，可对抗后者镇痛效应的发挥。

② 拮抗药　拮抗药与受体有亲和力，但无内在活性，与受体结合后不产生生物效应，致使激动药不能发挥生物效应。拮抗药本身不引起受体激动效应，却占据一定量受体则可阻断激动药的作用。

二、机体对药物的作用

机体对药物的作用是研究机体对药物的处置过程及规律，即药物在体内的吸收、分布、代谢及排泄过程的动态变化。在上述过程中，药物的吸收、分布及排泄属于药物的转运过程，它们都存在着通过生物膜的过程，即跨膜转运。

1. 药物的跨膜转运

药物的跨膜转运方式主要有被动转运、主动转运和膜动转运，它们各具特点，且与药物代谢动力学的特点有密切关系。在药物转运方面，被动转运最为重要。

（1）被动转运　被动转运是指药物根据膜两侧的浓度差从浓度高的一侧向浓度低的对侧进行的扩散性转运，又称顺梯度转运。由于生物膜脂质双分子层的内部是疏水的，带电荷的物质（离子）极难通过。药物转运的速度不仅与膜两侧药物的浓度差（浓度梯度）成正比，还与药物的性质有关：分子量小的（200 以下），脂溶性大的（油水分布系数大的），极性小的药物较易通过。被动转运既不消耗能量，又无饱和性。以这种方式（除易化扩散外）转运的各药物之间无竞争性抑制现象，当膜的两侧药物浓度达到平衡状态时，转运即停止。被动转运包括简单扩散、易化扩散和滤过。

弱酸性药物随环境 pH 的增加，解离度增加；弱碱性药物则相反，在酸性环境中大部分解离，而在碱性环境中解离少。

在生理 pH 变化范围内，强酸、强碱以及极性强的季铵盐可全部解离，不易透过生物膜，难于吸收。弱酸性或弱碱性药物大多是非解离型，被动扩散较快。一般说，pK_a 为 3～7.5 的弱酸药及 pK_a 为 7～10 的弱碱药受 pH 的影响较大。

（2）主动转运　主动转运是指药物靠细胞膜中特异性蛋白载体，由低浓度或低电位差的一侧向较高侧转运的过程，又称逆流转运。主动转运需要消耗能量，并借助一种特异性载体蛋白，如 Na^+，K^+-ATP 酶（钠泵）、质子泵（氢泵）和儿茶酚胺再摄取过程中的胺泵等。转运能力有一定的限度，即转运过程可有饱和现象；由同一个载体转运的两个药物可出现竞争性抑制作用；主动转运还有选择性，即载体对药物有特异性。另外，缺氧或抑制能量产生的药物，均可抑制主动转运的进行。

（3）膜动转运　膜动转运是指大分子物质的转运都伴有膜的运动，膜动转运又分为胞饮和胞吐两种。

2.药物的体内过程

药物在体内的吸收、分布及排泄过程称为药物转运；代谢变化的过程称为生物转化；代谢和排泄合称为消除。

（1）吸收　吸收是指药物从用药部位进入血液循环的过程。除直接静脉注射外，一般的给药途径都存在吸收过程。药物吸收的快慢和多少与药物的给药途径、理化性质、吸收环境等有关。影响药物吸收的因素主要有药物的理化性质、首过效应和吸收环境。

首过效应又称第一关卡效应。口服药物在胃肠道吸收后，经门静脉到肝脏，有些药物在通过肠黏膜及肝脏时极易代谢灭活，在第一次通过肝脏时，即有一部分被破坏，使进入血液循环的有效量减少，药效降低，这种现象称为首过效应。硝酸甘油通过首过效应可灭活约90%，故口服疗效差，需要舌下给药。有明显首过效应的药物还有盐酸氯丙嗪、乙酰水杨酸、盐酸哌替啶、盐酸普萘洛尔、可乐定、盐酸利多卡因等。改变给药途径时，药物的吸收、分布和排泄也将会改变，应注意不同给药途径时给药剂量的差别。

（2）分布　分布是指药物从血液转运到各组织器官的过程。大多数药物在体内的分布是不均匀的，这主要取决于药物与血浆蛋白的结合率、各器官的血流量、药物与组织的亲和力、体液 pH 和药物的理化性质以及血-脑屏障等因素。药物的体内分布不仅影响药物的储存及消除速率，也影响药效和毒性。一个理想的药物应该能够有选择性地分布到需要发挥疗效的作用部位（靶器官），并在必要的时间内维持一定的浓度，尽量少向其他无关的部位分布，以保证药效的高度发挥和安全。

（3）生物转化　生物转化也称药物代谢，是指药物在体内发生的化学变化。大多数药物主要在肝脏经药物代谢酶（简称药酶）催化，部分药物亦可在其他组织被有关酶催化，发生化学变化，多数药物经生物转化后失去药理活性，称为灭活；少数由无活性药物转化为有活性药物或者由活性弱的药物变为活性强的药物，称为活化。某些水溶性药物可在体内不转化，以原形从肾排出。但大多数脂溶性药物在体内转化成为水溶性高的或解离型代谢物，以致肾小管对它们的重吸收降低，因而可迅速从肾脏排出。转化的最终目的是有利于药物排出体外。

药物的生物转化有赖于酶的催化，药物代谢酶可分为微粒体酶和非微粒体酶两类。许多药物或其他化合物可改变肝药酶的活性。能提高肝药酶活性的药物称为药酶诱导剂，现已发现 200 多种，常见的有苯巴比妥、苯妥英钠、利福平等，尤其是巴比妥类、甲丙氨酯、氯氮平等一些镇静催眠药，连续用药还具有自身酶促作用，可加速自身的代谢，降低催眠效果。这也是连续用药产生耐受性的原因。能抑制肝药酶活性的药物称为药酶抑制剂，如氯霉素、异烟肼、保泰松、乙酰水杨酸等。药酶诱导剂或抑制剂与其他药物同用时，可使同用的药物代谢速度改变，引起药效减弱或增强，应引起临床关注。

（4）排泄　药物以原形或代谢产物的形式通过不同途径排出体外的过程称为排泄。挥发性药物及气体可从呼吸道排出。非挥发性药物则主要由肾脏排泄。

3.机体对药物作用的一些基本概念

（1）血药浓度-时间曲线　药物在体内的吸收、分布、代谢及排泄是一连续变化的动态过程，它不但影响药物作用开始的快慢、作用持续时间的长短，也与药物的治疗效果和毒性密切相关。在药动学研究中，药物的体内过程可用药物浓度随时间变化的动态过程来表示。在给药后不同时间采血样，测定药物浓度，以时间作横坐标、血药浓度作纵坐标，可绘出药物浓度-时间曲线，简称药-时曲线，通过曲线可定量分析药物在体内的动态变化。

非静注给药的体内过程一般分为三个时期：潜伏期、持续期及残留期（图1-2）。潜伏期是从用药开始到出现疗效的时间，主要反映药物的吸收和分布过程。静注给药时一般无潜伏期。药峰时间是指从用药开始到达到最高血药浓度的时间，药峰浓度与药物剂量成正比。持续期是指药物维持有效浓度的时间，其长短与药物的吸收及消除速率有关。残留期是指体内药物浓度从降到有效浓度以下开始，到从体内完全消除所经历的时间，残留期的长短与消除速率有关。应当注意的是残留期反映药物在体内的储存。残留期长的药物，多次反复用药易引起蓄积中毒。

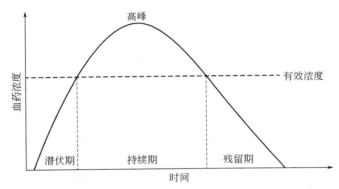

图1-2 非血管途径给药的血药浓度-时间曲线

同一药物在不同给药途径时的药-时曲线不相同。不同给药途径的潜伏期、药峰浓度、药峰时间、药效持续时间均有明显差别。除给药途径外，剂量和药物体内分布情况亦可影响药-时曲线。药-时曲线实际上是吸收分布速率和消除速率的代数值。

（2）常用的药动学参数及其意义　生物利用度又称生物有效度，是指药物被机体吸收利用的程度。药物颗粒的大小、晶型、填充剂的紧密度、赋形剂的差异以及生产工艺的不同均可影响药物的生物利用度。如不同药厂生产的不同批号的同一品种也有此种现象。制剂工艺的改变可加速或延长片剂的崩解与溶出的速率，进而影响生物利用度。为了保证药效，对新制剂应测定生物利用度。药物制剂的生物利用度是指药物口服或肌注时的药-时曲线下面积（AUC）与该药静注后的AUC的比值，此称为绝对生物利用度；若与另一经非血管途径给药后的标准剂型的AUC相比，则称为相对生物利用度。

血浆半衰期（$t_{1/2}$）是指血浆药物浓度下降一半所需的时间。它是另一种反映药物消除速率的参数。绝大多数药物的消除是一级动力学，因此其半衰期是固定的数值，不因血浆药物浓度高低不同而改变。按零级动力学消除的药物，其$t_{1/2}$可随着药物的血浆浓度而有所改变。

了解药物的$t_{1/2}$具有重要的现实意义。在临床上一般均为多次用药，目的是使血浆药物浓度保持在有效浓度以上，且在中毒浓度以下。因此可根据$t_{1/2}$确定给药时间。通常用药的时间约等于1个$t_{1/2}$。如磺胺异噁唑血浆半衰期为6h，可每6h给药1次，复方甲基异噁唑片（SMZ＋TMP）两药的$t_{1/2}$均为11h，可每日服2次。也可根据$t_{1/2}$预测连续给药后达到稳态血药浓度的时间。

三、影响药物作用的因素

药物作用主要受到药物、机体等方面的影响。本单元介绍药物方面包括化学结构、剂型、剂量、给药方法、反复用药、药物相互作用；机体方面包括年龄和体重、性别、个体差异、病理状态、环境、精神因素等。

1. 药物方面的因素

（1）药物的化学结构 药物的特异性化学结构与药理作用关系极为密切。一般化学结构相似的药物，其作用相似。但有时药物的化学结构式虽相同，其不同的光学异构体药理作用或作用强度却往往不同，如左旋体奎宁有抗疟作用，其右旋体奎尼丁则有抗心律失常作用。多数药物左旋体比右旋体药理活性强。

（2）药物的剂型 药物的剂型或所用赋形剂不同可影响药物的吸收与消除。

同一药物剂型不同，可适用于不同的给药途径，其作用的快慢、强弱、时间及不良反应均有所不同。如氨茶碱临床常用的几种剂型有注射剂、片剂、栓剂及缓释片等，它们的药理作用虽相同，但氨茶碱注射剂作用迅速，适用于哮喘的急性发作及持续状态；而缓释片可使药物缓慢释放作用维持达 24h；栓剂通过直肠给药，可减少药物对胃肠道的刺激。

同一药物的剂型相同，但所用赋形剂不同，亦可影响药物的疗效。如肾上腺素注射液的水溶液较油溶液显效快、作用强、持续时间短。

（3）药物的剂量 剂量是指用药的分量。剂量的大小可决定药物在体内的浓度，因而在一定范围内，剂量越大，血药浓度越高，作用也越强。但超过一定范围，剂量不断增加、血药浓度继续升高，则会引起毒性反应，出现中毒甚至死亡。因此，临床用药应严格掌握剂量。

（4）给药方法

① 给药途径 给药途径不同可直接影响药物作用的快慢和强弱，有时甚至可改变药物作用的性质。如口服硫酸镁具有导泻作用；而肌内注射则有降压及抗惊厥作用。因此，应熟悉各种常用给药途径的特点，以便根据药物性质和病情需要，选择适当的给药途径。

不同的给药途径导致药物不同的吸收速度。按吸收作用从快到慢，给药方式的顺序依次为静脉注射＞吸入＞舌下给药＞肌内注射＞皮下注射＞口服＞直肠＞皮肤给药。

② 给药的时间和次数 给药的时间有时影响药物疗效。何时用药应：①根据病情需要和药物特点而定。在一般情况下，饭前服药吸收较好，且发挥作用较快；饭后服药吸收较慢，显效也较慢。有刺激性的药物宜饭后服用，可减少对胃肠道的刺激作用；驱肠虫药宜在空腹服用，以便迅速入肠，并保持较高浓度；催眠药宜在睡前服用。②根据药物在体内的消除速率而定。药物半衰期是给药间隔的参考依据。半衰期长的药物给药次数少，反之则给药次数多，如氨氯地平（络活喜）每日 1 次，尼群地平每日 2 次，而可乐定、卡托普利每日 3～4 次。对毒性大或消除慢的药物常规定每日用量和疗程。在肝、肾功能低下时为防止积蓄中毒，应减少用药剂量或减少给药次数。现将几种常用药物的服用时间列表（表 1-1）如下，以供参考。

（5）反复用药 在连续用药一段时间后，药效逐渐减弱，需加大药物剂量才能出现疗效，此称为耐受性，这种耐受性在停药一段时间后，机体又可恢复原有的敏感性。少数药物连续应用一段时间后，病人会对药物产生病态的信赖性，可分为习惯性和成瘾性。

在化学治疗中，存在着病原体对药物的抗药性问题，这主要是由于病原体通过基因变异而产生抗药性。此时需加大剂量才能有效。医生用药时要注意防止和减少抗药性的发生。

（6）药物相互作用 临床常联合应用两种或两种以上药物，除达到多种治疗目的外，都是利用药物间的协同作用以增加疗效或利用拮抗作用以减少不良反应。不恰当的联合用药往往由于药物间的相互作用而使疗效降低或出现毒性反应，故应加以注意。

2. 机体方面的因素

（1）年龄和体重 通常所说的药物剂量是指 18～60 岁的成年人的常用量。儿童和老年人由于体重和生理特点与成年人不同，对药物的反应性也不同。

表 1-1 药物的服用时间

服用时间	药物	说明
饭前(食前 30~60min)	1. 抗酸药,如氢氧化铝、三硅酸镁等 2. 胃肠解痉药,如阿托品等以及止吐药如甲氧氯普胺等 3. 利胆药,如硫酸镁 4. 收敛止泻药,如鞣酸蛋白 5. 肠道抗感染药	1. 因饭前胃酸分泌多,用后疗效好,且可保护胃黏膜 2. 迅速入肠,且浓度高、显效快 3. 保持有效浓度,疗效好 4. 药物较快入肠,分解出鞣酸起止泻作用 5. 药物不被食物稀释,浓度高、疗效好
饭时或饭前片刻	1. 助消化药,如胃蛋白酶等 2. 灰黄霉素	1. 可及时发挥作用 2. 油类食物可有助于吸收
饭后(食后 15~30min)	大多数药物可饭后服,特别是: 1. 具刺激性药物如阿司匹林、吲哚美辛、硫酸亚铁等 2. 维生素 B_2	1. 可减少对胃肠刺激 2. 缓慢入肠,有利于吸收
睡前(睡前 15~30min)	1. 催眠药,如地西泮等 2. H_2 受体阻断药,如西咪替丁 3. 缓泻药,如酚酞、液状石蜡	1. 可适时入睡 2. 加服一次,疗效好 3. 因服后 8~12h 显效
空腹	1. 抗肠虫药,如哌嗪等 2. 盐类泻药,如硫酸镁	1. 保持肠内较高浓度 2. 因服后 2~5h 导泻

老年人由于肝、肾等重要器官的功能逐渐减退,对药物的代谢和排泄能力亦减退,使各种药物的血浆半衰期有不同程度的延长,用药剂量一般为成年人剂量的 3/4。

儿童用药除考虑体重外,还应考虑儿童处于生长时期,尤其是婴幼儿的肝脏代谢功能和肾脏排泄功能尚未发育完全,消除药物能力较弱。儿童对某些药物特别敏感,易引起药物的蓄积性中毒,用药剂量应小于成人剂量。

老年人、儿童用药的药物剂量可按《中国药典》列出的老幼剂量折算表进行折算(表1-2)。

表 1-2 老幼剂量折算表

年 龄	剂 量	年 龄	剂 量
初生~1 个月	成人剂量的 1/18~1/14	4~6 岁	成人剂量的 1/3~2/5
1~6 个月	成人剂量的 1/14~1/7	6~9 岁	成人剂量的 2/5~1/2
6 个月~1 岁	成人剂量的 1/7~1/5	9~14 岁	成人剂量的 1/2~2/3
1~2 岁	成人剂量的 1/5~1/4	14~18 岁	成人剂量的 2/3~全量
2~4 岁	成人剂量的 1/4~1/3	60 岁以上	成人剂量的 3/4

注:本表仅供参考,使用时可根据患者体质、病情及药物性质等各方面因素斟酌决定。

(2) 性别　不同性别对药物的反应性差别并不明显。在生理功能方面,妇女在月经、妊娠、分娩、哺乳等期间用药应适当考虑。在月经期或妊娠期应禁用作用强烈的泻药或抗凝血药,以免引起月经过多、流产、早产或出血不止;妊娠早期应禁用抗代谢药、激素等可引起胎儿畸形的药物;哺乳期用药应注意药物对乳汁分泌及乳儿的影响。

(3) 个体差异　一般在年龄、体重、性别等都相同的情况下,大多数人对药物的反应基本相同。但也有个别人对药物的反应与众不同,有量甚至有质的差异,称为个体差异。有少数人对某些药物特别敏感,使用较小剂量可产生较强的药理作用,称为高敏性。与此相反,有少数人对药物特别不敏感,必须使用较大剂量才能产生应有的药理作用,称为耐受性。还有少数过敏体质的人,对某些具有抗原性的药物产生变态反应,甚至可诱发过敏性休克。此外有少数人由于遗传性缺陷、体内缺乏某种酶,导致对药物的生物转化异常,用药后产生特殊反应,称特异质反应。如缺乏 6-磷酸葡萄糖脱氢酶(G-6-PD)者,对磷酸伯氨喹、磺胺药等易出现溶血反应，引起溶血性贫血或出现黄疸。

个体差异的产生，除遗传因素外，还与药物在病人体内吸收、分布、生物转化、排泄的差异有关。因此，临床用药必须根据患者的具体情况，选择药物和调整剂量。

（4）病理状态　病理状态能改变药物在体内的药动学，从而影响药物的作用。如解热镇痛药可使发热的病人体温下降，但对正常体温无影响；强心苷只对心性水肿患者产生利尿作用。在肝、肾功能不全时，药物在肝、肾内的生物转化和排泄速率减慢，因而作用加强，持续时间延长，甚至引起蓄积中毒，用药时应加以注意。

（5）环境、精神因素　患者的居住环境、精神状态以及医务人员的语言、态度均可影响药物的作用。实验证明，即使服用安慰剂，对某些慢性疾病，如神经官能症也可产生一定疗效。这说明患者的精神因素（心理作用）和对医务人员的信任都对药物的治疗有一定影响。因此，医务人员在治疗、护理期间，应引导患者正确对待疾病，增强战胜疾病的信心，以利于身体的早日康复。

习题

一、单项选择题

1. 药物产生副作用的药理基础是（　　　）。
　　A. 用药时间过长　　　　　　　　　　　B. 集体敏感性太高
　　C. 用药剂量过大　　　　　　　　　　　D. 药物作用的选择性低

2. 几种药物相比较，药物的 LD_{50} 值愈大，则其（　　　）。
　　A. 毒性愈大　　　　　B. 毒性愈小　　　　　C. 安全性愈小　　　D. 安全性愈大

3. 青霉素过敏所致的不良反应属于（　　　）。
　　A. 后遗效应　　　　　B. 特异质反应　　　　C. 副作用　　　　　D. 变态反应

4. 长期应用可乐定后突然停药可引起（　　　）。
　　A. 后遗效应　　　　　B. 停药反应　　　　　C. 副作用　　　　　D. 特异质反应

5. 先天性血浆胆碱酯酶缺乏可导致（　　　）。
　　A. 后遗效应　　　　　B. 特异质反应　　　　C. 副作用　　　　　D. 变态反应

二、多项选择题

1. 药物副作用的特点包括（　　　）。
　　A. 不可预知的　　　　　B. 可随用药目的与治疗作用而相互转化
　　C. 与剂量有关　　　　　D. 可以避免的

2. 药物的不良反应包括（　　　）。
　　A. 副作用　　　　　B. 后遗效应　　　　　C. 变态反应　　　　D. 毒性反应

第四节　药物分析检验知识

【学习目标】

知识目标：

1. 熟悉药品质量标准的主要内容。

2. 熟悉《中华人民共和国药典》的基本结构。

3. 了解药物分析的程序和依据。

能力目标：能够按照要求熟练查阅药典。

一、药物分析检验的依据与程序

1. 药物分析的依据

药品不同于一般产品，所以必须对药品质量进行全面控制。为确保药品本身的质量，应遵循国家规定的药品质量标准进行药品检验和质量控制。我国法定药品标准为《中华人民共和国药典》（以下简称《中国药典》）和国家食品药品监督管理局颁布的标准（简称局颁标准）。

我国药品企业生产的药品进行常规检验时，以现行我国法定药品标准为依据。药品生产企业为了保证产品的质量，除了要遵循《中国药典》和局颁标准外，往往会按照各企业依据药典制定的、更加严格的、有利于企业执行的企业内控质量标准进行。药品质量纠纷仲裁时应以《中国药典》规定为准。

2. 药品分析的程序

药品分析的基本程序包括取样、检验、记录与报告。其中取样包括药品监督管理部门的抽查取样和药品生产企业日常生产过程中各环节的常规送检取样；检验主要指按照《中国药典》进行性状观测、鉴别、检查、含量测定；记录与报告即根据检验结果整理写出检验报告。

（1）取样　在收到送检样品后，应对样品进行全面审查，如样品数量、包装情况、外观性状、检验目的等，然后再进行分析。

取样是药品检验工作的第一步，要从大量的样品中取出能代表试样整体质量的小量样品进行分析，应特别注意取样的科学性、代表性与真实性。取样的量也因产品数量的不同而不同。按包装件数来计算，假如样品的总件数为 x，当 $x \leqslant 3$ 时，应该每件均取样；当 $3 < x \leqslant 300$ 时，取样的件数应为 $\sqrt{x} + 1$；当 $x > 300$ 时，取样的件数应为 $\dfrac{\sqrt{x}}{2} + 1$。样品取出后应混合均匀供分析检验。

（2）检验

① 性状观测　观察、记录药品供试品的外观、色、臭、味，并进行物理常数的测定。

② 鉴别　根据药品质量标准中鉴别项下规定的试验方法，逐项检验，结合性状观测结果对药品的真伪做出鉴别。

③ 检查　供试品的性状观测和鉴别结果符合规定后，根据药品质量标准中检查项下规定的检查项目，逐项地进行检查。

④ 含量测定　供试品通过鉴别、检查符合规定后，根据药品质量标准中规定的含量测定法进行测定。

（3）记录与报告　检验的记录应正式、完整、简明、具体；应字迹清晰、色调一致，不得任意涂改，若写错需纠正时，应在错误的地方划上单线或双线，在旁边改正重写，并由改正者签名盖章。检验的记录应有供试品的有关信息，如名称、批号、来源等；检验的项目、依据、方法；检验的数据、结果和结论，以及检验者的签字或盖章等。检验完毕后，应对检验的结果进行复核，即：复核者对记录的内容和结果的计算进行复查，复核完毕后，复核者应签名或盖章。检验的记录作为实验的第一手资料，应妥善保存备查。

根据分析检验的结果，写出检验报告书。检验报告书的内容除包括供试品的信息、检验的项目、依据、结果与结论外，还应该有检验者、复核者及有关负责人的签名或盖章以及报告的日期。此外，检验报告必须明确、肯定、有依据，要做出"符合某规定"或"不符合某规定"的结论，不得含糊不清。

二、药品的质量标准及制订原则

药品是一种特殊的商品，它关系到人们用药的安全和有效。为了保证药品的质量，国家对药品有强制执行的质量标准，即法定药品质量标准。药品质量标准是国家对药品质量及检验方法所做的技术规定，是药品生产、经营、使用、检验和监督管理部门共同遵循的法定依据。在药品质量标准中，规定有检验的项目、检验的方法以及限定和要求。检验时应按照规定的项目和要求进行检验，符合标准的药品才是合格的药品。

制定药品质量标准应遵循的原则包括：①质量第一的原则；②制定质量标准要有标准性；③选择的检验方法应根据"准确、灵敏、简便、快速"的原则；④在保证药品质量的前提下，根据生产所能达到的实际水平制定质量标准中限度的规定。

三、药品质量标准的主要内容

药品质量标准主要内容包括药品的名称、性状、鉴别、检查、含量测定、类别和储藏等几个方面。

1. 名称

质量标准中药品的名称包括中文名称、汉语拼音名和英文名称，药品的中文名称是按照《中国药品通用名称》推荐的名称以及命名原则命名的，为药品的法定名称。中国药品通用名称的命名原则要求：药品名称应该科学、明确、简短；词干已确定的译名要尽量采用，使同类药品能体现系统性；药品的命名应尽量避免采用给患者以暗示的有关药理学、解剖学、生理学、病理学或治疗学的药品名称，并不得用代号命名。

药品的英文名称应尽量采用世界卫生组织制定的《国际非专利药品名》（以下简称INN），INN没有的，可采用其他合适的英文名称。《国际非专利药品名》（INN）是世界卫生组织制定公布的，供国际上统一使用，以避免出现药品名称的混乱。目前INN名称用拉丁语、英语、俄语、法语和西班牙语等五种文字发布。INN名称中，结构相似、药理作用相同的同一类药物使用统一的词干，以便反映出药物的系统性。

药品的中文名称应尽量与英文名称对应，可采用音译、意译或音意合译，一般以音译为主。

2. 性状

药品质量标准的性状项下主要记叙药物的外观、臭、味、溶解性、一般稳定性情况以及物理常数等。

（1）外观、臭、味　在药品质量标准的性状项下，首先对药物的外观、臭、味做一般性的描述。如《中国药典》关于阿司匹林的性状描述为"本品为白色结晶或结晶性粉末，无臭或略带醋酸臭，味微酸"。药物的外观具有鉴别的意义，也可以在一定程度上反映药物的内在质量。

（2）溶解性　溶解性是药物的重要物理性质。药品质量标准中选用的部分溶剂及药物在该溶剂中的溶解性能，可以作为精制或制备溶液的参考。质量标准中药物的溶解性用术语来表示，有"极易溶解"、"易溶"、"溶解"、"略溶"、"微溶"、"极微溶解"、"几乎不溶或不溶"等。《中国药典》凡例对以上术语有明确的规定，如"极易溶解"是指溶质1g（ml）能在溶剂不到1ml中溶解；"几乎不溶或不溶"是指溶质1g（ml）能在溶剂10000 ml中不能完全溶解。

（3）物理常数　物理常数是药物的特征常数，具有鉴别的意义，也能反映药物的纯杂程度，是评价药品质量的重要指标。如固体药物的熔点是一定的，不同的药物熔点一般不同，所以测定熔点可以辨别药物的真伪。如果药物的纯度不符合要求，就会导致熔点下降，熔距增长。药品质量标准中收载的物理常数主要有相对密度、馏程、熔点、凝点、比旋度、折射率、黏度、吸收系数、碘值、皂化值和酸值等。《中国药典》附录收载有物理常数的测定方法，测定时应按规定的方法进行。

3. 鉴别

鉴别是指用规定的试验方法来辨别已知药物的真伪。对于原料药，还应该结合性状项下的外观和物理常数进行确认。鉴别是药物质量控制的一个重要环节。鉴别的方法有化学方法、物理化学方法和生物学方法等。化学的方法有制备衍生物测定熔点、显色反应、沉淀反应等。物理化学的方法主要是一些仪器分析方法，如紫外分光光度法、红外分光光度法、色谱法等。生物学的方法是利用微生物或实验动物进行鉴别，主要用于抗生素和生化药物的鉴别。

常见金属离子、酸根或官能团的鉴别收载在《中国药典》附录"一般鉴别试验"项下，如钠盐（Na^+）、钾盐（K^+）、钙盐（Ca^{2+}）、酒石酸盐、水杨酸盐、丙二酰脲类、芳香第一胺类的鉴别等。药物专属的鉴别反应则收载在各药品质量标准的鉴别项下。

4. 检查

药品质量标准的检查项下，包括有效性、均一性、纯度要求和安全性四个方面的内容。

有效性的检查是指和疗效有关，但在鉴别、纯度检查和含量测定中不能有效控制的项目，如对抗酸药物需检查"制酸力"，含氟的有机药物因氟为其有效基团，要检查"含氟量"，含乙炔基的药物要检查"乙炔基"，对难溶性的药物，为改善溶解性，要求达到微粉化，需检查"粒度"等。

均一性主要是检查制剂的均匀程度，如片剂等固体制剂的"重量差异"检查、"含量均匀度"检查等。

纯度要求是在检查项下的主要内容，是对药物中的杂质进行检查。药物中的杂质按来源可分为一般杂质和特殊杂质。一般杂质是指在自然界中分布广泛，在多种药物的生产中可能引入的杂质。如水分、氯化物、硫酸盐、铁盐、重金属、砷盐等，一般杂质的检查方法收载在《中国药典》的附录中。特殊杂质是指个别药物的生产和储存中引入的杂质，如阿司匹林中的游离水杨酸，异烟肼中的游离肼等。特殊杂质的检查方法收载在正文各品种的质量标准中。

药物中杂质的检查方法一般为限量检查，即仅检查药物中的杂质是否超过限量，而不需要测定其含量。当杂质的毒性较小，允许的限量比较高时，有时需要测定杂质的含量。

5. 含量测定

含量测定是指利用规定的方法测定药物中有效成分的含量。常用的含量测定方法有化学分析法、仪器分析法、生物学方法和酶化学方法等。化学分析法属经典的分析法，具有精密度高、准确性好的特点。用于含量测定的仪器分析法主要有紫外-可见分光光度法、原子吸收分光光度法、火焰光度法、荧光分析法、高效液相色谱法和气相色谱法等。仪器分析方法具有灵敏度高、专属性强的特点。生物学方法包括生物检定法和微生物检定法，是根据药物对生物（如鼠、兔、犬等实验动物）或微生物（如细菌）作用的强度来测定含量的方法。生物学方法的测定结果与药物作用的强度有很好的相关性。使用化学分析法与仪器分析法测定药物的含量，称为"含量测定"，测定结果一般用含量百分率（％）来表示。用生物学方法或酶化学方法测定药物的含量，称为"效价测定"，测定结果一般用效价（国际单位IU）来表示。

6. 类别

药品的类别是指按药品的主要作用、主要用途或学科划分的类别，如抗高血压药、抗肿瘤药、镇痛药、抗生素类药等。

7. 储藏

储藏项下规定的储藏条件，是根据药物的稳定性，对药品包装和储存的基本要求，以避免或减缓药品在正常储藏期内的变质。

四、《中国药典》（2010年版）的基本结构和主要内容

《中国药典》是记载药品质量标准的法典，是国家监督、管理药品质量的法定技术标准，药典和其他法典一样具有法律效力。

《中国药典》由国家药典委员会编制，缩写为 Ch. P。1949年后，我国已先后出版了9版药典，不同版本的《中国药典》之间，有时根据需要还要出版增补本，如《中国药典》（2000年版）二零零二年增补本。我国现行为《中国药典》（2010年版），共分为三部，第一部收载中药材、中药饮片、中成药，第二部收载化学药品、抗生素、放射性制品等，第三部主要收载生物制品。

《中国药典》（2010年版）由凡例、正文、附录和索引等四部分组成。

1. 凡例

凡例是解释和使用《中国药典》、正确进行质量检定的基本原则，"凡例"把与正文品种、附录及质量检定有关的共性问题加以规定，有关规定具有法定的约束力。

为便于查阅和使用，《中国药典》将"凡例"按内容归类，并冠以标题，如：标准规定，检验方法和限度，残留溶剂，标准品，对照品，计量，精确度，试药，试液，指示剂，包装，标签等。

（1）标准规定　标准规定是对药典中有关规定的解释，对药品标准中的性状、鉴别、检查和含量测定项目的含义和有关要求等所作的说明。凡例指出，药品标准中的"类别"系按药品的主要作用与主要用途或学科的归属划分，不排除在临床实践的基础上作其他类别药物使用。

药品标准中"储藏"项下的规定，是指对药品储存与保管的基本要求，以下列名词表示：

避光　系指用不透光的容器包装，例如棕色容器或黑纸包裹无色透明、半透明容器；

密闭　系指将容器密闭，以防止尘土及异物进入；

密封　系指将容器密封以防止风化、吸潮、挥发或异物进入；

熔封或严封　系指将容器熔封或用适宜的材料严封，以防止空气与水分的侵入并防止污染；

阴凉处　系指不超过20℃；

凉暗处　系指避光并不超过20℃；

冷处　系指2～10℃。

药品应按质量标准中规定的条件储藏，以免因储藏不当而影响质量。

（2）检验方法和限度　《中国药典》凡例规定，《中国药典》所收载的原料药及制剂，均应按规定的方法进行检验；如采用其他方法，应将该方法与规定的方法作比较试验，根据实验结果掌握使用，但在仲裁时仍以药典规定的方法为准。

原料药的含量（％），除另有注明者外，均按重量计。如规定上限为100％以上时，系指用药典规定的分析方法测定时可能达到的数值，它为药典规定的限度或允许偏差，并非真实含有量；如未规定上限时，系指不超过101.0％。

（3）标准品与对照品　标准品、对照品系指用于鉴别、检查、含量测定的标准物质。标准品与对照品（不包括色谱用的内标物质）均由国务院药品监督管理部门指定的单位制备、标定和供应。标准品系指用于生物检定、抗生素或生化药品中含量或效价测定的标准物质，按效价单位（或 μg）计，以国际标准品标定；对照品除另有规定外，均按干燥品（或无水物）进行计算后使用。

（4）计量　《中国药典》凡例规定，试验用的计量仪器均应符合国家技术监督部门的

规定。

　　（5）精确度　《中国药典》规定了取样量的准确度和实验的精密度。试验中供试品与试药等"称重"或"量取"的量，均以阿拉伯数码表示，其精确度可根据数值的有效数位来确定。如称取"0.1g"，系指称取重量可为 0.06～0.14g；称取"2g"，系指称取重量可为 1.5～2.5g；称取"2.0g"，系指称取重量可为 1.95～2.05g；称取"2.00g"，系指称取重量可为 1.995～2.005g。

　　"精密称定"指称取重量应准确至所取重量的千分之一；"称定"指称取重量应准确至所取重量的百分之一；"精密量取"指量取体积的准确度应符合国家标准中对该体积移液管的精密度要求。取用量为"约"若干时，指该量不得超过规定量的±10%。

　　"恒重"，除另有规定外，系指供试品经连续两次干燥或炽灼后的重量差异在 0.3mg 以下的重量；干燥至恒重的第二次及以后各次称重均应在规定条件下继续干燥 1h 后进行；炽灼至恒重的第二次称重应在继续炽灼 30min 后进行。

　　试验中规定"按干燥品（或无水物，或无溶剂）计算"，除另有规定外，应取未经干燥（或未去水，或未去溶剂）的供试品进行试验，测得干燥失重（或水，或溶剂），再在计算时从取用量中扣除。

　　试验中的"空白试验"系指在不加供试品或以等量溶剂替代供试液的情况下，按同法操作所得的结果；含量测定中的"并将滴定的结果用空白试验校正"，是指按供试品消耗滴定液的量（ml）与空白实验中所耗滴定液的量（ml）之差进行计算。

　　试验时的温度，未注明者，系指在室温下进行，温度高低对试验结果有显著影响者，除另有规定外，应以 25℃±2℃为准。

　　（6）包装、标签　《中国药典》凡例规定，盛装药品的各种容器（包括塞子等）均应无毒、洁净、与内容药品应不发生化学反应，并不得影响内容药品的质量。

　　药品标签应符合《中华人民共和国药品管理法》对标签的规定，其内容应包括法定通用名称、规格、装量、生产企业、批准文号、产品批号、产品主要成分、适应证、用法用量、不良反应、注意事项、有效期及贮藏条件等。

　　2. 正文

　　《中国药典》正文收载了不同药品、制剂的质量标准。根据品种和剂型的不同，每一品种项下分别列有品名、有机药物的结构式，分子式与分子量，来源或有机物的化学名称，含量或效价的规定，处方，制法，性状，鉴别，检查，含量或效价测定，类别，规格，贮藏或制剂等。

　　《中国药典》收载品种的中文名称均按照《中国药品通用名称》推荐的名称及命名原则命名，为法定的名称。此外还有汉语拼音名称及英文名称。中药材不使用英文名称，而采用拉丁文名称。

　　3. 附录

　　《中国药典》附录的主要内容有：制剂通则、生物制品通则、通用检测方法、生物检定法、试药和试纸、溶液配制、原子量表等。

　　在制剂通则中，收载有片剂、注射剂等制剂 20 余种。在每一种剂型下，有对该剂型的基本要求和常规的检查项目。除另有规定外各类制剂均应符合制剂通则项下有关的各项规定。这些指导原则虽不作为法定要求，但对考察药品质量，规范和统一药品标准试验方法将起到指导作用。

　　4. 索引

　　除正文前的"品名目次"外，《中国药典》还提供了"索引"，以便于快速查阅有关品种，索引包括"中文索引"（按汉语拼音顺序排列）和"英文索引"。

活动一　查阅《中国药典》

制定查阅项目，指导学生学会2010年版《中华人民共和国药典》一、二、三部的使用。

习题

一、单项选择题

1. 《中国药典》正文收载的制剂品种项目中没有列入的是（　　）。

    A. 品名　　　　　　　　B. 处方　　　　　　　C. 类别　　　　　　D. 用法

2. 药品质量标准中"鉴别"试验主要作用是（　　）。

    A. 用规定的试验方法来辨别药物的真伪

    B. 用规定的实验方法来考察药物的纯杂程度

    C. 用规定的试验方法来判断药物的稳定性

    D. 用规定的试验方法来评价药物的疗效

3. 药品质量标准中的"检查"项下的"纯度要求"是指（　　）。

    A. 用规定的试验方法来辨别药物的真伪

    B. 用规定的实验方法来考察药物的纯杂程度

    C. 用规定的试验方法来判断药物的稳定性

    D. 用规定的试验方法来评价药物的疗效

4. 对样品进行抽样检验时，已知样品总数为121件，应随机抽取（　　）件样品。

    A. 9件　　　　　　　　B. 10件　　　　　　　C. 11件　　　　　D. 12件

5. 药品质量标准的"性状"项下主要记叙（　　）。

    A. 药物的外观、臭、味

    B. 药物的溶解性、一般稳定性情况

    C. 药物的物理常数

    D. 药物的外观、臭、味，溶解性、一般稳定性情况以及物理常数

6. 《中国药典》的"凡例"中"精密称定"，指称取重量应准确至所取重量的（　　）。

    A. 百分之一　　　　　　B. 千分之一　　　　　C. 万分之一　　　　D. 百分之十

7. "制剂通则"应收录在《中国药典》的（　　）部分。

    A. 凡例　　　　　　　　B. 正文　　　　　　　C. 附录　　　　　D. 索引

8. 阿司匹林中游离水杨酸，异烟肼中游离肼等特殊杂质的检查收载于药典的（　　）。

    A. 凡例　　　　　　　　B. 正文　　　　　　　C. 索引　　　　　D. 附录

9. 《中国药典》凡例中有明确规定："溶质1g(ml)在溶剂10000ml中不能完全溶解"属于（　　）。

    A. "略溶"　　　　　　　　　　　　　　B. "微溶"

    C. "极微溶解"　　　　　　　　　　　　D. "几乎不溶或不溶"

10. 以下备选答案中不属于药品质量标准的是（　　）。

    A. Ch. P（2005）　　　B. BP（2005）　　　C. USP（27）　　D. CADN

二、多项选择题

1. 制定药品质量标准的原则主要包括（　　）。

    A. 坚持质量第一的原则　　　　　　B. 制定质量标准要有标准性

    C. 选择检验方法应"准确、灵敏、简便、快速"

    D. 质量标准中的限度规定，在保证药品质量前提下，根据生产实际所能达到的实际水平来制定

2. 药品检验工作的基本程序包括（　　　）。

    A. 取样　　　　　　　　　B. 记录　　　　　　　　　C. 报告

    D. 进行性状、物理常数、鉴别、检查、含量测定等检验

3. 2010 年版《中国药典》描述正确的是（　　　）。

    A. 共分为 3 部　　　　　　　　　　　　　　B. 为新中国成立后的第 9 版药典

    C. 由国家卫生部颁布

    D. 内容包括凡例、正文、索引和附录共四个部分

4. 药品质量标准的检查项目下，主要包括（　　　）。

    A. 有效性　　　　　　　B. 安全性　　　　　　　C. 稳定性　　　　　D. 均一性

5. 下列有关药品检验的记录叙述正确的是（　　　）。

    A. 记录应正式、完整、简明、具体

    B. 字迹清晰，色调一致，不得随意涂改，更正重写者需在旁边签字盖章

    C. 记录应该有检验的数据、结果和结论及检验者的签字、盖章

    D. 检验的记录应该有供试品的有关信息，如名称、批号、来源等。

6. 下列属于《中国药典》正文收载的内容有（　　　）。

    A. 品名　　　　　　　　B. 性状　　　　　　　　C. 通用检测方法　　D. 类别与贮藏

7. 药品质量标准的主要内容包括（　　　）。

    A. 名称　　　　　　　　B. 性状　　　　　　　　C. 鉴别　　　　　　D. 检查

8. 含量测定是指利用规定的方法测定药物中有效成分的含量。常用含量测定方法有（　　　）。

    A. 化学分析法　　　　　B. 仪器分析法　　　　　C. 生物学方法　　　D. 酶化学方法

9. 药品检验报告书的内容应该包括（　　　）。

    A. 供试品的名称、批号、来源

    B. 检验的项目、依据、结果、结论

    C. 检验者、复核者以及有关负责人的签名或盖章

    D. 报告的日期

10. 下列关于药品检验的记录与报告的书写说法正确的是（　　　）。

    A. 检验的记录应正式、完整、简明、具体。

    B. 应字迹清晰、色调一致，不得任意涂改，若写错时，在错误的地方划上单线或双线，在旁边改正重写，并签名盖章

    C. 检验的记录应有供试品的有关信息，如名称、批号、来源等；检验的项目、依据、方法；检验的数据、结果和结论，以及检验者的签字或盖章等

    D. 检验完毕后，应对检验的结果进行复核，即复核者对记录的内容和结果的计算进行复查，复核完毕后，复核者应签名或盖章

三、简答题

1. 药品的分析程序包括哪几个步骤？

2. 《中国药典》的主要内容包括哪些？

第五节　药物化学知识

【学习目标】

知识目标：

1. 掌握影响药物疗效的因素。

2. 熟悉药物化学结构与药效的关系。

3. 了解影响药物稳定性的因素。

能力目标：能够根据给出药物的特点判断其构效关系和影响其稳定的因素。

一、药物产生疗效的决定因素

根据药物的作用方式，宏观上将药物分为非特异性药物和特异性药物两类。非特异性药物的药理作用与化学结构关系较少，主要受理化性质的影响。特异性药物的药理作用与化学结构相互关联，并与特定受体的相互作用有关。因此，决定药效的主要因素有两点：一是药物必须以一定的浓度到达作用部位，才能产生疗效；二是药物和受体相互作用，形成复合物，产生生物物理和生物化学变化，进而产生疗效。

1. 影响非特异性药物疗效的因素

口服给药必须由胃肠道吸收，进入血液，再由血液转运到全身各组织。注射给药可直接进入血液，然后再到达作用部位。药物在转运过程中必须通过各种生物膜，因此理化性质主要影响非特异性药物的活性。药物理化性质包括溶解度、分配系数、解离度等。

（1）溶解度、分配系数　药物转运扩散至血液或体液，需要具有一定的水溶性。药物通过脂质的生物膜转运，则需要具有一定的脂溶性。脂溶性和水溶性的相对大小，一般以脂水分配系数 P 表示。

药物分子结构的改变对脂水分配系数产生显著影响。在药物分子中引入烃基、卤素、硫醚键等，一般导致脂溶性增高；引入羟基、羧基、氨基等一般导致脂溶性下降。

作用于中枢神经系统的药物，需要通过血-脑屏障，因此需要较大的脂水分配系数。而局部麻醉药作用于神经末梢，阻滞神经冲动的传导，它与全麻药不同，不需要透过血-脑屏障进入脑组织，因此对脂溶性的要求也不同。由于局麻药只作用于局部，在穿透局部的神经组织细胞膜时，须有一定的脂溶性才能穿透脂质生物膜，使药物在局部的浓度较高，并能维持一定的局麻时间。但脂溶性又不能太大，否则由于药物易于穿透血管壁而被血液带走，减弱甚至失去局麻作用。因此在局麻药的结构中，应具有亲脂性部分，也要具有亲水性部分，以保持合适的脂水分配系数，产生较好的局麻作用。

不同类型的药物，对脂水分配系数的要求不同。只有适合的脂水分配系数，才能充分发挥疗效。

（2）解离度　大多数药物为弱酸或弱碱，在体液中部分解离，离子型和分子型同时存在。药物常以分子型通过生物膜，在膜内的水介质中解离成离子型，再起作用。因此药物需要有适宜的解离度。

离子型药物不易通过细胞膜，弱酸性药物在酸性的胃液中几乎不解离，呈分子型，易在胃中吸收。弱碱性药物在胃液中几乎全部呈离子型，很难吸收，在 pH 值比较高的肠内始被吸收。完全离子化的季铵盐类和磺酸类，脂溶性小，消化道吸收少，更不易到达脑部。

2. 影响特异性药物疗效的因素

特异性药物的活性与化学结构及受体的相互作用有关。受体为蛋白质、酶、核酸等具有立体结构的生物大分子。一般认为，特异性药物的作用是其先与受体结合，生成复合物，传递信息，使有关生物大分子激活，产生特定的生理生化反应。

药物在产生药效前必须接近作用部位，然后与作用部位的受体发生作用。实践证明，符合受体要求的药物，结构并不一定具有转运过程中对其所要求的最适宜的理化参数。如有些药物在体外试验具有强烈的活性，但因它的分配系数太高，不能在脂水相间的隔室内转运，无法接近作用部位，体内几乎无效；有些药物虽易于转运，但与受体嵌合不良，同样疗效不佳。因此，特异性药物除了具有一定的脂水分配系数以及适宜的解离度外，影响其疗效的因素还有是否易形成氢键、电子转移复合物及金属螯合物等。

二、药物化学结构与药效的关系

1. 药物基本结构对药效的影响

许多类型的药物都有一定的基本结构，例如磺胺类药物、喹诺酮类药物。基本结构可变部分的多少和可变性的大小各不相同，有其结构的专属性。基本结构的确定有助于结构改造和新药设计。磺胺类药物的 N^1 以杂环取代，使分子适度解离而活性增强。在磺胺药结构改造中，创制了易渗入脑脊液、防治流行性脑膜炎的磺胺嘧啶及其他毒性小、疗效高的磺胺类药物（图 1-3）。

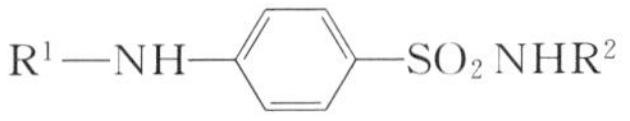

$$R^1-NH-\!\!\!\!\bigcirc\!\!\!\!-SO_2NHR^2$$

图 1-3 磺胺类药物基本结构

2. 官能团对药效的影响

药物的药理作用主要依赖于分子整体性。在药物结构优化研究中，一般要注意保留药效的基本结构，但一些特定基团，如烃基、卤素、羟基、巯基、醚键、硫醚键、磺酸基、羧基、氨基、酯基、酰胺基等的转换，可使整体分子结构发生变异，进而改变理化性质，影响活性以及药物在体内的吸收与转运。

3. 立体因素对药效的影响

特异性药物对生物大分子的作用部位有专一的亲和力，亲和力来自相互间结构上的互补性。结构特异性药物和受体的相互作用中有两点是重要的，即电性的互补性和立体结构的互补性。两种互补性均要求药物分子中的各基团和原子的空间排列与受体相互适合。互补性可随药物-受体复合物的形成而增高。生物大分子对药物分子立体选择性的识别和在一定情况下受体发生变构，以适合与药物分子结合，往往起主导作用。本节仅就立体异构对药物的影响做一分析。

（1）几何异构 药物分子的几何异构现象是由分子中的双键、刚性或半刚性结构阻碍旋转引起的。几何异构体中的官能团或与受体互补的药效基团的排列相差较大，其理化性质和生物活性都有较大差别。例如反式己烯雌酚的活性比顺式强约 14 倍。

（2）光学异构 具有手性中心的药物可存在光学异构体，可用右旋体和左旋体分别来表示。不同的光学异构体在体内吸收、分布、代谢和排泄常有明显的差异，某些异构体的药理活性有高度的专一性。如抗坏血酸的 L（＋）-异构体的活性为 D（－）-异构体的 20 倍；D（－）-肾上腺素的血管收缩作用较 L（＋）-异构体强 12～15 倍；D（－）-异丙肾上腺素的支气管扩张作用为 L（＋）-异构体的 800 倍。

具有两个手性碳原子的药物，将有更高的立体特异性。如盐酸麻黄碱有四个光学异构体，其中只有 （－）1R，2S-异构体活性最强。氯霉素也具有四个光学异构体，其中只有 D（－）-苏阿糖型的抗菌活性最强。

但也有相当数量的光学异构体显示出相同的生物活性。如抗肿瘤药物呋氟尿嘧啶、抗真菌药氯苄硫咪唑、抗组胺药盐酸异丙嗪、平滑肌松弛药二羟丙茶碱等，它们的光学异构体生物活性没有显著差异。

（3）构象异构 分子内各原子和基团的空间排列因单键旋转而发生动态立体异构现象，称为构象异构。柔性分子构象变化处于快速动态平衡状态，有多种异构体。自由能低的构象，由于稳定性好，出现概率高，为优势构象。

只有能为受体识别并与受体结构互补的构象，才能产生特定的药理效应，称为药效构象。和受体结合的药效构象，有时是能量最低的优势构象，有时需由优势构象转变为药效构象再与受体结合，这一转变所需的能量一般不高。

在实际应用中，几何异构体的理化性质各异，易于分离，均单独择优使用。对映异构体由于理化性质相同，需用特定的方法拆分。故单旋体的生产成本比消旋体的高，一般需经药效、毒性、副作用和成本诸方面综合评价后，根据优缺点决定取舍。如氯喹的左旋体和右旋体的抗疟作用近似，不必拆分可用其外消旋体。静脉麻醉药氯胺酮的右旋体的止痛作用和安眠作用分别为左旋体的 3 倍和 1.5 倍，而且麻醉后醒时出现噩梦、幻觉等副作用也比左旋体轻，因此推荐使用右旋体。

三、药物的稳定性

1. 药物的水解性

药物的水解性是涉及药物稳定性的重要化学性质之一。具水解性的药物在化学结构上都含有能被水解的功能基。其类型主要有：卤烃、酯类、酰胺类、酰脲类、酰肼类、苷类、多聚糖类药物等。

影响药物水解的因素较多，但主要有水分、浓度、溶液的酸碱性、温度、重金属离子的影响等。

（1）水分　药物的水解必须在水分存在下才能发生。药物水溶液的配制，中草药有效成分以水为溶剂进行提取或精制时，则应注意水解的可能性。比如苷类、酯类生物碱、内酯，用水或稀醇提取时，尤其在酸性或碱性下煮沸提取时，应注意其水解性。一些固体药物中水分的有无或多少，包括是否接触潮湿空气等，也确定了水解反应能否发生。如易水解的青霉素、阿司匹林等在干燥状态下则较稳定，但若露置潮湿空气中或配成水溶液，则易水解。

（2）浓度　由药物水解的化学动力学研究得知，药物浓度愈大，其水解速度常数愈大，药物愈不稳定。如氨苄西林在生理盐水中，于 25℃、浓度为 0.5g/100ml 时，24h 后，效力仍有 94％，但若浓度为 4.0g/100ml 时，效力只有 85％。

（3）溶液的酸碱性　溶液的酸碱性对药物的水解影响很大，药物在不同 pH 值的溶液中，其水解率及速度不同，有时甚至相差很悬殊。如对羟基苯甲酸甲酯在相同温度及时间条件下，pH 5.7 时，水解 1％，而 pH 9.0 时，水解达 17％。pH 的高低对药物的水解有影响，故常需加缓冲剂稳定 pH 在合适范围内。但某些酸或盐类的缓冲剂往往对药物有广义的酸碱催化作用，如青霉素用枸橼酸盐、磷酸盐、醋酸盐缓冲液调 pH 时，实验证明枸橼酸盐催化水解作用较后两者为小。因此在控制 pH 时，不能单纯只考虑缓冲容量的大小，更应顾及缓冲剂对药物水解的催化作用。对于易水解的药物，不宜使用有催化作用或催化作用较大的缓冲剂。

（4）温度　许多药物的水解速度随温度的增高而加快，一般来说，符合 Van't hoff 规则，即温度每升高 10℃，反应速度增加 2～4 倍。

（5）金属离子　一些重金属离子可促使药物的水解，如铜、铁、锌等金属离子促使青霉素、维生素 C 等药物的水解。故常在这些药液中加入配位体乙二胺四乙酸二钠（0.05％）以减缓水解。

防止药物水解的主要方法如下所述。

① 防止水分的引入，保持药物干燥状态。尽量在生产中少向药物中带入水分，贮存、使用过程中避免外来水分进入，是防止药物水解的途径之一。

② 调节溶液的酸碱度。pH 的高低直接影响药物水解速度。为了阻止或延缓水解，对于配制成溶液剂型的药物，生产工艺规程上都规定了满足药典质量标准的要求、须严格调节、控制的 pH 范围，必须遵照执行。

③ 控制生产及贮存和使用时的温度。

2. 容易被氧化的药物

在化学结构上，容易被氧化的药物主要有下列几类：醛类、醇与烯醇类、酚类、肼类及胺类、硫醇及硫化物、含碳-碳双键及含共轭双键体系的药物、低价含金属有机药物、杂环类吡唑酮衍生物、苯并噻嗪类等。

影响药物氧化的因素如下所述。

(1) 氧的浓度 在氧化反应过程中，空气中的氧气与药物形成过氧化物，引起药物氧化变质，尤其是在潮湿空气中及光线催化下，更能加速空气对药物的氧化。某些固体药物露置于潮湿的空气中，可以被氧气氧化；药液的配制罐上部、安瓿中药液上部残留的空气，药物溶液、注射用水中溶解的氧，均可引起还原性强的药物的氧化。因此，安瓿或其他包装容器全注满较半注满者氧化程度常较低。

(2) 溶液酸碱性的影响 某些药物的自动氧化是有氢离子及氢氧根离子参加反应，故溶液的酸碱性对反应有引发和促进作用。它们的影响主要有二：第一，影响某些药物的氧化还原电位；第二，引发或促进某些药物氧化的后续反应，使之成为不可逆的氧化过程。如维生素 C 在酸性液中氧化生成去氢抗坏血酸是可逆的，只能氧化到某一程度，但若在碱性液中，不仅其氧化还原电位降低，去氢抗坏血酸还可进一步水解，生成 2,3-二酮古龙糖酸，最后被氧化生成草酸及 L-苏阿糖酸，后面这些反应是不可逆的，最后甚至可以全部被氧化。

(3) 温度、受热时间的影响 温度升高，反应速度增加，这是化学反应的一般规律，氧化反应也不例外。温度升高，氧化反应加速约数倍。

(4) 金属离子的影响 金属离子常对某些药物的自动氧化起催化作用，其中尤以 Cu^{2+}、Fe^{3+}、Pb^{2+}、Mn^{2+} 等的影响较为突出。如左旋多巴在含有金属离子的提取液中不稳定，易氧化，待得到纯品时，较为稳定。

(5) 光照的影响 光是可以引发某些药物自动氧化发生的活化能，除引发药物发生氧化链式反应外，还能引发光化降解。

(6) 其他添加物的影响 在药物中加入比药物更强的还原物质，还原物质首先被氧化，从而避免药物被空气氧化。

防止药物氧化的方法有：保持药物在干燥状态、必要时才做成溶液，避免与氧气接触，保持药剂适当的 pH，避免引入微量金属离子，加入适当的配位体化合物，添加适当的抗氧剂，科学地选择适宜的消毒灭菌温度，控制加热时间，以及严格执行工艺规程。

此外，易氧化药物的贮存也应尽可能使用低温库或冷库。

习题

一、单项选择题

1. 肾上腺素变成棕红色物质的原因是 (   )。
    A. 水解   B. 氧化   C. 聚合   D. 霉变
2. 易氧化的药物具有 (   )。
    A. 酯键   B. 酰胺键   C. 双键   D. 苷键
3. 药品的稳定性受到多种因素的影响，下述哪一项为影响药品稳定性的环境因素 (   )。
    A. 药品的成分   B. 化学结构   C. 剂型   D. 湿度
4. 酯类药物易产生 (   )。
    A. 水解反应   B. 聚合反应   C. 氧化反应   D. 变旋反应

5. 下列哪个说法不正确（　　　）。

　　A. 基本结构相同的药物，其药理作用不一定相同

　　B. 合适的脂水分配系数会使药物具有最佳的活性

　　C. 增加药物的解离度会使药物的活性下降

　　D. 作用于中枢神经系统的药物应具有较大的脂溶性

6. 可使药物的亲水性增加的基团是（　　　）。

　　A. 硫原子　　　　　　　B. 羟基　　　　　　C. 酯基　　　　　　D. 脂环

7. 影响药效的立体因素不包括（　　　）。

　　A. 几何异构　　　　　　B. 光学异构　　　　C. 构象异构　　　　D. 互变异构

二、多项选择题

1. 关于药物亲脂性和药效的关系的下列叙述中有哪些是正确的（　　　）。

　　A. 亲脂性越强，药效越强　　　　　　　　B. 亲脂性越小，药效越强

　　C. 亲脂性过高或过低都对药效产生不利的影响

　　D. 作用于中枢神经系统的药物应具有较大的脂溶性

2. 可以与受体形成氢键结合的基团是（　　　）。

　　A. 氨基　　　　　　　　B. 卤素　　　　　　C. 酯基　　　　　　D. 酰胺

3. 解离度对弱碱性药物药效的影响（　　　）。

　　A. 在胃液（pH1.4）中，解离多，不易被吸收

　　B. 在胃液（pH1.4）中，解离少，易被吸收

　　C. 在肠道中（pH8.4），不易解离，易被吸收

　　D. 在肠道中（pH8.4），易解离，不易被吸收

4. 下列哪些因素可能影响药效（　　　）。

　　A. 药物的脂水分配系数　　　　　　　　　B. 药物与受体的结合方式

　　C. 药物的解离度　　　　　　　　　　　　D. 药物的立体结构

三、简答题

1. 影响非特异性药物药效的因素有哪些？

2. 影响药物氧化的因素有哪些？

3. 影响药物水解的因素有哪些？

第六节　药品说明书

【学习目标】

知识目标：

1. 掌握药品说明书的格式。

2. 熟悉药品说明书中专业名词的含义。

能力目标：能够读懂药品说明书。

　　药品说明书，是药品质量标准的一部分，是医生和药师开方、配方的依据，具有科学及法律上的意义。

　　药品说明书格式：化学药品说明书格式和中药说明书格式有所不同。

一、说明书格式

1. 化学药品说明书格式

××××说明书

【药品名称】通用名：曾用名：商品名：英文名：汉语拼音：本品主要成分及其化学名称为：其结构式为：（注：复方制剂应写为："本品为复方制剂，其组分为："）【性状】【药理毒理】【药代动力学】【适应证】【用法用量】【不良反应】【禁忌证】【注意事项】【孕妇及哺乳期妇女用药】【儿童用药】【老年患者用药】【药物相互作用】【药物过量】【规格】【贮藏】【包装】【有效期】【批准文号】【生产企业】企业名称：地址：邮政编码：电话号码：传真号码：网址：

2. 中药说明书格式

××××说明书

【药品名称】品名：汉语拼音：【主要成分】【性状】【药理作用】【功能与主治】【用法与用量】【不良反应】【禁忌证】【注意事项】【规格】【贮藏】【包装】【有效期】【批准文号】【生产企业】企业名称：地址：邮政编码：电话号码：传真号码：网址：

3. 天然药物说明书格式

【药品名称】通用名称：汉语拼音：【成分】【性状】【功能主治】／【适应证】【规格】【用法用量】【不良反应】【禁忌证】【注意事项】【孕妇及哺乳期妇女用药】【儿童用药】【老年用药】【药物相互作用】【临床试验】【药理毒理】【药代动力学】【贮藏】【包装】【有效期】【执行标准】【批准文号】【生产企业】企业名称：生产地址：邮政编码：电话号码：传真号码：注册地址：网址：

4. 保健食品说明书格式

产品说明书（原名）仅针对更名的产品。（营养素补充剂）仅针对营养素补充剂。

【主要原料】【功效成分及含量】若功效成分尚未明确，可省略此项；营养素补充剂则无此项。【营养素及含量】仅针对营养素补充剂。【保健作用】【适宜人群】【不适宜人群】【食用量及食用方法】【贮存方法】【保质期】【规格】【执行标准号】进口产品可无此项。【注意事项】

5. 医疗器械说明书格式

【产品名称】【型号规格】【企业名称】【注册地址】【生产地址】【联系方式】【售后服务机构】【生产企业许可证号】【注册证号】【产品标准号】【产品性能结构】【适用范围】【禁忌证】【注意事项、警示及提示性说明】【标签、包装标识样图】【安装说明】【使用说明】【维护保养方法】【储存条件、方法】【有效期限】【其他内容】

二、相关解释

1. 通用名称

中国药典委员会按照"中国药品通用名称命名原则"制定的药品名称称为中国药品通用名称。通用名称是国家规定的统一名称，同种药品的通用名一定是相同的，它的特点是通用性，即不论何处生产的同种药品都可以采用。药品通用名称应当显著、突出，其字体、字号和颜色必须一致，并符合以下要求：对于横版标签，必须在上三分之一范围内显著位置标出；对于竖版标签，必须在右三分之一范围内显著位置标出；不得选用草书、篆书等不易识别的字体，不得使用斜体、中空、阴影等形式对字体进行修饰；字体颜色应当使用黑色或者白色，与相应的浅色或者深色背景形成强烈反差；除因包装尺寸的限制而无法同行书写的，不得分行书写。

2. 商品名称

商品名称是由不同生产药厂对自己制剂产品所起的名字，并经过注册，具有专用权。所以同一种药物由不同药厂生产的制剂产品往往具有不同的商品名。药品商品名称不得与通用名称同行书写，其字体和颜色不得比通用名称更突出和显著，其字体以单字面积计不得大于通用名称所用字体的二分之一。

3. 批准文号

生产新药或者已有国家标准的药品的，须经国务院药品监督管理部门批准，并在批准文件上规定该药品的专有编号，此编号称为药品批准文号。药品生产企业在取得药品批准文号后，方可生产该药品。

药品批准文号格式：国药准字＋1位字母＋8位数字，试生产药品批准文号格式：国药试字＋1位字母＋8位数字。

化学药品使用字母"H"，中药使用字母"Z"，通过国家药品监督管理局整顿的保健药品使用字母"B"，生物制品使用字母"S"，体外化学诊断试剂使用字母"T"，药用辅料使用字母"F"，进口分包装药品使用字母"J"。进口药品使用进口药品注册证号，港澳台药品使用医药产品注册证号。

4. 药品标签

药品标签指药品包装上印有或贴有的内容，分为内标签和外标签。内标签指直接接触药品的包装、标签，外标签指内标签以外的其他包装的标签。

5. 有效期表示

药品的有效期是指药品在规定的贮藏条件下质量能够符合规定要求的期限。有效期表示方法如下：

（1）直接标明有效期　指该药可用至有效期最末月的月底，如标有"有效期：2006年8月"，表示该药可用到2006年8月31日。

（2）直接标明失效期　是指该药在该年该月的第一天起即失效。如标有"失效期：2006年6月"，表示该药用到2006年6月1日失效。

（3）只标明有效期为几年　这种表示方法要根据批号推算，如生产批号为20040913，有效期2年。则有效期应截止到2006年9月13日。

进口药品的有效期各国的标示方法均有不同，少数进口药品的生产日期、失效期无中文标示，只在外包装盒上有英文标示：EXP DATE（失效期）或 USE BEFORE（在……前使用，表示有效期）字样。如 EXP DATE（或 USE BEFORE）11.2006，则表示2006年11月失效（或在2006年11月前使用）。

6. 药品说明书相关内容写法

【药品名称】　应与国家批准的该品种药品标准中的药品名称一致。

【成分】　应列出处方中所有的药味或有效部位、有效成分等。注射剂还应列出所用的全部辅料名称；处方中含有可能引起严重不良反应的辅料的，在该项下也应列出该辅料名称。成分排序应与国家批准的该品种药品标准一致，辅料列于成分之后。对于处方已列入国家秘密技术项目的品种，以及获得中药一级保护的品种，可不列此项。

【性状】　应与国家批准的该品种药品标准中的性状一致。

【功能主治】/【适应证】　应与国家批准的该品种药品标准中的功能主治或适应证一致。

【规格】　应与国家批准的该品种药品标准中的规格一致。同一药品生产企业生产的同一品种，如规格或包装规格不同，应使用不同的说明书。

【用法用量】　应与国家批准的该品种药品标准中的用法用量一致。

【不良反应】　应当实事求是地详细列出该药品的不良反应。并按不良反应的严重程度、发生的频率或症状的系统性列出。尚不清楚有无不良反应的，可在该项下以"尚不明确"来表述。

【禁忌】 应当列出该药品不能应用的各种情况，例如禁止应用该药品的人群、疾病等情况。尚不清楚有无禁忌的，可在该项下以"尚不明确"来表述。

【注意事项】 列出使用时必须注意的问题，包括需要慎用的情况（如肝、肾功能的问题），影响药物疗效的因素（如食物、烟、酒），用药过程中需观察的情况（如过敏反应，定期检查血象、肝功、肾功）及用药对于临床检验的影响等。

如有药物滥用或者药物依赖性内容，应在该项下列出。如有与中医理论有关的证候、配伍、妊娠、饮食等注意事项，应在该项下列出。处方中如含有可能引起严重不良反应的成分或辅料，应在该项下列出。注射剂如需进行皮内敏感试验的，应在该项下列出。中药和化学药品组成的复方制剂，必须列出成分中化学药品的相关内容及注意事项。尚不清楚有无注意事项的，可在该项下以"尚不明确"来表述。

【贮藏】 应与国家批准的该品种药品标准贮藏项下的内容一致。需要注明具体温度的，应按《中国药典》中的要求进行标注。如：置阴凉处（不超过 20℃）。

【包装】 包括直接接触药品的包装材料和容器及包装规格，并按该顺序表述。包装规格一般是指上市销售的最小包装的规格。

【有效期】 应以月为单位表述。

【执行标准】 应列出目前执行的国家药品标准的名称、版本及编号，或名称及版本，或名称及编号。

 课堂互动

活动一　课堂讨论

通过讨论，使学生初步读懂药品说明书。

习题

一、单项选择题

1. 中药说明书格式不包括（　　）。

　　A. 药品名称　　　　　B. 批准文号　　　　　C. 药代动力学　　　　D. 性状

2. 史克肠虫清　国药准字 H12020496，H 代表（　　）。

　　A. 中药　　　　　　　B. 化学药品　　　　　C. 进口药品　　　　　D. 辅料

二、多项选择题

1. 有关药品说明书说法正确的是（　　）。

　　A. 具有科学及法律上的意义

　　B. 化学药品说明书格式和中药说明书格式有所不同

　　C. 化学药品说明书格式和中药说明书格式相同

　　D. 药品说明书，是药品质量标准的一部分

2. 有关药品有效期说法正确的是（　　）。

　　A. 进口商品以 Exp 表示失效期　　　　　B. 进口商品以 Use before 表示有效期

　　C. 进口商品以 Exp 表示有效期　　　　　D. 进口商品以 Use before 表示失效期

第七节　处方药与非处方药

【学习目标】

知识目标：

1. 掌握处方药与非处方药专有标识。

2. 熟悉处方药与非处方药概念。

3. 了解处方颜色及处方保存年限。

能力目标：能够区分处方药与非处方药。

处方药是必须凭执业医师或执业助理医师处方才可调配、购买和使用的药品；非处方药是不需要凭医师处方消费者即可自行判断、购买和使用的药品。处方药英语称 Prescription Drug，非处方药英语称 Over The Counter，简称 OTC。

一、处方药、非处方药的管理

我国于 2000 年 1 月 1 日开始实行非处方药与处方药分类管理制度，根据药品的品种、规格、适应证、剂量及给药途径的不同做出相应的规定。实行处方药与非处方药分类管理，其核心目的就是有效地加强对处方药的监督管理，防止消费者因自我行为不当导致滥用药物和危及健康。

处方药与非处方药管理要点为：处方药、非处方药生产企业必须具有《药品生产企业许可证》，其生产品种必须取得药品批准文号。销售处方药和甲类非处方药的零售药店必须具有《药品经营企业许可证》。经省级药品监督管理部门或其授权的药品监督管理部门批准的其他商业企业可以零售乙类非处方药。零售药店必须从具有《药品经营企业许可证》、《药品生产企业许可证》的药品批发企业、药品生产企业采购处方药和非处方药，并按有关药品监督管理规定保存采购记录备查。普通商业连锁超市销售的乙类非处方药必须由连锁总部统一从合法的供应渠道和供应商采购、配送，分店不得独自采购。销售处方药和甲类非处方药的零售药店必须配备驻店执业药师或药师以上药学技术人员。《药品经营企业许可证》和执业药师证书应悬挂在醒目、易见的地方。执业药师应佩戴标明其姓名、技术职称等内容的胸卡。零售药店对处方必须留存 2 年以上备查。处方药不得采用开架自选销售方式。甲类非处方药、乙类非处方药可不凭医师处方销售、购买和使用，但病患者可以要求在执业药师或药师的指导下进行购买和使用。处方药、非处方药应当分柜摆放。处方药只准在专业性医药报刊进行广告宣传，非处方药经审批可以在大众传播媒介进行广告宣传。

此外，处方药、非处方药不得采用有奖销售、附赠药品或礼品销售等销售方式，暂不允许采用网上销售方式。

二、非处方药标识

非处方药的包装必须印有国家指定的非处方药专有标识（OTC）。必须符合质量要求，方便储存、运输和使用。每个销售基本单元包装必须附有标签和说明书。非处方药专有标识图案分红色和绿色，红色专有标识用于甲类非处方药，绿色专有标识用于乙类非处方药。使用非处方药专有标识时药品的使用说明书和大包装可以单色印刷，标签和其他包装按色标要求印刷。

根据药品安全性将药品分为甲、乙两类。

非处方药的遴选原则：应用安全、疗效确切、质量稳定、使用方便。

三、处方相关知识

1. 处方颜色

普通处方的印刷用纸为白色。急诊处方印刷用纸为淡黄色，右上角标注"急诊"。儿科处方印刷用纸为淡绿色，右上角标注"儿科"。麻醉药品和第一类精神药品处方印刷用纸为淡红色，右上角标注"麻、精一"。

2. 处方保存

普通处方、急诊处方、儿科处方保存期限为 1 年，医疗用毒性药品、第二类精神药品处方保存期限为 2 年，麻醉药品和第一类精神药品处方保存期限为 3 年。

3. 处方概念

处方是指医疗和生产部门调制药物制剂的一项重要书面文件，也是患者取药的凭证。

4. 处方格式

处方格式由三部分组成，即前记、正文和后记。

（1）前记　包括医疗、预防、保健机构名称，处方编号，费别，患者姓名、性别、年龄、门诊或住院病历号，科别或病室和床位号、临床诊断、开具日期等，并可添列专科要求的项目。

（2）正文　以 Rp 或 R（拉丁文 Recipe "请取"的缩写 ）标示，分列药品名称、规格、数量、用法用量。

（3）后记　医师签名和/或加盖专用签章，药品金额以及审核、调配、核对、发药的药学专业技术人员签名。

表 1-3 所列为常用处方拉丁文缩写。

知识链接

1. 处方书写必须符合下列规则：处方记载的患者一般项目应清晰、完整，并与病历记载相一致；每张处方只限于一名患者的用药；处方一律用规范的中文或英文名称书写；西药、中成药处方，每一种药品须另起一行。每张处方不得超过五种药品 ；开具处方后的空白处应画一斜线，以示处方完毕。

2. 处方一般不得超过 7 日用量；急诊处方一般不得超过 3 日用量；对于某些慢性病、老年病或特殊情况，处方用量可适当延长，但医师必须注明理由。麻醉药品、精神药品、医疗用毒性药品、放射性药品的处方用量应当严格执行国家有关规定。开具麻醉药品处方时，应有病历记录。

3. 特殊管理药品标识

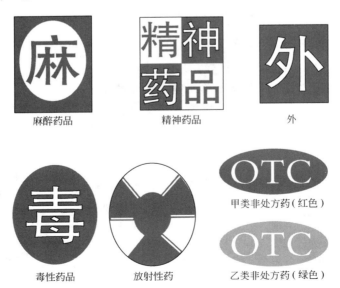

麻醉药品　　　　精神药品　　　　　外

毒性药品　　　　放射性药　　　　甲类非处方药（红色）

乙类非处方药（绿色）

表 1-3　常用处方拉丁文缩写

缩写词	中　文	缩写词	中　文
1. 药物制剂		3. 剂量单位	
Amp.	安瓿剂	μg(mcg)	微克
Caps.	胶囊剂	q. s.	适量
Emul.	乳剂	4. 给药次数	
Extr.	浸膏剂	b. i. d.	每日两次
Inj.	注射剂	q. d.	每日一次
Lot.	洗剂	q. 2d.	每 2 日一次
Mist.	合剂	q. i. d.	每日四次
Ocul.	眼膏剂	q. o. d	隔日一次
Ol.	油剂	q. h.	每小时一次
Pil.	丸剂	q. 4h.	每 4 小时一次
Pulv.	散剂	q. m.	每晨一次
Spt.	醑剂	q. n.	每晚一次
Sol.	溶液剂	t. i. d.	每日三次
Syr.	糖浆剂	5. 给药时间	
Supp.	栓剂	a. c	饭前
Tab.	片剂	a. m.	上午
Tr.	酊剂	h. s.	就寝时
Ung.	软膏剂	p. c.	饭后
2. 给药途径		p. m.	下午
i. h	皮下注射	p. r. n.	必要时、酌情
i. m	肌内注射	stat.	立即
i. v	静脉注射	s. o. s	需要时用
i. v. gtt	静脉滴注	6. 其他	
p. o.	口服	aa	各
p. r.	直肠给药	ad	加至
us. ext.	外用	cito	急速地
3. 剂量单位		co.	复方的
g	克	D. S	给予、标记
i. u.	国际单位	M. f.	混合制成
mg	毫克	No. 或 N.	数目
ml	毫升	Sig. 或 S.	标记用法

 课堂互动

活动一　多媒体教学

通过多媒体教学，强化学生对非处方药专有标识以及处方颜色的学习。

习题

一、单项选择题

1. 非处方药分为甲、乙两类的根据是（　　　）。
   A. 药品的价格　　　　　　　　　　B. 药品的适应证
   C. 药品的品种、规格　　　　　　　D. 药品的安全性
2. 急诊处方颜色为（　　　）。
   A. 淡黄色　　　　　B. 淡绿色　　　　　C. 白色　　　　　D. 淡红色

二、多项选择题

1. 处方保存期限为一年的是（　　　）。
   A. 普通处方　　　　B. 急诊处方　　　　C. 儿科处方　　　　D. 麻醉药品处方
2. 关于处方药、非处方药说法正确的是（　　　）。
   A. 处方药不得采用开架自选销售方式
   B. 零售药店必须从具有《药品经营企业许可证》、《药品生产企业许可证》的药品批发企业、药品生产企业采购处方药和非处方药
   C. 处方药只准在专业性医药报刊进行广告宣传，非处方药经审批可以在大众传播媒介进行广告宣传
   D. 红色专有标识用于甲类非处方药

三、问答题

1. 什么是处方药？
2. 处方的基本结构包括哪几部分？

第八节　药品管理知识

【学习目标】

知识目标：
1. 掌握药品管理法和药品管理法实施条例的主要内容。
2. 熟悉我国药品监督管理机构。
3. 熟悉药品广告审查相关内容。
4. 了解我国执业药师制度的概念、内容及执业药师职业道德准则。

能力目标：
1. 认识我国药品管理机构。
2. 能够判断广告中出现的问题，找出问题的依据。

一、药品管理机构

1. 药品监督管理的行政机构

（1）国家食品药品监督管理局　　1998 年，在政府机构改革中，国务院为了加强对药品监督管理工作的领导，组建直属国务院领导的机构——国家药品监督管理局（State Drug Administration，SDA）。2003 年 3 月，在国家药品监督管理局基础上组建国家食品药品监督管理局（State Food and Drug Administration，SFDA），为国务院的直属局。

2008 年 3 月，在第十一届全国人大一次会议第四次全体会议上，将国家食品药品监督管理局改由卫生部管理，为卫生部管理的国家局。

（2）省级及市县食品药品监督局　　省级食品药品监督管理局，为同级人民政府的工作部门，履行法定的药品监督管理职能。

地（州、盟）、地级市根据工作需要，设置药品监督管理局，直辖市及较大城市所设的区，根据工作需要，可设药品监督管理分局。

药品监督管理任务重的县（市），根据工作需要设置药品监督管理分局，并加挂药品检验机构牌子。主要职责是负责本行政区域内的药品监督管理工作。

2. 药品监督管理的技术机构

药品检验机构为同级药品监督管理机构的直属事业单位，承担依法实施药品审批和药品质量监督检查所需的药品检验工作。国家食品药品监督管理局设置中国药品生物制品检定所，对外使用中国药品检验总所名称。中国药品生物制品检定所负责标定国家药品标准品、对照品。省食品药品监督管理局设置药品检验所，市药品检验机构根据工作需要设置。国家药品监督管理局直属技术机构设有国家药典委员会、国家中药品种保护审评委员会、药品审评中心、药品评价中心、药品认证管理中心等机构。

二、《中华人民共和国药品管理法》及《中华人民共和国药品管理法实施条例》

《中华人民共和国药品管理法》已由中华人民共和国第九届全国人民代表大会常务委员会第二十次会议于 2001 年 2 月 28 日修订通过，共十章一百零六条，自 2001 年 12 月 1 日起施行。《中华人民共和国药品管理法实施条例》自 2002 年 9 月 15 日起施行。其主要内容是：

1. 药品生产企业管理

（1）开办药品生产企业的法定程序　开办药品生产企业，须经企业所在地省级药品监督管理部门批准并发给《药品生产企业许可证》，企业可凭许可证到工商管理部门办理登记注册。《药品生产企业许可证》的有效期为 5 年。

（2）开办药品生产企业必须具备的条件　《药品管理法》规定了开办药品生产企业应该具备的条件：①人员的条件：具有依法经过资格认定的药学技术人员、工程技术人员及相应的技术工人；②厂房设施和卫生环境条件：要求药品生产企业具有与其药品生产相适应的厂房设施和卫生环境；③质量控制条件：要设立质量管理和治疗检验的机构，配备专门人员以及必要的仪器设备；④规章制度条件：要建立健全保证药品质量的规章制度。

（3）《药品生产质量管理规范》的实施　《药品管理法》规定企业按照《药品生产质量管理规范》组织生产。

2. 药品经营企业的管理

（1）开办药品经营企业的法定程序　药品经营企业包括药品的批发企业和药品的零售企业。开办药品批发企业，须经企业所在地省级药品监督管理部门批准，并发给《药品经营许可证》；开办药品零售企业，须经企业所在地县级以上地方药品监督管理部门批准，并发给《药品经营许可证》，凭《药品经营许可证》到工商管理部门办理登记注册。《药品经营许可证》的有效期为 5 年。

（2）开办药品经营企业必须具备的条件　《药品管理法》第十五条规定开办药品经营企业须同时具备四个条件：①具有依法经过资格认定的药学技术人员；②具有与经营条件相适应的营业场所、设备、仓储设施、卫生环境；③具有与经营药品相适应的质量管理机构或者人员；④具有保证所经营药品质量的规章制度。

（3）《药品经营质量管理规范》的实施　《药品管理法》以法律的形式强制性要求药品经营企业必须按照《药品经营质量管理规范》来经营药品。

（4）城乡集贸市场出售中药材的规定　《药品管理法》第二十一条规定：①除国务院另有规定的品种之外，城乡集贸市场可以出售中药材；②城乡集贸市场在一定的限制条件下，可以出售中药材以外的药品。

3. 医疗机构的药剂管理

医疗机构配置制剂先经所在地省级卫生行政部门审核同意，由省级药品监督管理部门批准，发给《医疗机构制剂许可证》。无《医疗机构制剂许可证》的，不得配置制剂。《医疗机构制剂许可证》的有效期为5年，配置的制剂应当是本单位临床需要而在市场上没有供应的品种，并须经所在地省级药品监督管理部门批准后方可配置。

4. 药品管理

第五章药品管理是《药品管理法》的重要组成部分，其内容包括新药的研制、药品的生产、药品标准、药品审评和药品再评价、药品采购、特殊管理药品、中药品种保护制度等，本章规定均有配套的行政法规和规章。

（1）假药　有下列情形之一的为假药：①药品所含的成分与国家药品标准规定的成分不符的；②以非药品冒充药品或以他种药品冒充此种药品的。

有下列情形之一的按假药论处：①国务院药品监督管理部门规定禁止使用的；②依照本法规定必须批准而未经批准生产、进口，或者依照本法必须检验而未经检验即销售的；③变质的；④被污染的；⑤使用依照本法必须取得批准文号而未取得批准文号的原料药生产的；⑥所标明的适应证或者功能主治超出规定范围的。

（2）劣药　药品所含成分的含量不符合国家药品标准的为劣药。有下列情形之一的按劣药论处：①未标明有效期或更改有效期的；②不注明或更改生产批号；③超过有效期的；④直接接触药品的包装材料和容器未经批准的；⑤其他不符合药品标准规定的。

（3）直接接触药品的工作人员进行健康检查的规定　药品生产企业、药品经营企业和医疗机构直接接触药品的工作人员，必须每年进行健康检查。患有传染病或者其他可能污染药品的疾病的，不得从事直接接触药品的工作。

5. 法律责任

① 未取得《药品生产许可证》、《药品经营许可证》或者《医疗机构制剂许可证》生产药品、经营药品的企业应当承担的法律责任包括：a. 依法予以取缔，没收违法生产、销售的药品和违法所得，并处违法生产、销售药品货值金额2～5倍的罚款；b. 构成犯罪的，依法追究刑事责任。

② 从无《药品生产许可证》、《药品经营许可证》的企业购进药品的单位应承担的法律责任包括：a. 责令改正，没收违法购进的药品，并处购进药品货值金额2～5倍的罚款；b. 有违法所得的，没收违法所得；c. 情节严重的吊销药品生产、经营许可证或者医疗机构制剂许可证。

③ 生产、销售假药的应当承担的法律责任包括：a. 没收违法生产、销售的假药和违法所得，并处货值金额2～5倍的罚款；b. 撤销药品批准证明文件，责令停产、停业整顿；c. 情节严重的吊销许可证；d. 构成犯罪的依法追究刑事责任。

④ 生产、销售劣药的应当承担的法律责任包括：a. 没收违法生产、销售的劣药和违法所得，并处药品货值金额1～3倍的罚款；b. 情节严重的责令停产、停业整顿或者撤销药品批准证明文件、吊销许可证；c. 构成犯罪的依法追究刑事责任。

三、广告审查

广告是指商品经营者或者服务提供者承担费用，通过一定媒介和形式直接或者间接地介绍自己所推销的商品或者所提供的服务的行为。

药品广告是指药品生产、经营者为推销自己的药品通过各种媒介和各种广告形式所做的各种宣传、介绍活动。通过各种形式的药品广告，可使执业医师、执业药师以及患者能初步了解有关药品的适应证、用法用量、不良反应、禁忌证及注意事项等。帮助医生和病人判断对药物的选用。而对于发布广告者来讲，可通过广告不断拓展产品销路，扩大市场，树立企业和产品的形象。

由于药品是一种特殊商品，这种特殊性要求药品本身一定要具有安全性和有效性。因此虚假、不真实的广告很有可能给医师或患者不正确的信息，耽误治疗的宝贵时间，甚至造成严重的不良反应。因此药品广告的质量也成为药品质量的重要组成部分，对药品广告必须进行严格的管理，才能确保人民大众的用药安全、有效。随着我国医药经济的不断发展，以及药品管理法、药品管理法实施条例、行政许可法等法律法规的相继颁布施行，药品广告的监管形势发生了很大的变化。国家食品药品监督管理局会同工商总局，结合当前药品广告审查监督管理工作面临的新情况、新问题，共同对《药品广告审查办法》、《药品广告审查发布标准》进行了修订，均自 2007 年 5 月 1 日起施行。省、自治区、直辖市药品监督管理部门是药品广告审查机关，负责本行政区域内药品广告的审查工作，县级以上工商行政管理部门是药品广告的监督管理机关。

1. 药品广告的审查标准

（1）不得发布广告的药品 《药品广告审查发布标准》第三条明确指出下列药品不得发布广告：①麻醉药品、精神药品、医疗用毒性药品、放射性药品；②医疗机构配制的制剂；③军队特需药品；④国家食品药品监督管理局依法明令停止或者禁止生产、销售和使用的药品；⑤批准试生产的药品。

（2）限制发布广告的药品 《中华人民共和国药品管理法》中明确规定，处方药可以在卫生部和国家食品药品监督管理局共同指定的医学、药学专业刊物上发布广告，但不得在大众传播媒介发布广告或者以其他方式进行以公众为对象的广告宣传。

2. 药品广告的内容

（1）依据 药品广告内容涉及药品适应证或者功能主治、药理作用等内容的宣传，应当以国务院食品药品监督管理部门批准的说明书为准，不得进行扩大或者恶意隐瞒的宣传，不得含有说明书以外的理论、观点等内容。

（2）内容 药品广告中必须标明药品的通用名称、忠告语、药品广告批准文号、药品生产批准文号；以非处方药商品名称为各种活动冠名的，可以只发布药品商品名称。

药品广告必须标明药品生产企业或者药品经营企业名称，不得单独出现"咨询热线"、"咨询电话"等内容。非处方药广告必须同时标明非处方药专用标识（OTC）。药品广告中不得以产品注册商标代替药品名称进行宣传，但经批准作为药品商品名称使用的文字型注册商标除外。已经审查批准的药品广告在广播电台发布时，可不播出药品广告批准文号。

（3）广告用语 处方药广告的忠告语是："本广告仅供医学药学专业人士阅读"。非处方药广告的忠告语是："请按药品说明书或在药师指导下购买和使用"。

（4）其他 药品广告中涉及改善和增强性功能内容的，必须与经批准的药品说明书中的适应证或者功能主治完全一致。电视台、广播电台不得在 7:00—22:00 发布含有上款内容的广告。

（5）药品广告中有关药品功能疗效的宣传应当科学准确，不得出现下列情形：①含有不科学地表示功效的断言或者保证的；②说明治愈率或者有效率的；③与其他药品的功效和安全性进行比较的；④违反科学规律，明示或者暗示包治百病、适应所有症状的；⑤含有"安全无毒副作用"、"毒副作用小"等内容的；含有明示或者暗示中成药为"天然"药品，因而安全性有保证等内容的；⑥含有明示或者暗示该药品为正常生活和治疗病症所必需等内容的；⑦含有明示或暗示服用该药能应付现代紧张生活和升学、考试等需要，能够帮助提高成绩、使精力旺盛、增强竞争力、增高、益智等内容的；⑧其他不科学的用语或者表示，如"最新技术"、"最高科学"、"最先进制法"等。

（6）药品广告应当宣传和引导合理用药，不得直接或者间接怂恿任意、过量地购买和使用药品，不得含有以下内容 ①含有不科学地表述或者使用不恰当的表现形式，引起公众对所处健康状况和所患疾病产生不必要的担忧和恐惧，或者使公众误解不使用该药品会患某种疾病或加重病情的；②含有免费治疗、免费赠送、有奖销售、以药品作为礼品或者奖品等促销药品内容的；③含有"家庭必备"或者类似内容的；④含有"无效退款"、"保险公司保险"等保证内容的；⑤含有评比、排序、推荐、指定、选用、获奖等综合性评价内容的。

（7）药品广告不得含有利用医药科研单位、学术机构、医疗机构或者专家、医生、患者的名义和形象作证明的内容。药品广告不得使用国家机关和国家机关工作人员的名义。药品广告不得含有军队单位或者军队人员的名义、形象。不得利用军队装备、设施从事药品广告宣传。药品广告不得含有涉及公共信息、公共事件或其他与公共利益相关联的内容，如各类疾病信息、经济社会发展成果或医药科学以外的科技成果。

3. 药品广告批准文号格式

药品广告批准文号为"X药广审（视）第0000000000号"、 "X药广审（声）第0000000000号"、"X药广审（文）第0000000000号"。其中"X"为各省、自治区、直辖市的简称。"0"为由10位数字组成，前6位代表审查年月，后4位代表广告批准序号。"视"、"声"、"文"用于广告媒介形式的分类代号，分别代表电视、广播、其他媒体。

药品广告批准文号的格式为：（简称）药广审（视、声、文）第0000000000号。

四、执业药师与药师的管理

根据我国《执业药师资格制度暂行规定》，药学专业人员必须具备一定资格，通过执业药师考试，才能取得执业药师资格。

1. 申请条件

《执业药师资格制度暂行规定》第九条规定凡中华人民共和国公民和获准在我国境内就业的其他国籍的人员的，取得药学、中药学或相关专业中专学历，从事药学或中药学专业工作满7年；取得大专学历从事药学类工作满5年；取得本科学历，工作满3年；取得硕士或相关学历，工作满1年；以及取得博士学历者，均可申请参加执业药师资格考试。

2. 考试

目前执业药师资格考试科目包括药学（中药学）专业知识（一）、药学专业知识（二）、药事管理与法规、综合知识与技能四个科目。药学类专业知识（一）：包括药理学、药物分析；专业知识（二）：包括药剂学、药物化学。中药类专业知识（一）：包括中药学、中药药剂学；专业知识（二）：包括中药鉴定学、中药化学。具备一定条件或资历的药学人员，可仅参加其中一门或两门考试。

执业药师资格考试每年10月份举行，一般每年4～5月份报名。考试以两年为一个周期，参加全部科目考试的人员须在连续两个考试年度内通过全部科目的考试。

3. 执业药师在各领域的具体职责

（1）依法、执法责任　执业药师必须严格执行《药品管理法》及国家有关药品研究、生产、经营、使用的各项法规及政策。执业药师对违反《药品管理法》及有关法规的行为或决定，有责任提出劝告、制止、拒绝执行并向上级报告。

（2）药品质量监督责任　执业药师在执业范围内负责对药品质量的监督和管理，参与制定、实施药品全面质量管理及对本单位违反规定行为的处理。

（3）指导合理用药　执业药师负责处方的审核及监督调配，提供用药咨询与信息，指导合理用药，开展治疗药物的检测及药品疗效的评价等临床药学工作。

 课堂互动

活动一　课堂讨论

通过具体药品监管案例分析，认识药品监管的重要性。

习题

一、单项选择题

1. 下列按劣药处理的是 （　　）。
   A. 使用依照药品管理法必须取得批准文号而未取得批准文号的原料药生产的
   B. 药品所含成分与国家药品标准规定的成分不符的
   C. 必须批准而未经批准生产、进口的
   D. 直接接触药品的包装材料未经审批的

2. 《药品管理法》规定医疗机构配制的制剂应当是本单位 （　　）。
   A. 临床需要而市场上没有供应的品种
   B. 临床、科研需要而市场上没有的品种
   C. 临床需要而市场上没有供应或供应不足的品种
   D. 临床、科研需要而市场上无供应或供应不足的品种

3. 药品必须符合 （　　）。
   A. 国家药品标准
   B. 省药品标准
   C. 直辖市药品标准
   D. 自治区药品标准

4. 处方药可以在下列哪种媒介上发布 （　　）。
   A. 电视
   B. 报纸
   C. 广播
   D. 国务院卫生行政部门和药品监督管理部门共同指定的医学、药学专业刊物

5. 药品监督管理部门负责本行政区域内药品广告的审查工作，负责药品广告的监督管理机关 （　　）。
   A. 药品监督管理部门
   B. 工商部门
   C. 消费者协会
   D. 质量监督部门

6. 负责标定国家药品标准品、对照品的是 （　　）。
   A. 药品监督管理部门
   B. 国家药典委员会
   C. 中国药品生物制品检定所
   D. 司法部门

7. 目前我国主管全国药品监督管理工作的机关是 （　　）。
   A. 国家医药管理局
   B. 国家药品管理局
   C. 国家中医药监督局
   D. 国家食品药品监督管理局

8. 开办药品生产企业，必须取得 （　　）。
   A. 《药品生产许可证》
   B. 《药品经营许可证》
   C. 《医疗机构制剂许可证》
   D. 《进口许可证》

二、多项选择题

1. 符合药品广告管理规定的是 （　　）。
   A. 药品广告不得含有不科学的表示功效的断言或者保证
   B. 不得利用国家机关、医药科研单位、学术机构或者专家、学者、医师、患者的名义和形象作证明
   C. 处方药不得在大众媒介发布广告
   D. 非药品广告不得涉及药品的宣传

2. 对制售假药行为的行政处罚有 （　　）。
   A. 没收药品和违法所得
   B. 并处违法制售药品货值金额二倍以上五倍以下的罚款
   C. 情节严重的，责令停产、停业整顿或者撤销药品批准证明文件、吊销《药品生产许可证》、《药品经营许可证》或者《医疗机构制剂许可证》

D. 情节严重的企业或者其他单位，其直接负责的主管人员和其他直接责任人员10年内不得从事药品生产、经营活动

3. 下列哪些情形为假药（　　　）。

A. 药品所含成分与国家药品标准规定的成分不符的

B. 超过有效期的

C. 以非药品冒充药品或者以他种药品冒充此种药品的

D. 变质的

4. 下列哪些情形药品按劣药论处（　　　）。

A. 未标明有效期或者更改有效期的

B. 不注明或者更改生产批号的

C. 超过有效期的

D. 直接接触药品的包装材料和容器未经批准的

三、问答题

1. 开办药品经营企业必须具备的条件？

2. 不得发布广告的药品有哪些？

第二章　抗病原微生物药物应用

【学习目标】

知识目标：具体内容见各节知识目标。

能力目标：

1. 能够将常用的抗微生物药物进行分类。
2. 能够看懂常用抗微生物药物的药品说明书。
3. 能够根据患者用药情况说明用药注意事项。

第一节　概　　述

知识目标：

1. 熟悉抗菌药物、抗生素与化学治疗的基本概念。
2. 了解抗菌药物的合理用药。

抗病原微生物药系指具有杀灭或抑制各种病原微生物作用的药品，主要用于防治细菌、真菌、病毒、立克次体、衣原体、支原体引起的各种感染性疾病，因此又被称为抗感染药。本类药品主要包括抗生素、合成抗菌药、抗结核病药、抗麻风病药、抗真菌药、抗病毒药等。

一、抗微生物药物常用术语

（1）化学治疗　指对细菌和其他病原微生物、寄生虫以及癌细胞所致疾病的药物治疗，简称化疗。用于化学治疗的药物称为化疗药物，包括抗微生物药、抗寄生虫药和抗肿瘤药等。

（2）抗菌药　指能抑制或杀灭细菌，用于预防和治疗细菌性感染的药物。包括人工合成抗菌药（喹诺酮类、磺胺类等）和抗生素。

（3）抗生素　指某些微生物（细菌、真菌和放线菌等）产生的具有抗病原体作用和其他活性的一类物质。

（4）抗菌谱　每种药物抑制或杀灭病原菌的范围称为抗菌谱。仅作用于单一菌种或单一菌属，称窄谱抗生素，如异烟肼只对分枝杆菌属有效。抗菌范围广泛者称之为广谱抗菌药，如四环素和氯霉素，它们不仅对革兰阳性细菌和革兰阴性细菌有抗菌作用，且对衣原体、肺炎支原体、立克次体等也有抑制作用。

（5）杀菌药　指不仅能抑制而且能杀灭病原菌的药物，如青霉素类、头孢菌素类、氨基糖苷类、喹诺酮类等。

（6）抑菌药　指仅有抑制病原菌生长繁殖而无杀灭作用的药物，如磺胺类、四环素类、氯霉素类、大环内酯类、林可霉素等。

二、抗生素分类

经过半个多世纪的研究和发展，目前临床上将抗生素分为以下几类。

（1）β-内酰胺类　包括分子结构中含有 β-内酰胺环的青霉素类和头孢菌素类；

（2）氨基糖苷类　包括硫酸链霉素、硫酸庆大霉素、卡那霉素、妥布霉素、丁胺卡那霉素、新霉素、核糖霉素、小诺米星（小诺霉素）、阿司米星（阿司霉素）等；

（3）四环素类　包括四环素、土霉素、金霉素及多西环素（强力霉素）等；

（4）氯霉素类　包括氯霉素、甲砜霉素等；

（5）大环内酯类　常用的有红霉素、乙酰螺旋霉素、麦迪霉素、交沙霉素、阿奇霉素、克拉霉素等；

（6）作用于革兰阳性菌的其他抗生素　如林可霉素、盐酸克林霉素、万古霉素、杆菌肽等；

（7）作用于革兰阴性菌的其他抗生素　如多黏菌素、磷霉素、卷曲霉素、环丝氨酸、利福平等；

（8）抗真菌抗生素　如灰黄霉素等。

三、抗菌药滥用的危害

（1）诱发细菌耐药　病原微生物为躲避药物，在不断地变异，耐药菌株也随之产生。目前，几乎没有一种抗菌药物不存在耐药现象。

（2）损害人体器官　抗菌药在杀菌的同时，也会造成人体损害，例如影响肝、肾脏功能；引起胃肠道反应；引起再生障碍性贫血等。

（3）导致二重感染　在正常情况下，人们处于一个庞大的微生物生存的环境中，人体的皮肤黏膜和与外界相通的腔道，如口腔、鼻、咽、肠道、泌尿生殖道等处，都寄生着大量的细菌，这些数量繁多的细菌，与人体既相互依存又相互制约，对人体不但无害，反而有益。其中肠道的正常菌群在食物的消化吸收过程中起着重要的促进作用，而且，肠道正常的菌群还对危害人体健康的致病菌有着强大的抑制作用，可以有效地抑制它们的生长繁殖，这对人体来说是非常重要的。在医学上称为生态平衡。抗菌药物特别是广谱抗菌药物的应用，往往使体内的敏感菌受到抑制，而使耐药菌乘机在体内繁殖生长，导致二重感染。

（4）造成社会危害　滥用抗菌药物可能引起一个地区某些细菌耐药现象的发生，对感染的治疗会变得十分困难，这样发展下去，人类将对细菌束手无策，将会面临生病后无药可治的困境。

四、抗菌药的合理应用

抗菌药的应用使过去许多致死性疾病得以控制。但随着抗微生物药物的广泛应用，不合理用药，特别是滥用，也给治疗带来了严重问题，如毒性反应、过敏反应、二重感染、细菌产生耐药性等。为了最大限度地发挥抗菌作用，降低毒副反应，减少细菌耐药性，必须合理用药。

（1）明确病因针对性选药　确定感染部位、致病菌种类及其对抗菌药敏感度为抗菌药合理应用的前提。对病人罹患细菌性感染，可在临床诊断的基础上预测最有可能的致病菌，并根据其对各种抗菌药物敏感度与耐药的变迁，选择适当的药物进行经验治疗。

（2）根据患者生理病理情况合理用药　患者的生理病理状况可影响药物的作用，生理与病理状况不同，抗菌药物在体内的吸收、分布、代谢与排泄过程不同，使用抗菌药品种、剂量、疗程也应有不同。例如新生儿肝药酶系统发育不全，主要经肝代谢的氯霉素、磺胺类药物应尽量避免使用；妊娠是人体特殊生理时期，选择抗菌药物应考虑药物对胎儿的影响，应避免使用氨基糖苷类、四环素类、氯霉素、磺胺类、喹诺酮类药物等；老年人因肝、肾功能减退，应避免使用毒性大的氨基糖苷类，减量使用 β-内酰胺类抗生素；肾功能减退的患者应尽量避免使用四环素类、磺胺类、头孢噻啶等；肝脏是大部分药物代谢器官，肝功能减退的患者应避免使用红霉素酯化物、利福平、四环素类、氯霉素、异烟肼、磺胺类、酮康唑、咪康唑等。

（3）抗菌药物的预防应用　预防性应用抗菌药物应有一定的适应证，随便应用并不能减少感染的发生，有时反而促进耐药菌株生长和导致二重感染，甚至掩盖症状和延误诊断及治疗的时机。预防性应用抗菌药物的主要适应证是：①严重烧伤、开放性骨折、火器伤、腹腔内空腔脏器破裂、有严重污染和软组织破坏的创伤等。②大面积烧伤。③结肠手术前肠道准备。④营养不良、全身状况差或接受激素、抗癌药物等的病人需做手术治疗时。⑤进行人造物留置手术。⑥有心脏瓣膜病或已植有人工心脏瓣膜者，因病需做手术时。

（4）其他　一般上呼吸道感染多为病毒性感染，即使有细菌感染也是自限性的。上呼吸道感染等病毒性疾病，发热原因不明者（除病情严重并怀疑为细菌感染外）不宜用抗菌药物，以免临床症状不典型和病原菌不易被检出，延误正确诊断与治疗；应尽量避免局部应用抗菌药物，因其易发生过敏反应和产生耐药菌；联合用药必须谨慎掌握指征，权衡利弊。

第二节　β-内酰胺类抗生素

知识目标：

1. 掌握青霉素、氨苄西林、阿莫西林、头孢氨苄的商品名称、抗菌谱、适应证、主要不良反应和注意事项。

2. 熟悉苯唑西林钠、阿莫西林克拉维酸钾、头孢呋辛钠、头孢唑林钠、头孢曲松钠的抗菌谱、适应证和主要不良反应。

3. 了解 β-内酰胺类抗生素的结构特点及主要性质。

β-内酰胺类抗生素是最早从微生物中分离并成功应用于临床的抗生素之一，这种抗生素结构中的共同特点是都含 β-内酰胺环，因此得名，包括临床最常用的青霉素类药物与头孢菌素类药物，以及新发展的头霉素类、硫霉素类、单环 β-内酰胺类等其他非典型 β-内酰胺类抗生素。此类抗生素具有杀菌活性强、毒性低、适应证广及临床疗效好的优点。本类药的化学结构，特别是侧链的改变形成了许多不同抗菌谱和抗菌作用以及各种临床药理学特性的抗生素。

各种 β-内酰胺类抗生素的作用机制均相似，β-内酰胺类抗生素与细胞膜上的青霉素结合蛋白（PBP）结合而阻碍细菌细胞壁黏肽的合成，使之不能交联而造成细胞壁的缺损，致使细菌细胞破裂而死亡。

一、青霉素类

青霉素类是一类重要的 β-内酰胺类抗生素，它们可由发酵液提取或半合成而制得。本类药物主要作用机理是抑制细菌细胞壁合成，由于这一过程发生在细菌细胞的繁殖期，因此本类药物又被称为繁殖期杀菌药。细菌细胞有细胞壁，而哺乳动物的细胞无细胞壁，故此青霉素类对人体细胞的毒性很低，有效抗菌浓度的青霉素对人体细胞几乎无任何影响。

青霉素类药物可分为：

（1）天然青霉素　如青霉素 G。

（2）半合成青霉素

① 耐酸青霉素类　主要有青霉素 V，其抗菌谱与青霉素 G 相同，耐酸，可口服，但不耐酶。其抗菌活性较青霉素 G 弱，故不宜用于严重感染。

② 耐酶青霉素类　主要有苯唑西林、氯唑西林、双氯西林与氟氯西林。本类药物耐酸、耐酶、可口服，对革兰阳性菌的作用不及青霉素 G，对革兰阴性肠道杆菌或肠道球菌亦无明显作用，主要用于耐青霉素 G 的金葡球菌感染以及需长期用药的慢性感染。

③ 广谱青霉素类　主要有氨苄西林、阿莫西林及匹氨西林。其特点是抗菌谱广，对革兰阳性及阴性菌都有杀菌作用，耐酸可口服，不耐酶因而对耐药金葡菌感染无效，对铜绿假单胞菌感染无效。用途：氨苄西林主要用于伤寒、副伤寒，也可用于尿路和呼吸道感染。阿莫西林对慢性支气管炎的疗效优于氨苄西林。

④ 抗铜绿假单胞菌广谱青霉素类　主要有羧苄西林、替卡西林、阿洛西林、哌拉西林等。其特点是对铜绿假单胞菌及变形杆菌作用较强，主要用于治疗铜绿假单胞菌、大肠杆菌及其他肠杆菌科细菌所致的感染。

阿莫西林 （Amoxicillin）[典][基]

【商品名称】　再林、益萨林、阿莫仙

【药理作用】　本品为半合成广谱抗生素，通过抑制细菌细胞壁合成而发挥杀菌作用，对绿色链球菌和肠球菌的作用较好。

【适应证】　用于敏感菌引起的呼吸道、尿路、胆道感染和伤寒等。

【不良反应】　偶见皮疹、瘙痒、腹泻、恶心和呕吐等。

【注意事项】　对青霉素类和头孢类抗生素过敏者禁用。妊娠期妇女，肝、肾功能障碍者慎用。

阿莫西林克拉维酸钾 （Amoxicillin and Clavulanate Potassium）[典][基]

【商品名称】　安奇、超青、安克、舒仙琳

【药理作用】　本品对革兰阳性球菌抗菌作用较强。

【适应证】　用于敏感菌所致呼吸道、生殖和泌尿系统、皮肤和软组织感染。

【不良反应】　偶见恶心、呕吐、消化不良、腹泻等。

【注意事项】　孕妇禁用，哺乳期妇女慎用或用药期间暂停哺乳。本品和氨苄西林有完全交叉耐药性，与其他青霉素类和头孢菌素类有交叉耐药性。

氨苄西林 （Ampicillin）[典][基]

【商品名称】　凯兰欣、安必仙

【药理作用】　本品为广谱半合成青霉素，对草绿色链球菌和肠球菌作用较优，对耐药菌的作用较青霉素强 2～4 倍。

【适应证】　用于泌尿系统、呼吸系统、胆管和肠道感染以及脑膜炎等。

【不良反应】　偶有皮疹、胃肠不适、转氨酶升高等。

【注意事项】　用前做青霉素皮试。水溶液不稳定，需新鲜配制。与硫酸庆大霉素、盐酸氯丙嗪、肾上腺素等有配伍禁忌。与丙磺舒合用，可以提高血药浓度。

苯唑西林钠 （Oxacillin Sodium）[典][基]

【药理作用】　作用与青霉素基本相同。但具有耐青霉素酶作用，故对耐药性葡萄球菌有效。

【适应证】　用于耐青霉素的葡萄球菌所致的各种感染，如心内膜炎、骨髓炎、脑膜炎、败血症、烧伤等。

【不良反应】　与青霉素基本相同。

【注意事项】　与丙磺舒合用可提高血浓度。与青霉素有交叉变态反应，使用前应用本品或青霉素做过敏试验。本品大剂量应用对肝、肾可能引起损伤，出现血清转氨酶升高及血尿、蛋白尿等。

青霉素 V 钾 （Phenoxymethylpenicillin Potassium）[典]

【商品名称】 维百斯、力特尔新

【药理作用】 青霉素 V 钾的作用机制及抗菌谱与青霉素相同，口服有效。

【适应证】 用于青霉素敏感菌株所致的轻、中度感染，包括链球菌所致的扁桃体炎、咽喉炎、猩红热、丹毒等；肺炎球菌所致的支气管炎、肺炎、中耳炎、鼻窦炎；以及敏感葡萄球菌所致的皮肤软组织感染等。也可预防和治疗风湿热。

【不良反应】 可见恶心、呕吐、上腹部不适、腹泻等。

哌拉西林钠 （Piperacillin Sodium）[典][基]

【药理作用】 本品为第三代半合成广谱青霉素。对铜绿假单胞菌、变形杆菌和肺炎杆菌的作用明显强于氨苄青霉素、羧苄青霉素、磺苄青霉素。

【适应证】 用于铜绿假单胞菌及其他敏感菌所致的尿路感染及其他严重感染。

【不良反应】 少数可出现皮疹、药热等。

知识链接

1. 青霉素的发现

青霉素的发现离不开英国细菌学家弗莱明。1928 年弗莱明在研究金黄色葡萄球菌的菌落形态时，一个培养平板偶然污染了青霉。他用放大镜检查这个平板时，发现青霉菌落周围的金黄色葡萄球菌菌落被明显溶解。而后他有意识地在金黄色葡萄球菌和其他细菌平板上接种这种特异青霉菌，证实了特异青霉菌对葡萄球菌的许多细菌有裂解作用。他进一步研究发现，不仅这种青霉菌具有强烈的杀菌作用，而且过滤除菌后的特异青霉菌培养液也有较好的杀菌能力。于是，弗莱明推论真正的杀菌物质是这种特异青霉菌生长过程产生的代谢物，并将它命名为青霉素。

2. 青霉素的结构和化学性质

青霉素钠的结构式

① 青霉素的稳定性极差，在酸性和碱性溶液中易受到亲核性或亲电性试剂的进攻，使 β-内酰胺环破裂，导致其失效。

② 胃酸的酸性很强，所以青霉素不能口服，只能注射给药。

③ 青霉素在碱性溶液中不稳定，易分解，因此在临床上使用其粉针剂。钠盐的刺激性较钾盐小，故临床使用较多。

④ 本品的钠盐或钾盐水溶液加稀盐酸析出游离青霉素白色沉淀，此沉淀在乙醇、三氯甲烷、乙醚或过量盐酸中溶解。本品加入盐酸羟胺在氢氧化钾碱性条件下加热，再加入盐酸和三氯化铁，显紫红色。此反应是 β-内酰胺环的共同鉴别反应。

二、头孢菌素类

头孢菌素又称先锋霉素，是一类广谱半合成抗生素，第一个头孢菌素在 20 世纪 60 年代问世，目前上市品种已达 60 余种。头孢菌素与青霉素相比具有抗菌谱广，对厌氧菌有效，对酸和酶较稳定，过敏反应少等优点。其作用机理同青霉素，通过抑制细菌细胞壁的生成而达到杀菌的目的，属繁殖期杀菌药。由于头孢菌素类药物不良反应少，毒副作用较低，是当前开发较快的一类抗生素，在抗感染治疗中占有十分重要的地位。根据其抗菌作用特点及临床应用不同，头孢菌素可分为四代。

第一代头孢菌素主要有头孢氨苄（先锋4号）、头孢唑啉（先锋5号）和头孢拉定（原称先锋6号）。主要特点是：①对革兰阳性菌（包括对青霉素敏感或耐药的金葡菌）的抗菌作用较第二、三代强，对革兰阴性杆菌的作用较第二、三代弱；②虽对青霉素酶稳定，但仍可被革兰阴性菌的 β-内酰胺酶所破坏；③对肾脏有一定毒性，与氨基糖苷类抗生素或强利尿剂合用毒性增加。

第二代头孢菌素主要有头孢呋辛钠（西力欣）、头孢克洛、头孢孟多、头孢尼西等。主要特点是：①对革兰阳性菌的抗菌活性较第一代头孢菌素相仿或略差，对革兰阴性菌的抗菌活性较第一代强，较第三代弱。对厌氧菌有一定作用，但对铜绿假单胞菌无效；②对多种 β-内酰胺酶比较稳定；③对肾脏的毒性较第一代有所降低。临床可用于革兰阴性和阳性细菌敏感的各种感染。

第三代头孢菌素主要有头孢噻肟、头孢哌酮、头孢他啶、头孢曲松等。主要特点有：①对革兰阳性菌有相当抗菌活性，但不及第一、二代头孢菌素，对革兰阴性菌包括肠杆菌属和铜绿假单胞菌及厌氧菌如脆弱类杆菌均有较强的作用；②其血浆半衰期较长，体内分布广，组织穿透力强，有一定量可穿透血-脑屏障渗入炎症脑脊液中；③对 β-内酰胺酶高度稳定；④对肾脏基本无毒性。适用于严重革兰阴性及敏感阳性菌的感染，病原未明感染的经验治疗及医院内感染。

第四代头孢菌素主要有头孢匹罗、头孢吡肟、头孢克定、头孢唑兰、头孢噻利、头孢磺啶等。这一代药物抗菌活性高，抗菌谱更广，对 β-内酰胺酶高度稳定，对多数耐药菌株活性超过第三代头孢菌素及氨基糖苷类抗生素。基本无肾毒性。

头孢氨苄（Cefalexin）[典] [基]

【商品名称】 福林、贝盾、申嘉

【药理作用】 对金黄色葡萄球菌、肺炎球菌、大肠球菌等有较好的抗菌作用。

【适应证】 用于呼吸道、泌尿道、耳鼻喉、妇产科、皮肤及软组织感染等。

【不良反应】 可见恶心、呕吐、腹泻、食欲减退等。

头孢曲松钠（Ceftriaxone Sodium）[典] [基]

【商品名称】 安塞隆、果复每、罗塞秦、罗氏芬

【药理作用】 本品为半合成的第三代头孢菌素，对 β-内酰胺酶稳定，对大多数革兰阳性菌和阴性菌都有强大抗菌作用。

【适应证】 用于敏感菌感染的脑膜炎、肺炎、皮肤软组织感染、腹膜炎、泌尿系统感染、淋病、肝胆感染、外科创伤、败血症及生殖器感染等。目前已作为治疗淋病的第一线药物。

【不良反应】 胃肠道反应、过敏反应等。

头孢唑林钠（Cefazolin Sodium）[典] [基]

【药理作用】 抗菌谱类似头孢氨苄，对葡萄球菌（包括产酶菌株）、链球菌（肠球菌除外）、肺炎链球菌、流感嗜血杆菌以及产气肠杆菌等有抗菌作用。本品的特点是对革兰阴性菌的作用较强。

【适应证】 用于敏感菌所致的呼吸道、泌尿生殖系统、皮肤软组织、骨和关节、胆道等感染，也可用于心内膜炎、败血症、咽和耳部感染。

【不良反应】 偶见头晕、头痛、恶心、呕吐、食欲不振，少数患者可致转氨酶升高等。

头孢呋辛钠 （Cefuroxime Sodium）〔典〕〔基〕

【商品名称】 西力欣、明可欣、瑞呋欣、立健新、司佩定、新福欣

【药理作用】 对各种革兰阳性菌和阴性菌均有较强的作用，其特点是对金葡菌、链球菌、脑膜炎双球菌、流感杆菌、克雷伯杆菌、大肠杆菌、奇异变形杆菌、沙门菌高度敏感。

【适应证】 用于泌尿系统、呼吸道、骨和关节、耳鼻喉、软组织感染等。

【不良反应】 恶心、呕吐、腹泻等胃肠道反应。

头孢克洛 （Cefaclor）〔典〕

【商品名称】 史达功、希刻劳、新达罗、再克、苏刻乐

【药理作用】 抗菌谱与头孢唑林相似，抗菌作用较头孢氨苄强，对革兰阳性菌和阴性菌均有效。

【适应证】 用于敏感菌引起的上呼吸道、泌尿系统、皮肤和软组织感染。

【不良反应】 常见有恶心、呕吐等胃肠道反应。

知识链接

革兰阳性菌和革兰阴性菌：自然界存在多种多样病菌，革兰染色法能够把细菌分为两大类，即革兰阳性菌和革兰阴性菌。这种染色方法是，先用龙胆紫来染待检菌，所有细菌都染成了紫色，然后再涂以革兰碘液，以加强染料与菌体的结合，再用95％的乙醇脱色20~30s。有些细菌不被脱色，仍保留紫色，有些细菌被脱色变成无色，最后再用复红或者沙黄复染1min，结果已被脱色的细菌被染成红色，未脱色的细菌仍然保持紫色。经过革兰染色后，被染成紫色的细菌称为革兰阳性菌（G+菌），染成红色的称为革兰阴性菌（G-菌）。大多数化脓性球菌都属于革兰阳性菌，它们能产生外毒素使人致病，而大多数肠道菌多属于革兰阴性菌，它们产生内毒素而使人致病。常见的革兰阳性菌有：葡萄球菌、链球菌、肺炎双球菌、炭疽杆菌、白喉杆菌、破伤风杆菌等；常见的革兰阴性菌有痢疾杆菌、伤寒杆菌、大肠杆菌、变形杆菌、铜绿假单胞菌、百日咳杆菌、霍乱弧菌及脑膜炎双球菌等。

第三节 大环内酯类

知识目标：

1. 掌握红霉素、阿奇霉素的商品名称、抗菌谱、适应证和主要不良反应。

2. 熟悉琥乙红霉素、罗红霉素的商品名称、适应证和主要不良反应。

3. 了解大环内酯类抗生素的结构特点。

大环内酯类是由链霉菌产生的弱碱性抗生素，这类药物因分子中含有一个内酯结构的14元环或16元环而得名。大环内酯类抗生素主要作用于细菌的蛋白质合成阶段，干扰其正常合成而发挥作用，属于生长期抑制剂。

本类药物的抗菌谱主要为革兰阳性菌及某些革兰阴性球菌，包括葡萄球菌、粪链球菌、脑膜炎球菌、炭疽杆菌、淋球菌、白喉杆菌、百日咳杆菌、产气梭状芽孢杆菌、布氏杆菌、

弯曲杆菌、军团菌、钩端螺旋体、肺炎支原体、立克次体和衣原体等。目前使用的有红霉素、麦迪霉素、麦白霉素、乙酰螺旋霉素、交沙霉素及吉他霉素等。

本类药的共同特点为：①抗菌谱窄，比青霉素略广，主要作用于需氧革兰阳性菌和阴性球菌、厌氧菌，以及军团菌、胎儿弯曲菌、衣原体和支原体等；②细菌对本类各药间有不完全交叉耐药性；③在碱性环境中抗菌活性较强，治疗尿路感染时常需碱化尿液；④口服后不耐酸，酯化衍生物可增加口服吸收；⑤血药浓度低，组织中浓度相对较高；⑥不易透过血-脑屏障；⑦主要经胆汁排泄，进行肝肠循环；⑧毒性低微。口服后的主要副作用为胃肠道反应，静脉注射易引起血栓性静脉炎。

红霉素（Erythromycin）[典][基]

【商品名称】 福爱力

【药理作用】 抗菌谱与青霉素相似。

【适应证】 用于扁桃体炎、猩红热、淋病等。对于军团菌肺炎、支原体肺炎为首选药。此外，对白喉病人，本品与白喉抗毒素联用则疗效显著。

【不良反应】 胃肠道反应，可有恶心、呕吐、腹痛及腹泻。肌注局部刺激性大，可引起疼痛及硬结。

阿奇霉素（Azithromycin）[典][基]

【商品名称】 维宏、希舒美

【药理作用】 抗菌谱与红霉素相似。

【适应证】 用于敏感菌所致的呼吸道、耳鼻喉、泌尿生殖系统、儿科疾病的感染等。

【不良反应】 少数患者有恶心、腹痛、腹泻等。

琥乙红霉素（Erythromycin Ethylsuccinate）[典]

【商品名称】 利君沙、莱特新、艾加星、三九君必沙、科特加

【药理作用】 本品为红霉素乙基琥珀酸酯，在人体内释放出红霉素发挥抗菌作用。

【适应证】 用于治疗革兰阳性菌、部分革兰阴性菌，特别是对青霉素和头孢类耐药菌引起的感染。扁桃体炎、咽炎、副鼻窦炎、支原体肺炎、婴儿肺炎、新生儿结膜炎、白喉、百日咳；中外耳炎、牙科疾患、军团菌病、李斯特菌感染；轻度到中度的皮肤及软组织感染；空肠弯曲菌肠炎、生殖泌尿道感染以及淋病、梅毒、痤疮等。

【不良反应】 可见食欲不振、恶心、呕吐、腹痛、胃部不适、便秘等症状。

【注意事项】 本品对肝的损害较依托红霉素（无味红霉素）低。肝功能不全者、孕妇、哺乳妇女慎用。严重肝功能不良者禁用。

知识链接

1. 百日咳是由百日咳杆菌（百日咳博尔代菌）引起的急性呼吸道传染病。俗称鸡咳、鸬鹚咳。新生儿及婴幼儿患者易发生窒息危及生命。死亡病例中 40% 为 5 个月以内的婴幼儿。

2. 麻疹是以往儿童最常见的急性呼吸道传染病之一，其传染性很强，在人口密集而未普种疫苗的地区易发生流行，约 2~3 年发生一次大流行。临床上有发热、上呼吸道炎症、眼结膜炎等，而以皮肤出现红色斑丘疹和颊黏膜上有麻疹黏膜斑（Koplik 斑）及疹退后遗留色素沉着伴糠麸样脱屑为特征。

3. 钩端螺旋体病是由致病性钩端螺旋体引起的自然疫源性急性传染病。其临床特点为高热、全身酸痛、乏力、眼结膜充血、淋巴结肿大和明显的腓肠肌疼痛。重者可并发肺出

血、黄疸、脑膜脑炎和肾功能衰竭等。

罗红霉素 （Roxithromycin）[典]

【商品名称】 罗力得、严迪、亚力希、赛乐林、欣美罗、罗迈新

【药理作用】 抗菌谱与红霉素相似。对脑膜炎双球菌有中等抗菌作用，对丙酸痤疮杆菌等厌氧菌也有效，对弓形体脑炎和梅毒螺旋体也有良好的作用。

【适应证】 用于敏感菌所致的呼吸道感染、耳鼻喉感染、泌尿生殖系统感染、儿科疾病的感染等。

【不良反应】 少数患者有恶心、腹痛、腹泻等反应。罕见引起肝功能异常。

第四节　氨基糖苷类及多肽类

知识目标：

1. 熟悉硫酸庆大霉素的商品名称、适应证和注意事项。

2. 了解氨基糖苷类抗生素的共性。

3. 了解硫酸阿米卡星、万古霉素的适应证和注意事项。

氨基糖苷类抗生素是由氨基环醇与氨基糖通过氧桥连接成苷类抗生素。此类抗生素机理是抑制细菌蛋白质合成，是杀菌性抗生素。主要的不良反应是具有不同程度的耳毒性、肾毒性和对神经肌肉接头传导有阻滞作用。

氨基糖苷类抗生素目前已发展到了第三代。

第一代有硫酸链霉素、新霉素、巴龙霉素、卡那霉素、核糖霉素等。第二代的主要代表是硫酸庆大霉素和妥布霉素。第三代有硫酸阿米卡星、阿贝卡星、异帕米星、奈替米星、阿司米星、达地米星等。

硫酸庆大霉素 （Gentamycin Sulfate）[典][基]

【商品名称】 瑞贝克、威得、庆大

【药理作用】 本品为氨基糖苷类广谱抗生素，对多种革兰阴性菌及阳性菌都具有抑菌和杀菌作用。对铜绿假单胞菌、产气杆菌、肺炎杆菌、沙门菌属、大肠杆菌及变形杆菌等革兰阴性菌和金葡菌等作用较强。

【适应证】 用于铜绿假单胞菌、大肠杆菌、痢疾杆菌等革兰阴性菌引起的败血症以及呼吸道、胆道和尿路感染及菌痢等。

【不良反应】 对耳前庭的影响较大，主要表现为头昏、眩晕及耳鸣等。对肾功能不全者或儿童更应注意毒性反应，严重者可导致听力减退甚至耳聋。

硫酸阿米卡星 （Amikacin Sulfate）[典][基]

【商品名称】 米丽先、米英杰

【药理作用】 本品抗菌作用与硫酸庆大霉素相似。

【适应证】 用于敏感菌所致的肾盂肾炎、败血症、尿路感染、呼吸道感染及肺部感染等。

【不良反应】 对肾及听功能的毒性与硫酸庆大霉素相似。

万古霉素 （Vancomycin）

【商品名称】 稳可信、方刻林、万君雅

【药理作用】　本品为多肽类窄谱抗生素，仅对革兰阳性菌有效，如溶血性链球菌、肺炎球菌、淋球菌及肠球菌等菌属敏感，对耐药金葡菌本品尤为敏感。

【适应证】　用于耐青霉素金葡菌所引起的严重感染，如肺炎、心内膜炎及败血症等，对溶血性链球菌引起的感染及败血症等也有较好的疗效。对耐甲氧西林金葡菌感染，目前仍以万古霉素及去甲万古霉素为首选药物。

【不良反应】　有时可引起寒战、皮疹、药物热及血栓性静脉炎等。长期或大量使用可损害听力及肾功能。一旦听力损害则不可能恢复，耳鸣为其先兆症状，如有耳鸣应即停药。

第五节　四环素类与氯霉素类

知识目标：

1. 掌握盐酸四环素的适应证和主要不良反应。
2. 了解盐酸米诺环素的商品名称和适应证。
3. 了解盐酸四环素的抗菌谱。
4. 了解氯霉素类的主要不良反应。

一、四环素类

四环素类抗生素是由放线菌产生的一类抗生素，可分为天然品和半合成品两大类。天然品有金霉素、土霉素、四环素等，半合成品有多西环素、米诺环素、强力霉素等，其结构均含并四苯基本骨架。四环素类药物为抑菌性广谱抗生素，除革兰阳性、阴性细菌外，对立克次体、衣原体、支原体、螺旋体均有作用。不良反应较多，主要有：①消化道反应；②二重感染；③影响牙齿及骨骼的生长；④肝、肾损害；⑤过敏反应等。

盐酸四环素（Tetracycline Hydrochloride）

【药理作用】　本品为广谱抑菌剂，高浓度时具杀菌作用。本品对肺炎链球菌、溶血性链球菌、草绿链球菌及部分葡萄球菌均有一定的抗菌作用。

【适应证】　本品作为首选或选用药物应用于流行性斑疹伤寒、地方性斑疹伤寒、落基山斑点热、恙虫病和 Q 热、输卵管炎、宫颈炎及沙眼等疾病。

【不良反应】　1. 胃肠道症状：如恶心、呕吐、上腹不适、腹胀、腹泻等。2. 二重感染：长期应用本品可发生耐药金黄色葡萄球菌、革兰阴性杆菌和真菌等引起的消化道、呼吸道和尿路感染，严重者可致败血症。3. 对骨、牙的影响：四环素可以与新生的骨骼和牙齿中的钙结合并沉积使这些部位呈棕色，比如四环素牙。

盐酸米诺环素（Minocycline Hydrochloride）

【商品名称】　艾亚林、派丽奥、美克威、美依、玫满

【药理作用】　为高效、速效、长效的半合成四环素新制剂，抗菌作用为该属中最强，抗菌谱与多西环素相似。作用比四环素强 2～4 倍，也胜过多西环素、美他环素、土霉素。能克服耐四环素的金黄色葡萄球菌、链球菌、大肠杆菌，金黄色葡萄球菌对本品不易产生耐药性。

【适应证】　用于尿路、胃肠道、妇科、皮肤、骨髓、眼、耳、鼻、喉部感染及男性淋病。还可用于阿米巴病的辅助治疗。

【不良反应】　与四环素相似。

【注意事项】 1. 钙、铝及其他金属离子能影响本品吸收，应避免合用。2. 儿童可出现牙齿黄染，婴儿可致前囟隆起。3. 慎用于肝、肾功能不全者。4. 禁用于 8 岁以下儿童及孕妇。5. 可引起前庭功能失调，停药可恢复。

二、氯霉素类

氯霉素类为广谱抗生素，通过抑制细菌蛋白质合成而产生抑菌作用。对大多数革兰阴性和阳性菌有效，而对革兰阴性菌作用较强，特别是对伤寒、副伤寒杆菌作用最强。对流感杆菌、百日咳杆菌、痢疾杆菌的作用亦强，对大肠杆菌、肺炎杆菌、变形杆菌、铜绿假单胞菌亦有抑制作用。对革兰阳性菌的作用不及青霉素和四环素；对立克次体、沙眼衣原体也有效。因有严重的毒副作用，氯霉素类药物一般不用于轻度感染，主要用于伤寒、副伤寒和其他沙门菌属感染。与氨苄西林合用于流感嗜血杆菌性脑膜炎。不良反应主要有：①抑制骨髓的造血功能；②胃肠道反应；③二重感染；④灰婴综合征等。

知识链接

灰婴综合征是氯霉素的严重不良反应之一。该病主要出现在新生儿、早产儿。由于其肝肾功能发育不完全，葡萄糖转移酶少，故对氯霉素解毒能力较低，肾排泄能力也较差，因此易引起药物在体内蓄积中毒，导致少食、呼吸抑制、心血管性虚脱、发绀。为防止发生这种严重的毒性反应，在新生儿期应尽量避免使用氯霉素。

第六节　其他抗生素

知识目标：
了解盐酸克林霉素、磷霉素的抗菌谱和适应证。

盐酸克林霉素 （Clindamycin Hydrochloride）〔典〕〔基〕

【商品名称】 力派、特丽仙、札威、万克宁

【药理作用】 主要对革兰阳性球菌及厌氧菌有很强的抗菌活性，包括革兰阳性球菌中的金黄色葡萄球菌、链球菌、微球菌属，厌氧菌中的梭状芽孢杆菌属、拟杆菌属、梭状杆菌属、丙酸杆菌属等。抗菌活性较强，口服吸收快而完全，进食对吸收的影响不大。

【适应证】 用于敏感菌引起的扁桃体炎、化脓性中耳炎、急性支气管炎、皮肤和软组织感染、泌尿系统感染、肺部感染、女性盆腔及生殖器感染等。

【不良反应】 可引起恶心、呕吐等胃肠道反应，可引起二重感染、伪膜性结肠炎，血清转氨酶升高、粒细胞减少、血小板减少及其他过敏反应等偶可见。

磷霉素 （Fosfomycin）〔典〕〔基〕

【商品名称】 维尼康

【药理作用】 对于葡萄球菌、肺炎链球菌、淋球菌、奇异变形杆菌、肠杆菌属细菌等有抗菌作用。

【适应证】 用于敏感的革兰阴性菌引起的尿路、皮肤及软组织、肠道等部位感染。对肺部、脑膜感染和败血症也可考虑应用。

【不良反应】 不良反应较轻，有皮疹、血清转氨酶升高、心悸、血栓性静脉炎等。口服本药还可发生胃肠道反应。

【注意事项】 对于心、肾功能不全，高血压等患者应慎用。肌注有局部疼痛和硬结，静脉给药过快可致血栓性静脉炎、心悸等。孕妇慎用。

第七节 磺 胺 类

知识目标:

1. 掌握复方磺胺甲噁唑的商品名称、适应证和主要不良反应。

2. 了解磺胺类合成抗菌药的结构特点和主要性质。

磺胺类药是 20 世纪 30 年代发现的能有效防治全身性细菌性感染的第一类化疗药物。在临床上现已大部被抗生素及喹诺酮类药取代,但由于磺胺类药对某些感染性疾病(如流行性脑脊髓膜炎、鼠疫)等具有疗效良好、使用方便、性质稳定、价格低廉等优点,故在抗感染的药物中仍占有一定地位。磺胺类药与磺胺增效剂甲氧苄啶合用,使疗效明显增强,抗菌范围增大。

磺胺类药是人工合成的氨苯磺胺衍生物。氨苯磺胺分子中的磺酰氨基上的一个氢原子(R^1)被杂环取代可得到口服易吸收的,用于全身性感染的磺胺药如磺胺嘧啶、磺胺异噁唑、磺胺甲噁唑等。如将氨苯碘胺分子中的对位氨基上的一个氢原子(R^2)取代则可得到口服难吸收的,用于肠道感染的磺胺药如柳氮磺胺吡啶等。此外,还有外用磺胺药如磺胺嘧啶银等。

磺胺药是抑菌药,它通过干扰细菌的叶酸代谢而抑制细菌的生长繁殖。与人和哺乳动物细胞不同,对磺胺药敏感的细菌不能直接利用周围环境中的叶酸,只能利用对氨苯甲酸(PABA)和二氢蝶啶,在细菌体内经二氢叶酸合成酶的催化合成二氢叶酸,再经二氢叶酸还原酶的作用形成四氢叶酸。四氢叶酸的活化型是一碳单位的传递体,在嘌呤和嘧啶核苷酸形成过程中起着重要的传递作用。磺胺药的结构和 PABA 相似,因而可与 PABA 竞争二氢叶酸合成酶,阻碍二氢叶酸的合成,从而影响核酸的生成,抑制细菌生长繁殖。

磺胺类药药理学共同特性是:①抗菌谱广,对金葡菌、溶血性链球菌、脑膜炎球菌、志贺菌属、大肠杆菌、伤寒杆菌、产气杆菌及变形杆菌等有良好的抗菌活性,此外对少数真菌、衣原体、原虫(疟原虫和弓形体)也有效;②细菌对各种磺胺药间有交叉耐药性;③磺胺药中有可供局部应用,肠道不易吸收及口服易吸收的,后者吸收完全,血药浓度高,组织分布广;④磺胺嘧啶(SD)、磺胺甲噁唑(SMZ)脑膜通透性好,脑脊液内药物浓度高;⑤主要经肝代谢灭活,形成乙酰化物后溶解度低,易引起血尿、结晶尿及肾脏损害;⑥不良反应较多,常见有恶心、呕吐、皮疹、发热、溶血性贫血、粒细胞减少、肝脏损害、肾损害等。

复方磺胺甲噁唑 (Compound Sulfamethoxazole)[典][基]

【商品名称】 玉安立清、欧林、诺德菲、诺达明、百炎净、复方新诺明

【药理作用】 本品为磺胺甲唑(SMZ)与甲氧苄啶(TMP)的复方制剂,磺胺类药物抑制二氢叶酸合成酶的活性,甲氧苄啶(TMP)抑制二氢叶酸还原酶的活性,单用磺胺类药或 TMP 均可呈现抑菌作用,细菌最终被机体防御功能所消灭。两者合用后双重阻断敏感菌的叶酸代谢,使抗菌作用增强数倍至数十倍,甚至呈现杀菌作用。故两者具有的协同抗菌作用较单药增强,对其耐药的菌株减少。

【适应证】 用于肠道感染、心内膜炎、急慢性支气管炎、淋病、骨髓炎、婴儿腹泻、旅游者腹泻、败血症等的治疗。

【不良反应】 易出现结晶尿、血尿、蛋白尿、尿少、腰痛等。肝功能不全患者不宜使用。

【注意事项】 使用磺胺类药物时应同时服用等量碳酸氢钠，以碱化尿液，增加药物溶解度；同时多饮水，使每天尿量在 1500ml 以上，以降低尿中药物浓度，从而避免结晶尿的发生。

知识链接

磺胺类药物的结构和化学性质

$$R^4HN-\!\!\!\!\bigcirc\!\!\!\!-SO_2NHR^1$$

磺胺类药物结构通式

代表药物

$$H_2N-\!\!\!\!\bigcirc\!\!\!\!-SO_2NH-\!\!\!\!\langle N\rangle$$

磺胺嘧啶

$$H_2N-\!\!\!\!\bigcirc\!\!\!\!-SO_2NH-\!\!\!\!\langle\,\rangle-CH_3$$

磺胺甲噁唑

1. 酸碱两性

磺胺类药物因具有芳伯氨基和取代的磺酰氨基，大多数具有酸碱两性，可溶于酸液或碱液中，成为水溶性盐。

2. 磺酰氨基的成盐反应

磺胺类药物钠盐的水溶液与硫酸铜试液作用，生成具有不同颜色的铜盐沉淀，可作为对不同磺胺类药物的鉴别特征。部分磺胺类药物铜盐沉淀颜色如表 2-1 所示。

表 2-1 部分磺胺类药物铜盐沉淀颜色

药 物	铜盐沉淀颜色
磺胺（SN）	蓝色
磺胺嘧啶（SD）	先为黄绿色，放置后转变为紫色
磺胺甲噁唑（SMZ）	草绿色
磺胺醋酰钠（SA-Na）	蓝绿色

3. 芳伯氨基的反应

（1）易氧化性　含芳伯氨基的磺胺类药物易被氧化。在光照及重金属催化下，氧化反应加速进行，特别是其钠盐或在碱性条件下更易被氧化。氧化产物为偶氮化合物和氧化偶氮化合物。氧化使药物颜色变黄，并逐渐加深。因而磺胺类药物应密闭、避光保存。

（2）重氮偶合反应　磺胺类药物的芳伯氨基（或经水解产生的芳伯氨基），在酸性溶液中与亚硝酸钠作用，即可发生重氮化反应。《中国药典》中利用此性质，用永停滴定法对该类药物进行含量测定。重氮盐与碱性 β-萘酚偶合，生成红色的偶氮染料，《中国药典》中利用此性质对该类药物进行鉴别。

（3）酰化反应　磺胺药物的芳伯氨基乙酰化后生成 N4 乙酰衍生物，酰化产物有固定的熔点，且有不同的结晶形状，可用于鉴定。

（4）与芳醛的缩合反应　芳伯氨基还能与多种芳醛（如对二甲氨基苯甲醛、香草醛等）缩合，生成有色的化合物，一般可用作薄层分析的显色反应。

4. 芳环的溴代反应

磺胺类药物分子中的芳环，因受芳伯氨基的活化，在酸性条件下，易发生溴代反应，生成白色或淡黄色的溴化物沉淀。

第八节　喹诺酮类

知识目标：

1. 掌握诺氟沙星、环丙沙星、左氧氟沙星、氧氟沙星的商品名称、抗菌特点、适应证、主要不良反应和注意事项。

2. 熟悉喹诺酮类合成抗菌药的结构特点和主要性质。

喹诺酮类是人工合成的含 4-喹诺酮基本结构，对细菌 DNA 螺旋酶具有选择性抑制作用的抗菌药物。目前发展迅速，临床广为使用。喹诺酮类通过抑制 DNA 螺旋酶作用，阻碍 DNA 合成而导致细菌死亡。

喹诺酮类药理学共同特性是：①抗菌谱广，尤其对革兰阴性杆菌包括铜绿假单胞菌在内具有强大的杀菌作用，对金葡菌及产酶金葡菌也有良好抗菌作用；某些品种对结核杆菌，支原体、衣原体及厌氧菌也有作用；②细菌对本类药与其他抗菌药物间无交叉耐药性；③口服吸收良好，部分品种可静脉给药；体内分布广，组织体液浓度高，可达有效抑菌或杀菌水平；血浆半衰期相对较长，大多为 3～7h 以上。血浆蛋白结合率低（14％～30％），多数经尿排泄，尿中浓度高；④适用于敏感病原菌所致的呼吸道感染、尿路感染、前列腺炎、淋病及革兰阴性杆菌所致各种感染，以及骨、关节、皮肤软组织感染；⑤不良反应少（5％～10％），大多轻微，常见的有恶心、呕吐、食欲减退、皮疹、头痛、眩晕。偶有抽搐精神症状，停药可消退。

通常将喹诺酮类药物分为四代。

第一代（1962～1968 年）以萘啶酸为代表，其抗菌谱窄，抗菌作用弱，口服难吸收，仅用于泌尿道感染，目前已被淘汰。

第二代（1969～1979 年）以吡哌酸和西诺沙星为代表，在抗菌谱方面由革兰阴性菌扩大到部分革兰阳性菌，虽抗菌活性有所提高，但血浆浓度低，仅限于治疗尿道感染和肠道感染，现已很少使用。

第三代（1980～1996 年）这类药物在母核 6 位碳上引入氟原子，称为氟喹诺酮类。其血药浓度高，组织分布广，半衰期延长，抗菌谱扩大到革兰阳性菌、衣原体、支原体、军团菌和结核杆菌，综合临床疗效甚至好于第三代头孢菌素。常用药物有诺氟沙星、氧氟沙星、左氧氟沙星、环丙沙星、司帕沙星等。

第四代（1997 年）有加替沙星、莫昔沙星、克林沙星、格帕沙星等新氟喹诺酮类。其保留了第三代的特点，又增加了抗厌氧菌的活性，其临床疗效甚至超过了 β-内酰胺类抗生素，甚至有人预言 21 世纪抗病原微生物治疗将是氟喹诺酮类抗菌药的时代。

诺氟沙星（Norfloxacin）[典][基]

【商品名称】　艾立克、益莱、路新安、氟哌酸、淋克星、久诺

【药理作用】　本品抗菌谱广，对革兰阴性菌和阳性菌均有抗菌作用。对铜绿假单胞菌、大肠杆菌、沙雷菌等的作用强于吡哌酸。对耐青霉素的金葡菌也有较好的抗菌作用。

【适应证】　用于敏感菌所致的尿路感染、前列腺炎和伤寒等。也用于菌痢、急性气管炎、化脓性扁桃体炎及其他外科、妇科、皮肤科感染的治疗。

【注意事项】　有轻度胃肠道反应，如厌食、恶心、呕吐等。偶有眩晕、头痛或皮疹等。有时可见肝肾功能异常、白细胞减少等。儿童、孕妇慎用。

环丙沙星 （Ciprofloxacin）〔典〕〔基〕

【商品名称】 悉复欢、林青、华昱、赛克星、西普乐、环复星、特美力、世普欢

【药理作用】 本品为广谱抗菌药，几乎对所有细菌都有抗菌活性。

【适应证】 用于敏感菌所致的呼吸道、尿道、消化道、胆道、皮肤和软组织、盆腔、眼、耳、鼻、咽喉等部位的感染，尤适用于敏感菌引起的需长期给药的骨髓炎、关节炎。

【不良反应】 常见有恶心、腹上区隐痛、腹泻等。偶有皮疹、头昏等。

【注意事项】 对喹诺酮类有过敏史者禁用。

左氧氟沙星 （Levofloxacin）〔基〕

【商品名称】 来立信、金诺尔曼、可乐必妥、利复星、清康

【药理作用】 本品为氧氟沙星的左旋体，其体外抗菌活性约为氧氟沙星的 2 倍，具有广谱抗菌作用，抗菌作用强，对多数肠杆菌科细菌有较强的抗菌活性。对金黄色葡萄球菌、肺炎链球菌、化脓性链球菌等革兰阳性菌和肺炎支原体、肺炎衣原体也有抗菌作用。

【适应证】 用于敏感菌引起的泌尿生殖系统感染、呼吸道感染、胃肠道感染、伤寒、骨和关节感染、皮肤软组织感染和败血症等。

【不良反应】 胃肠道反应，中枢神经系统反应，过敏反应等。

【注意事项】 本品大剂量应用或尿 pH 值在 7 以上时可发生结晶尿。为避免结晶尿的发生，宜多饮水。

氧氟沙星 （Ofloxacin）〔典〕〔基〕

【商品名称】 泰利必妥、奥复星、贝立德、信利妥

【药理作用】 本品为杀菌型抗菌药物。在最低抑菌浓度时，即出现溶菌现象。本品抗菌谱广，不仅对需氧性革兰阳性和阴性菌有抗菌活性，而且对部分厌氧菌、军团病菌属、支原体等也有良好的抑制作用。本品对金葡菌、溶血性链球菌等的抗菌作用比诺氟沙星强 4～8 倍。对铜绿假单胞菌和沙眼衣原体也有效。有抗结核菌作用，与异烟肼、利福平并用可治疗结核病。

【适应证】 用于敏感菌所致的呼吸道、泌尿道（包括前列腺）、皮肤及软组织、胆囊及胆管、中耳、鼻窦、肠道感染等疾病。

【不良反应】 偶见皮疹、瘙痒、头痛、眩晕、失眠、胃肠道反应、血象改变、肝肾功能异常等，孕妇、哺乳妇女、儿童忌用，对本品过敏者禁用。肝肾功能不全者慎用。

知识链接

1. 五类药品严格实行处方管理

从 2004 年 7 月 1 日起，所有零售药店必须凭执业医师处方才能销售未列入非处方药药品目录的抗菌药物（包括抗生素和磺胺类、喹诺酮类、抗结核、抗真菌药物）。如违规将被依法处以警告或并处 2000 元到 3 万元罚款。

2. 儿童不能服用喹诺酮类药物的原因

喹诺酮类药物影响软骨发育，会引起关节疼痛，使儿童生长变慢。女孩 12 岁以前，男孩 14～15 岁以前，骨骺线细胞十分活跃，身体长高。儿童服用氟哌酸会导致骨骺线提前骨化而使长骨不能长长，易出现身材矮小，所以 16 岁以下儿童不宜服用氟喹诺酮类药物。

3. 喹诺酮类药物可致光敏性皮炎

皮肤损害居于喹诺酮类药物不良反应的第二位。临床表现为光暴露部位出现皮疹、红斑，以皮肤瘙痒最常见，以及出现光敏性皮炎、皮肤色斑、血管性水肿、紫癜等，严重者皮肤脱落糜烂。轻症患者停药后即可缓解，重症患者加用抗过敏药物一周内大都能恢复。用药

期间应尽量避免阳光和紫外线的直接或间接照射。

第九节　硝基呋喃类

知识目标：
了解呋喃妥因的适应证。

呋喃妥因 （Levofloxacin）[典][基]

【药理作用】　本品为合成抗菌药，抗菌谱较广，对大多数革兰阳性菌及阴性菌均有抗菌作用，如金葡菌、大肠杆菌、白色葡萄球菌及化脓性链球菌等。

【适应证】　临床上用于敏感菌所致的泌尿系统感染，如肾盂肾炎、尿路感染、膀胱炎及前列腺炎等。

【不良反应】　较常见的有恶心、呕吐，偶有过敏反应，如红斑、皮疹、药物热及气喘等。

第十节　抗结核病药

知识目标：
1. 掌握抗结核病药的分类及特点。
2. 熟悉异烟肼、利福平、硫酸链霉素的抗菌特点、适应证和主要不良反应。
3. 了解吡嗪酰胺、盐酸乙胺丁醇、对氨基水杨酸钠的适应证和主要不良反应。

结核病是由结核杆菌引起的一种慢性传染病。全身各器官均可发生，但以肺结核最为多见。其病变特征是结核结节形成并伴有不同程度的干酪样坏死。

抗结核药能抑制或杀灭结核杆菌。按疗效、毒性及临床应用，将抗结核药分为两类，一线药有异烟肼、利福平、盐酸乙胺丁醇、吡嗪酰胺、硫酸链霉素等，其特点为疗效高，不良反应少，患者较易接受等。然而，在一线药耐药时或不能使用一线药时需改为抗菌作用弱、毒性较大的"二线药"，如对氨基水杨酸、丙硫异烟胺、卡那霉素等。

异烟肼 （Isoniazid）[典][基]

【商品名称】　胜君

【药理作用】　本品对结核杆菌有良好的抑制和杀灭作用，对细胞内、外的结核杆菌同样有效，主要杀灭繁殖期结核杆菌，为抗结核病的首选药物。

【适应证】　用于各种类型结核病的治疗，除预防应用外，治疗时必须与其他第一线药联合应用，以防抗药性产生。对急性粟粒性结核和结核性脑膜炎应增大剂量，必要时静脉滴注。

【不良反应】　胃肠道反应，如食欲不振、恶心、呕吐等。血液系统症状，如贫血、白细胞减少等。

利福平 （Rifampicin）[典][基]

【商品名称】　舒兰新、维夫欣、威福仙、尼福

【药理作用】　本品能透入细胞内，故对细胞内、外的结核杆菌都有强大的抑制或杀灭作用。对革兰阴性菌、麻风杆菌和沙眼病毒均有抑制作用。与现有的抗结核药之间均无交叉耐药性；对第一、二线抗结核药已耐药的变异菌株同样有效。

【适应证】 用于各型结核病，疗效与异烟肼相同。也可用于耐药金葡菌、肺炎双球菌、厌氧菌、麻风杆菌的感染以及沙眼的治疗。

【不良反应】 消化道反应、神经系统反应、对肝脏毒性和变态反应。

吡嗪酰胺 （Pyrazinamide）[典][基]

【药理作用】 本品对人型结核杆菌有较好的抗菌作用，在 pH5～5.5 时，杀菌作用最强，尤其对处于酸性环境中缓慢生长的吞噬细胞内的结核菌是目前最佳杀菌药物。

【适应证】 本品仅对分枝杆菌有效，与其他抗结核药（如硫酸链霉素、异烟肼、利福平及盐酸乙胺丁醇）联合用于治疗结核病。

【不良反应】 关节痛、食欲减退、发热、乏力或软弱、眼或皮肤黄染、畏寒。

盐酸乙胺丁醇 （Ethambutol Hydrochloride）[典][基]

【药理作用】 本品干扰结核杆菌的 DNA 和 RNA 合成，对生长繁殖期结核杆菌有较强的抑制作用，与其他抗结核药无交叉耐药性。

【适应证】 用于经其他抗结核药治疗无效的病人，常与其他抗结核药联合应用，以增强疗效，并延缓细菌耐药性的产生。

【不良反应】 引发球后视神经炎，胃肠道反应有恶心、呕吐、腹泻等。

硫酸链霉素 （Streptomycin Sulfate）[典][基]

【药理作用】 本品为氨基糖苷类抗生素，对结核分枝杆菌有强大抗菌作用。硫酸链霉素和其他抗菌药物或抗结核药物联合应用可减少或延缓耐药性的产生，也用于结核病的二线治疗，多与其他抗结核药合用。

【适应证】 用于结核病，也用于对敏感细菌所致的脑膜炎、肺炎、败血症、泌尿系统感染和肠道感染。

【不良反应】 最主要的是过敏反应，对脑神经的毒性，发生头痛、眩晕、口唇、头皮与四肢发麻，听力减退，耳鸣，耳聋等。

【注意事项】 用前需先做过敏试验，应用期间如出现头晕、耳鸣、耳聋等反应，应减量或停药。肾功能不良者慎用。

对氨基水杨酸钠 （Sodium Aminosalicylate）[典][基]

【药理作用】 本品为对氨基苯甲酸（PABA）的同类物，通过对叶酸合成的竞争抑制作用而抑制结核分枝杆菌的生长繁殖，只对结核杆菌有抑菌作用。

【适应证】 适用于结核分枝杆菌所致的肺及肺外结核病，静滴可用于治疗结核性脑膜炎及急性扩散性结核病。本品仅对分枝杆菌有效。单独应用时结核杆菌能迅速产生耐药性，因此本品必须与其他抗结核药合用。硫酸链霉素和异烟肼与本品合用时能延缓结核杆菌对前二者耐药性的产生。本品对不典型分枝杆菌无效，主要用作二线抗结核药物。

【不良反应】 瘙痒皮疹、关节酸痛与发热、极度疲乏或软弱，嗜酸性粒细胞增多。

结核病的化学药物治疗原则

抗结核化学药物治疗对结核病的控制起着决定性作用。合理的化疗可使病灶全部灭菌、痊愈。化疗应遵循以下五项原则。

（1）早期原则 因为活动性肺结核病灶内结核杆菌生长代谢旺盛，抗结核药物可充分发挥其杀菌抑菌的作用；其次早期病灶内纤维增生少，血药浓度高，治疗效果好。

（2）联用原则 单一用药，可消灭绝大部分敏感菌，但会留下少数耐药菌继续繁殖，最后形成耐药菌优势生长，如联用两种药物交叉消灭耐药菌，具有协同作用，防止耐药菌发生，效果好。

（3）适量原则　用药剂量要适当，药量不足，组织内药物达不到有效抑菌浓度，疗效不佳，且细菌易产生耐药现象；药量过大，不但造成浪费，也易产生副作用。

（4）规律原则　有规律用药是化疗成功的关键。一气呵成能保持有效血浓度，彻底消灭细菌，治疗过程应避免漏服或中断服药。

（5）全程原则　疗效不足或过早停药将使治疗不彻底，增加复发率。

第十一节　抗麻风病药

知识目标：
了解抗麻风病药氨苯砜的适应证。

麻风病是由麻风杆菌引起的一种慢性接触性传染病。主要侵犯人体皮肤和神经，如果不治疗可引起皮肤、神经、四肢和眼的进行性和永久性损害。要早期、及时、足量、足程、规则治疗，可使健康恢复较快，减少畸形残废及出现复发。为了减少耐药性的产生，现在主张数种有效的抗麻风化学药物联合治疗，氨苯砜为治疗麻风病的首选药物。

氨苯砜（Dapsone）[典][基]

【药理作用】　本品为抑菌剂，对麻风杆菌繁殖有较强抑制作用，最后依赖机体的防卫机能消灭之，用药后细菌的彻底消除需数年至数十年以上，对各型麻风病均有较好的疗效。

【适应证】　主要用于治疗各型麻风病。近年试用于治疗系统性红斑狼疮、痤疮、银屑病、带状疱疹等。

【不良反应】　常见的不良反应有恶心、呕吐等，偶有头痛、头晕、心动过速等。血液系统反应有白细胞减少、粒细胞缺乏、贫血等。偶可引起"麻风样反应"，特征是发热、不适、剥脱性皮炎、肝坏死并发黄疸、淋巴结肿大、贫血、正铁血红蛋白血症等，停药并给予皮质激素治疗可望好转。

第十二节　抗真菌药

知识目标：
1. 熟悉抗真菌药氟康唑、克霉唑、酮康唑的商品名称和适应证。
2. 了解制霉素、伊曲康唑的适应证。

真菌感染可分为浅部和深部感染两类。前者常由各种癣菌引起，主要侵犯皮肤、毛发、指（趾）甲等，发病率高，治疗药物有灰黄霉素、制霉菌素或局部应用的咪康唑和克霉唑。深部感染常由白色念珠菌和新型隐球菌引起，主要侵犯内脏器官和深部组织，发病率虽低，但危害性大，常可危及生命，治疗药物有两性霉素 B 及咪唑类抗真菌药等。

氟康唑（Fluconazole）[典][基]

【商品名称】　康锐、依利康、护齐、大扶康、麦尼芬、汝宁
【药理作用】　本品抗菌谱与酮康唑近似，体内抗真菌活性比酮康唑强。
【适应证】　用于念珠菌、隐球菌感染，如肺、皮肤、腹膜、心内膜感染等。
【不良反应】　常见恶心、呕吐、腹痛、皮疹、头痛等。

制霉素 （Nysfungin）[基]

【商品名称】 水青、朗依

【药理作用】 本品有广谱抗真菌作用，是膜渗透性增强剂，对念珠菌最敏感。曲菌、毛发癣菌、隐球菌、表皮癣菌和小孢子菌对本品敏感。本品对球孢子菌、组织胞浆菌也有抗菌活性，对滴虫有抑制作用，作用机理是与真菌细胞膜上的特异甾醇相结合，导致原生质膜破坏，通透性改变，致使重要的细胞内容物外漏而死亡，从而杀灭真菌。

【适应证】 主要用于治疗皮肤、黏膜念珠菌病，也适用于口腔、阴道、眼、耳等念珠菌感染，如真菌性甲沟炎、阴道炎、口腔炎。

【不良反应】 皮肤和黏膜局部应用刺激性不大，个别患者阴道用药可引起白带增多。

克霉唑 （Clotrimazole）[典]

【商品名称】 诺亚涂膜、荷洛松、奥青、凯妮汀、妇康安

【药理作用】 本品作用于真菌细胞膜，抑制细胞膜脂类的合成，使细胞膜的通透性改变，使菌体细胞内的一些物质如钾离子、磷酸、氨基酸等外漏，从而杀灭真菌。

【适应证】 用于皮肤、黏膜、腔道等部位真菌感染。

【不良反应】 胃肠道反应。

【注意事项】 在妇女妊娠早期不要使用。本品制剂不宜在眼部使用，用于眼周围时，应特别注意。

酮康唑 （Ketoconazole）[典]

【商品名称】 里素劳片、采乐、敬宇、显克欣、必亮

【药理作用】 本品通过改变真菌细胞膜的通透性而起抑制和杀灭作用。对多数皮肤真菌、酵母菌和其他各种真菌均有良好的抗菌活性，并对某些革兰阳性菌，如金葡菌、肠球菌等也有一定作用。

【适应证】 用于治疗敏感真菌所致的皮肤和指甲癣、阴道白色念珠菌病、胃肠真菌感染等。也用于白色念珠菌、类球孢子菌、组织胞浆菌等引起的全身感染。

【不良反应】 可有胃不适，如恶心、呕吐、腹痛；皮疹、荨麻疹、瘙痒及头痛等。

伊曲康唑 （Itraconazole）[典]

【商品名称】 斯皮仁诺、美扶、易启康

【药理作用】 本品抗菌谱与酮康唑相似，对深部真菌和浅表真菌都有抗菌作用。

【适应证】 用于浅表和深部真菌感染，与酮康唑不同的是对孢子丝菌、曲菌、新型隐球菌、球孢子菌、暗色真菌有高效。

【不良反应】 可见恶心、呕吐等胃肠道反应。还可出现低血钾症和水肿。偶见转氨酶升高。

特比萘芬 （Terbinafine）

【商品名称】 兰美抒、丁克、顺峰康宁、彼孚特

【药理作用】 特比萘芬是一个丙烯胺类药物，对于皮肤、发和甲的致病性真菌包括皮肤癣菌，如毛癣菌（如红色毛癣菌、疣状毛癣菌、断发毛癣菌、紫色毛癣菌等），小孢子菌（如犬小孢子菌），絮状表皮癣菌以及念珠菌属（如白色念珠菌）和糠秕癣菌属的酵母菌均有广泛的抗真菌活性。对于酵母菌，根据菌种的不同而具有杀菌效应或抑菌效应。

【适应证】 由真菌如发癣菌、犬小孢子菌和絮状表皮癣菌引起的皮肤、头发真菌感染。

【不良反应】 食欲降低、消化不良、恶心等胃肠道症状，轻微的皮肤反应，骨骼肌反应。

第十三节 抗病毒药

知识目标：

1. 熟悉抗病毒药阿昔洛韦、利巴韦林的商品名称和适应证。
2. 了解阿糖腺苷的适应证。

病毒是一类个体微小，无完整细胞结构，含单一核酸（DNA 或 RNA）型，必须在活细胞内寄生并复制的非细胞型微生物。病毒具有结构极其简单的生命形式，有高度的寄生性，完全依赖宿主细胞的能量和代谢系统来获取生命活动所需的物质和能量。病毒通过复制进行繁殖，其复制过程叫做复制周期，大致可分为连续的五个阶段：吸附、侵入、增殖、装配、释放。抗病毒药是一类用于预防和治疗病毒感染的药物，该药通过抑制 RNA、DNA 病毒的复制而发挥抗病毒作用。常用的有：抑制 DNA 的阿糖腺苷，抑制 RNA 及 DNA 的利巴韦林等，中药中的穿心莲、板蓝根、金银花、大青叶、黄芩等都具有抗病毒功效。

阿昔洛韦 （Aciclovir）[典][基]

【商品名称】 可包、苏维乐、爱尔新、康达威

【药理作用】 本品为嘌呤核苷类抗病毒药。对单纯疱疹病毒作用最强，对水痘病毒有一定抑制作用。对乙肝病毒也有一定疗效。其抗病毒强度是阿糖腺苷的 160 倍、三氟胸苷的 15 倍，碘苷的 10 倍。

【适应证】 用于防治单纯疱疹病毒（HSV）的 Ⅰ 型、Ⅱ 型的皮肤或黏膜感染，也可用于带状疱疹病毒感染及乙型肝炎。

【注意事项】 肾功能不全者应减量，并宜多饮水，孕妇、哺乳妇女慎用。

利巴韦林 （Ribavirin）[典][基]

【商品名称】 利迈欣、威乐星、奥佳、病毒唑、三氮唑核苷、康立多

【药理作用】 本品为广谱抗病毒核苷类化合物。能抑制病毒合成核酸，对多种 RNA、DNA 病毒有抑制作用。

【适应证】 用于病毒性感冒、腺病毒、肺炎、麻疹、甲型肝炎、流行性出血热、带状疱疹及病毒性脑炎等。

【不良反应】 妊娠及哺乳期妇女、严重肝脏或肾脏损害、不稳定心脏疾病及地中海贫血患者忌用。

【注意事项】 超剂量使用，偶有轻度胃肠道反应，但停药后很快恢复。长期或大剂量给药，可引起可逆性贫血，停药后可恢复。孕妇慎用。

阿糖腺苷 （Vidarabine）

【药理作用】 本品磷酸化后及其代谢产物 6-氧嘌呤阿糖苷能够抑制病毒 DNA 合成，对疱疹病毒、水痘、带状疱疹病毒、腺病毒、伪狂犬病毒等 DNA 病毒有抑制作用。

【适应证】 用于疱疹性角膜炎、疱疹性脑炎、带状疱疹、慢性乙型肝炎等。对碘苷耐药或过敏者试用本品也可奏效。

【不良反应】 静脉给药产生胃肠道反应，有恶心、呕吐、腹泻、食欲下降、体重减轻等症状。对中枢神经系统产生头晕、震颤、共济失调、幻觉等。

知识链接

1. 风疹又称"风痧"、痧子，是儿童常见的一种呼吸道传染病。由于风疹的痧子来得

快，去得也快，如一阵风似的，"风疹"也因此得名。风疹由风疹病毒引起，病毒存在于出疹前5～7天病儿唾液及血液中，但出疹2天后就不易找到。风疹病毒在体外生活力很弱，但传染性与麻疹一样强。一般通过咳嗽、谈话或喷嚏等传播。本病多见于1～5岁儿童，6个月以内婴儿因有来自母体的抗体获得抵抗力，很少发病。一次得病，可终身免疫，很少再次患病。

2. 艾滋病（AIDS），全名为"获得性免疫缺陷综合征"（acquired immune deficiency syndrome），由人类免疫缺陷病毒（又称艾滋病病毒，HIV）引起。由于第一个艾滋病病例是在1981年12月1日诊断出来的，因此将12月1日定为世界艾滋病日，旨在提高公众对HIV病毒引起的艾滋病在全球传播的防范意识，这个概念被全球各国政府、国际组织和慈善机构采纳，世界艾滋病日的标志是红绸带。

艾滋病已造成超过两千五百万人死亡。即使最近世界许多地区的治疗体系已经改善，2005年仍有310万左右（280万～360万）的人死于艾滋病，其中约有57万是儿童。

 课堂互动

活动一　课堂讨论

通过观察分析临床处方，了解抗菌药物、抗生素及化学治疗的基本概念，并使学生了解当前使用抗菌药物的现状，充分认识合理使用抗菌药物的重要性。

活动二　实验操作

1. 通过青霉素的性质反应，了解 β-内酰胺类抗生素的结构特点和主要性质。

2. 通过磺胺类药物的性质反应，了解磺胺类药物的结构特点和主要性质。

活动三　现场参观

1. 通过现场药品参观，了解常用 β-内酰胺类、大环内酯类、氨基糖苷类、四环素类、氯霉素类抗生素的通用名、抗菌谱、适应证、主要不良反应和注意事项。

2. 通过现场药品参观，了解常用喹诺酮类抗菌药、磺胺类抗菌药、抗真菌药、抗病毒药及抗结核病药的通用名、适应证及主要不良反应。

活动四　病例分析

1. 通过病例分析，了解抗菌药物的合理用药、剂型选择等。

2. 临床病例分析实例

病例介绍：患者，女，36岁，于2天前受凉后突然出现寒战、乏力、高热，T39.3℃，咳嗽，咳暗红色痰，出现胸痛且逐渐加重。体格检查：T39.5℃、P96次/分、R20次/分、BP100/70mmHg，神志清楚、精神萎靡、急性热病容，右肺下野叩诊呈浊音，语颤增强，可闻及支气管呼吸音，心律齐，心脏各瓣膜听诊区未闻及杂音。实验室检查：血常规：白细胞计数 16.0×10^9/L，中性粒细胞85%。X线胸片显示：右肺下野可见大片阴影。

问题：患者可能的医疗诊断是什么？如何处理？

病例分析：患者发病前有受凉因素，症状有寒战、高热、胸痛、咳嗽、咳暗红色痰及肺实变体征，白细胞总数升高，中性粒细胞增多，X线胸片示右下肺大叶性肺炎。患者的诊断为：肺炎链球菌肺炎，应立即给予抗生素治疗，青霉素G为首选，一般剂量为480万～800万单位/d，静脉滴注。对青霉素过敏者可以用红霉素或林可霉素替代。亦可使用头孢菌素，如头孢唑啉，或2～3种广谱抗生素联合应用。抗生素疗程一般为5～7天，或在退热后3天停药。抗生素治疗的同时应给予支持治疗及对症治疗。如卧床休息，进食易消化饮食，保证热量、维生素及蛋白质的摄入量，维持水、电解质平衡。高热患者宜用物理降温，必要时可用退热剂。一般不用镇咳药，宜给予祛痰药，如盐酸溴己新、盐酸氨溴素等。

活动五　案例分析

例1：陈某，男，56岁。十二指肠球部溃病。因呕咖啡样液及排柏油样大便3次收治，按溃疡病并发上消化道出血处理。第 2 天，体温上升至 38℃，即给予氨苄西林 6 g，静脉滴注，每日 1 次，共用 8 天。

分析：上消化道出血患者，可因血液从肠道吸收引起吸收热，有时热度可高达 39℃ 以上，并非细菌感染所致。故无指征应用抗生素。

例 2：罗某，男，48 岁。患额骨骨髓炎给予红霉素效果不显著，后改林可霉素，病情好转。

分析：病史记载，药敏试验为红霉素最敏感，但用药后疗效不显著，症状反而加剧，体温从 38℃ 升至 39℃，血白细胞计数从 $12 \times 10^9/L$ 至 $18 \times 10^9/L$，改用林可霉素后，病情好转。说明临床用药除了根据药敏试验外，还必须考虑药物在体内的分布情况。林可霉素分布在骨髓浓度较高，对骨髓炎的效果会更好。

例 3：应某，女，71 岁。因慢性支气管炎急性感染住院。给予头孢噻肟 2.0 g 静脉注射，1d 后改用氧氟沙星 0.2g，每日 2 次，口服（并未做过药敏试验）。

分析：一般说来，抗生素要用 3d 后无效时再给予调换，选药时应慎重。

例 4：胡某，男，58 岁。患再生障碍性贫血、慢性支气管炎、肺气肿，因伴呼吸道感染，入院后反复发热，给予青霉素治疗，体温仍达 38.5～39℃，后改用氨苄西林 1d，仍未能控制，体温达 39.8℃，最后死于全身衰竭。

分析：呼吸道感染一般以革兰阴性杆菌感染为多见，选用青霉素类药效果不佳。对于此类慢性病患者，免疫功能低下，一旦发生感染，应立即选用广谱杀菌剂，或联合用药以提高疗效。

例 5：刘某，女，61 岁。患急性肾盂肾炎住院。尿培养、药敏试验以呋喃坦啶极敏，但只给予青霉素 9d、SMZ Co 14d、氨苄西林 8 天，均无效后，直到第 36 天才用呋喃坦啶。用呋喃坦啶 12 天后，尿常规转正常出院。

分析：肾盂肾炎属上尿路感染，不仅要选用对致病菌敏感的药物，还需选择尿药浓度与血药浓度均高的药物，而对下尿路感染膀胱炎，所选用的药物只需尿药浓度高的即可。

活动六　药品分类练习

通过实物，将青霉素、阿莫西林、头孢氨苄、头孢克洛、琥乙红霉素、硫酸庆大霉素、四环素、复方磺胺甲噁唑、诺氟沙星、环丙沙星、左氧氟沙星、氟康唑、酮康唑、硝酸咪康唑、阿昔洛韦、利巴韦林进行分类。

习题

一、单项选择题

1. 结构中具有 β-内酰胺环的抗生素是（　　）。
   A. 四环素　　　　　B. 诺氟沙星　　　　　C. 阿莫西林　　　　　D. 红霉素
2. 大环内酯类抗生素主要作用于细菌的（　　）阶段。
   A. DNA 复制　　　　B. RNA 合成　　　　　C. 蛋白质合成　　　　D. 细胞分裂
3. 具有耳毒性的抗生素是（　　）。
   A. 阿莫西林　　　　B. 罗红霉素　　　　　C. 硫酸链霉素　　　　D. 氧氟沙星
4. 硝酸咪康唑主要用于（　　）感染。
   A. 细菌　　　　　　B. 放线菌　　　　　　C. 真菌　　　　　　　D. 病毒
5. 治疗结核病的首选药是（　　）。
   A. 硫酸链霉素　　　B. 异烟肼　　　　　　C. 吡嗪酰胺　　　　　D. 对氨基水杨酸钠
6. 阿糖腺苷作用于（　　）。

A. DNA   B. RNA   C. mRNA   D. 蛋白质

7. 青霉素类对细菌有作用，但对人体细胞的毒性很低是因为（   ）。

    A. 细菌细胞有细胞壁，而哺乳动物的细胞无细胞壁

    B. 细菌细胞无细胞壁，而哺乳动物的细胞有细胞壁

    C. 两者都有细胞壁

    D. 两者都无细胞壁

8. 利巴韦林主要用于治疗（   ）。

    A. 真菌感染   B. 病毒感染   C. 细菌感染   D. 肿瘤

9. 头孢曲松钠的主要不良反应是（   ）。

    A. 耳毒性   B. 过敏反应   C. 灰婴综合征   D. 骨髓抑制

10. 红霉素的主要不良反应是（   ）。

    A. 血压异常   B. 过敏反应   C. 肾毒性   D. 胃肠道反应

11. 硫酸庆大霉素的主要不良反应不是（   ）。

    A. 耳毒性   B. 过敏反应   C. 肾毒性   D. 胃肠道反应

12. 复方磺胺甲噁唑的主要不良反应是（   ）。

    A. 易出现结晶尿   B. 胃肠道反应   C. 肾毒性   D. 过敏反应

二、多项选择题

1. 下列属于 β-内酰胺类抗生素的是（   ）。

    A. 青霉素   B. 罗红霉素   C. 头孢氨苄   D. 头孢曲松钠

2. 能够阻碍细菌细胞壁黏肽的合成，使之不能交联而造成细胞壁的缺损，致使细菌细胞破裂而死亡的抗生素是（   ）。

    A. 阿莫西林   B. 青霉素   C. 红霉素   D. 硫酸链霉素

3. 属于第四代头孢菌素的是（   ）。

    A. 头孢匹罗   B. 头孢吡肟   C. 头孢哌酮   D. 头孢呋辛钠

4. 能够产生胃肠道副反应的是（   ）。

    A. 红霉素   B. 罗红霉素   C. 阿奇霉素   D. 盐酸万古霉素

5. 诺氟沙星的不良反应是（   ）。

    A. 耳毒性   B. 眩晕   C. 过敏   D. 轻度胃肠道反应

6. 以下属于抗病毒药的是（   ）。

    A. 利巴韦林   B. 制霉素   C. 阿昔洛韦   D. 硫酸链霉素

7. 头孢氨苄的主要不良反应是（   ）。

    A. 恶心   B. 呕吐   C. 腹泻   D. 食欲减退

8. 头孢呋辛钠的主要不良反应是（   ）。

    A. 恶心   B. 呕吐   C. 腹泻   D. 过敏反应

9. 琥乙红霉素的主要不良反应是（   ）。

    A. 恶心   B. 呕吐   C. 食欲不振   D. 腹泻

10. 硫酸阿米卡星的主要不良反应是（   ）。

    A. 耳毒性   B. 过敏反应   C. 胃肠道反应   D. 肾毒性

11. 四环素的主要不良反应是（   ）。

    A. 胃肠道反应   B. 二重感染   C. 四环素牙   D. 肾毒性

12. 氯霉素的主要不良反应是（   ）。

    A. 二重感染   B. 灰婴综合征

    C. 胃肠道反应   D. 抑制骨髓的造血功能

13. 环丙沙星的主要不良反应是（　　）。
    　　A. 皮疹　　　　　　B. 耳毒性　　　　　　C. 胃肠道反应　　　　D. 肾毒性
14. 利福平的主要不良反应是（　　）。
    　　A. 神经系统反应　B. 肝脏毒性　　　　　C. 胃肠道反应　　　　D. 肾毒性

三、问答题

1. β-内酰胺类抗生素的结构特点是什么？
2. 青霉素 V 钾的药理作用有哪些？
3. 头孢曲松钠的药理作用特点有哪些？
4. 抗结核药的应用原则有哪些？
5. 头孢氨苄的适应证有哪些？
6. 复方磺胺甲噁唑的不良反应有哪些？
7. 诺氟沙星的药理作用有哪些？
8. 咪康唑的适应证有哪些？

第三章 抗寄生虫病药物应用

【学习目标】

知识目标：

1. 掌握甲硝唑的药理作用、适应证和不良反应。

2. 熟悉磷酸氯喹、青蒿素、盐酸左旋咪唑和阿苯达唑的药理作用和适应证。

3. 了解葡萄糖酸锑钠的适应证。

4. 了解常用抗疟药、抗阿米巴病药和抗滴虫病药、抗血吸虫病药、驱肠虫药的通用名称和商品名称。

能力目标：能够说出常见抗寄生虫药治疗的疾病。

抗寄生虫药是一类用于预防或治疗寄生虫感染的药物。寄生虫病对人体健康和畜牧家禽业生产的危害均十分严重。在占世界总人口 77％ 的广大发展中国家，特别是在热带和亚热带地区，寄生虫病依然广泛流行，威胁着人们的健康甚至生命。

第一节 抗 疟 药

抗疟药是用于防治疟疾的药物。疟疾是由疟原虫寄生于人体所引起的寄生虫病，经疟蚊叮咬或输入带疟原虫者的血液而感染，于夏秋季发病较多。在热带及亚热带地区一年四季都可以发病，并且容易流行。不同的疟原虫分别引起间日疟、三日疟、恶性疟及卵圆疟。本病主要表现为周期性规律发作，全身发冷、发热、多汗；长期多次发作后，可引起贫血和脾肿大。抗疟药根据其作用分为三类：①主要用于控制症状的药物，如磷酸氯喹；②主要用于防止复发和传播的药物，如磷酸伯氨喹；③主要用于预防的药物，如乙胺嘧啶。

磷酸氯喹 （Chloroquine Phosphate）〔典〕〔基〕

【药理作用】 本品为氨基喹啉类，对疟原虫红细胞内期裂殖体起作用。

【适应证】 用于治疗疟疾急性发作，控制疟疾症状。还可用于治疗肠道外阿米巴病及肝脓疡。对类风湿性关节炎、红斑性狼疮及肾病综合征等也有疗效。

【不良反应】 有轻度皮肤瘙痒、胃肠道反应、耳鸣、头昏、烦躁等；用药量较大，时间较久，可能引起紫癜、脱毛、毛发变白、剥脱性皮炎、视野缩小、角膜及视网膜变性以及白细胞减少等；个别病人可引起药物性精神病。

【注意事项】 超极量有中毒或致命的危险。孕妇可用。

青蒿素 （Artemisinin）〔典〕〔基〕

【药理作用】 本品为中药青蒿中提取的有过氧基团的倍半萜内酯药物，是高效、速效、低毒抗疟药。

【适应证】 对间日疟和恶性疟红细胞内期裂殖体有强大的杀灭作用。对间日疟、恶性疟及脑型疟的抢救有良好的效果。

【不良反应】 可见恶心、呕吐、腹泻等，少数患者可呈一过性转氨酶升高及轻度皮疹。肌注部位较浅时易引起局部疼痛和硬结，应深部肌注。

知识链接

青蒿素的研究：青蒿素是我国科学家独立研制成功的从青蒿中提取的含倍半萜内酯类的新一代抗疟药，它被世界卫生组织（WHO）评价为"继奎宁之后具有里程碑意义的又一全新抗疟特效药"，其自问世以来即以高效、速效、低毒的抗疟活性得到公认，并广泛运用于现场疟疾的治疗。世界上仅有两个是以青蒿素及其衍生物为基药的复方抗疟药具有独立知识产权，一个是中国与瑞士共同拥有的复方蒿甲醚，一个是中国独有的"安立康"，它们是目前全球唯一固定比例的青蒿素类复方疗法药品，原料和制剂均在中国生产；被14个国家指定为疟疾治疗一线药物，2002年被世界卫生组织（WHO）列入基本药物核心目录。医疗界已越来越普遍地使用以青蒿素为基础的联合药物治疗。据历代医学家对青蒿素临床运用的记载，随着对青蒿素及其衍生物研究的不断深入，现代研究揭示青蒿素还有抗肿瘤、红斑狼疮、其他寄生虫病以及抗内毒素和治疗皮肤病等作用。

磷酸伯氨喹 （Primaquine Phosphate）〔典〕〔基〕

【药理作用】 本品为防止疟疾复发和传播的首选药。对良性疟红外期的繁殖体及各型疟原虫的配子体均有较强的杀灭作用，临床上常与磷酸氯喹合用，以根治良性疟，因本品能消灭配子体而迅速控制疟疾流行。可杀灭间日疟、三日疟、恶性疟和卵圆疟组织期的虫株，尤以间日疟为著。

【适应证】 为阻止疟疾复发、中断传播的有效药物。现主要用于根治间日疟和控制疟疾传播，常与磷酸氯喹或乙胺嘧啶合用。

【不良反应】 本品毒性反应较其他抗疟药为高，易发生疲倦、头晕、恶心、呕吐、腹痛等不良反应；少数人可出现药物热，粒细胞缺乏等，停药后即可恢复。少数特异质患者服用本品可发生急性溶血型贫血，表现为寒战、高热、恶心、全身疼痛、黄疸、贫血等；会引起高铁血红蛋白过多症，出现紫绀、胸闷等症状。

第二节　抗阿米巴病药及抗滴虫病药

抗阿米巴病药是用于治疗由溶组织阿米巴原虫引起的一种具有传染性的寄生虫病的药物。阿米巴（ameba）一词来自希腊文 amoib，意为变形，故曾译为变形虫，当其胞浆伸出形成伪足在移动或摄取营养时即改变其外形。本虫最多是侵犯结肠而引起阿米巴痢疾，也常侵犯肝脏和肺脏引起阿米巴肝脓肿或肺脓肿，有时也可侵入脑部或皮肤引起阿米巴脑脓肿或皮肤阿米巴病。抗阿米巴病药根据其在体内分布及作用方式的不同可分为三类：①作用于肠内阿米巴的药物，如喹碘方；②作用于肠外阿米巴的药物，如磷酸氯喹；③作用于肠内、肠外阿米巴的药物，如甲硝唑。

滴虫病主要指阴道滴虫病，是由阴道毛滴虫感染所致的一种常见的性传播疾病，它仅累及泌尿生殖道系统，主要是阴道、尿道及前列腺，也可寄生于男性尿道内。男性感染阴道毛滴虫后大多无症状，但女性大多有症状，表现为阴道恶臭的黄绿色分泌物，并有外阴刺激症状。近年来认为阴道滴虫病与胎膜早破及早产有关。抗滴虫病药主要有甲硝唑、乙酰胂胺。

甲硝唑 （Metronidazole）〔典〕〔基〕

【商品名称】 耐瑞、舒瑞特、麦斯特、灭滴灵、弗来格

【药理作用】 本品为硝基咪唑衍生物，是抗滴虫病的首选。可抑制阿米巴原虫的氧化还原反应，使原虫氮链发生断裂，有强大的杀灭滴虫的作用，并具有抗厌氧菌作用。

【适应证】 用于治疗肠道和肠外阿米巴病（如阿米巴肝脓肿、胸膜阿米巴病等）。还可

用于治疗阴道滴虫病、小袋虫病和皮肤利什曼病、麦地那龙线虫感染等。目前还广泛用于厌氧菌感染的治疗。

【不良反应】 15%～30%病例出现不良反应，以消化道反应最为常见，包括恶心、呕吐、食欲不振、腹部绞痛，一般不影响治疗；神经系统症状有头痛、眩晕，偶有感觉异常、肢体麻木、共济失调、多发性神经炎等，大剂量可致抽搐。

第三节　抗血吸虫病药

血吸虫病是由血吸虫所引起的一种疾病。现在已知寄生在人体的血吸虫有5种：日本血吸虫、埃及血吸虫、曼氏血吸虫、间插血吸虫及湄公血吸虫。血吸虫的传染源是血吸虫患者。病人表现为长期发热伴有畏寒、盗汗、头痛无力、腹胀、腹泻、肝脾肿大等。血吸虫的第一个病原性治疗药是酒石酸锑钾，但毒性大，现已不用，目前使用吡喹酮治疗血吸虫病。

吡喹酮 （Praziquantel）[典][基]

【商品名称】 线虫净

【药理作用】 本品可使虫体肌肉发生强直性收缩而产生痉挛性麻痹，及迅速而明显地损伤虫体皮层，引起外皮肿胀，出现空泡，形成大疱，突出体表，最终表皮糜烂溃破，分泌体几乎全部消失，环肌与纵肌亦迅速先后溶解。

【适应证】 为广谱抗吸虫和绦虫药物。适用于各种血吸虫病、华支睾吸虫病、肺吸虫病、姜片虫病以及绦虫病和囊虫病。

【不良反应】 ①常见的副作用有头昏、头痛、恶心、腹痛、腹泻、乏力、四肢酸痛等，一般程度较轻，持续时间较短，不影响治疗，不需处理。②少数病例出现心悸、胸闷等症状。③偶可诱发精神失常或出现消化道出血。

知识链接

血吸虫病防治知识：感染血吸虫病一般是在3～11月。感染血吸虫病的方式主要有两类：一是生产性接触疫水感染，如水田作业、捕鱼捞虾等；二是生活性接触疫水感染，如游泳戏水、淘米洗菜、饮用疫水等。做好集体和个人防护工作能有效预防血吸虫病的感染。集体防护措施有：改造自然环境、减少接触疫水的人数、建立安全带、设立防护监督岗等。个人防护措施有：尽量避免或减少接触疫水、穿戴防护用具、涂擦防护药物、口服预防药物蒿甲醚、饮用安全卫生的水等。得了血吸虫病，妇女会影响生育，儿童会影响生长发育，严重的成为侏儒症。急性或慢性病人若不及时治疗或治疗不彻底，会使肝脏、脾脏受损，晚期可危及生命。得了血吸虫病应尽快到当地血防所、站确诊，并及时采用安全、有效、副作用小的吡喹酮口服治疗。急性血吸虫病要及时到当地血防所、站住院治疗。在出现高频度、大面积接触疫水的情况下，对接触疫水的人员开展预防性服药，以减少"急感"的发生。

第四节　驱肠虫药

驱肠虫药是能将寄生在肠道内的蠕虫杀死或驱出的药物。常见的肠道蠕虫包括蛔虫、钩虫、蛲虫、鞭虫、绦虫和姜片虫等。感染后可引起蛔虫病、钩虫病、蛲虫病、鞭虫病、绦虫病等肠道寄生虫病。蛔虫病多见于5～15岁儿童，轻者无明显症状；稍重者出现营养不良，可见食欲不振、恶心呕吐等消化道症状；严重者可引起胆道蛔虫或蛔虫性肠梗阻等并发症。蛲虫病多见于幼儿，症状较轻，主要有厌食、肛周奇痒等症状。驱肠虫药口服后直接作用于虫体，发挥驱虫作用，但对人体有不同程度的毒性，应加以注意。

阿苯达唑 （Albendazole）〔典〕〔基〕

【商品名称】 肠虫清

【药理作用】 本品为高效广谱驱虫药。在体内迅速代谢为亚砜和砜，能抑制寄生虫对葡萄糖的吸收，耗竭虫体糖原和抑制延胡索酸还原酶系统，阻碍三磷酸腺苷的产生，使虫体无法生存与繁殖，最后导致死亡。

【适应证】 用于驱蛔虫、钩虫、蛲虫、鞭虫等。

【不良反应】 ①口干、恶心、轻度腹痛、胃部不适、食欲减退、头晕、乏力、畏寒等症状，轻者数小时内自行消失。②孕妇及哺乳期禁用。③有癫痫病史及其他药物过敏史者均忌用。④忌大剂量长期使用。

盐酸左旋咪唑 （Levamisole Hydrochloride）〔典〕

【商品名称】 肠虫净

【药理作用】 本品为四咪唑的左旋体，是一种广谱抗线虫药。

①能选择性地抑制虫体肌肉中的琥珀酸脱氢酶，使延胡索酸不能还原为琥珀酸，从而影响虫体肌肉的无氧代谢，减少能量的产生。②可使蛔虫肌肉麻痹而随粪便排出。③有免疫调节和免疫兴奋功能。

【适应证】 主要用于蛔虫病、钩虫病，也可用于丝虫病。

【不良反应】 可引起头晕、恶心、呕吐及腹痛等，多在数小时后自行恢复；偶见流感样症状如头痛、畏寒、高热、肌肉酸痛及全身不适等，应给予对症处理。

第五节　抗利什曼原虫病药

抗利什曼原虫病药是用于治疗利什曼原虫引起的寄生虫病的药物。利什曼原虫病又称利什曼病，是由利什曼原虫引起的寄生虫病。临床表现随虫种的不同而异。一般有三种：内脏利什曼病（又称黑热病）、皮肤利什曼病和黏膜皮肤利什曼病。

葡萄糖酸锑钠 （Sodium Stibogluconate）〔典〕〔基〕

【药理作用】 本品为五价锑化合物。对组织中培养生长的前鞭毛体无作用，但对体内寄生者则有良效。药物通过选择性细胞内胞饮摄入，进入巨噬细胞的吞噬体将利什曼原虫消灭。

【适应证】 用于治疗黑热病。

【不良反应】 与三价锑相仿，但较少而轻，一般病人多能耐受；有时出现恶心、呕吐、咳嗽、腹痛、腹泻现象，偶见白细胞减少。

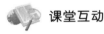 **课堂互动**

活动一　多媒体教学

1.通过观看录像及多媒体课件，了解常用抗寄生虫病药物的通用名称、适应证和主要不良反应。

2.通过观看录像及多媒体课件，了解血吸虫病的防治。

习题

一、单项选择题

1.关于甲硝唑的描述错误的是（　　　）。

A. 可治疗厌氧菌感染　　　　　　　　B. 治疗阴道滴虫的首选药

C. 服药期间尿液可呈棕红色　　　　　D. 与乙醇合用可增效

2. 用于治疗黑热病的是（　　　）。

　　A. 磷酸氯喹　　　　B. 葡萄糖酸锑钠　　C. 喹碘仿　　　　D. 甲硝唑

3. 关于阿苯达唑的描述错误的是（　　　）。

　　A. 高效　　　　　　B. 广谱　　　　　C. 对鞭虫有效　　　D. 对绦虫无效

4. 为中药中提取的高效、速效、低毒抗疟药是（　　　）。

　　A. 磷酸氯喹　　　　B. 青蒿素　　　　C. 黄芪　　　　　D. 甲硝唑

二、多项选择题

1. 磷酸氯喹可用于治疗（　　　）。

　　A. 红斑狼疮　　　　B. 肠外阿米巴病　　C. 疟疾　　　　　D. 肾病综合征

2. 盐酸左旋咪唑的作用有（　　　）。

　　A. 抗肠虫　　　　　B. 抗滴虫　　　　C. 调节免疫　　　D. 抗血吸虫

3. 吡喹酮可抗（　　　）。

　　A. 血吸虫　　　　　B. 蛔虫　　　　　C. 绦虫　　　　　D. 囊虫

4. 甲硝唑的商品名是（　　　）。

　　A. 安立康　　　　　B. 灭滴灵　　　　C. 迷尔脱　　　　D. 肠虫清

三、问答题

1. 甲硝唑的药理作用是什么。

2. 简述阿苯达唑的适应证及不良反应。

第四章 抗肿瘤药物应用

【学习目标】

知识目标：

1. 了解常用抗肿瘤药的适应证和主要不良反应。

2. 了解烷化剂类抗肿瘤药的结构特点。

3. 了解细胞增殖周期和药物作用的环节。

能力目标：

1. 能够看懂常用抗肿瘤药物的药品说明书。

2. 能够将抗肿瘤药物进行分类。

恶性肿瘤是严重威胁人类健康的常见病、多发病，是世界各国医学科学领域中的重大科研课题，目前尚无满意的防治措施。治疗恶性肿瘤的方法仍为手术切除、放射治疗和化学治疗，后者为临床治疗的重要方法。抗肿瘤药物系指用于治疗恶性肿瘤的药物，包括烷化剂抗肿瘤药、抗代谢类抗肿瘤药、抗生素类抗肿瘤药、天然来源抗肿瘤药等。

第一节 烷化剂抗肿瘤药

肿瘤是机体在各种致癌因素作用下，局部组织的某一个细胞在基因水平上失去对其生长的正常调控，导致其克隆性异常增生而形成的新生物。一般认为，肿瘤细胞是单克隆性的，即一个肿瘤中的所有瘤细胞均是一个突变的细胞的后代。一般将肿瘤分为良性和恶性两大类。所有的恶性肿瘤总称为癌症。

烷化剂抗肿瘤药的共同特点是有一个或多个高度活跃的烷化基团，在体内能和细胞的蛋白质和核酸相结合，使蛋白质和核酸失去正常的生理活性，从而伤害细胞，抑制癌细胞分裂。烷化剂因对细胞有直接毒性作用，故被称为细胞毒类药物。其生物效应与放射线照射作用相似，故又称为"拟放射线药物"。分裂旺盛的肿瘤细胞对它们特别敏感，具有广谱抗癌作用，其缺点是选择性差。

本类药物主要包括六类：①氮芥类，如环磷酰胺、盐酸氮芥、苯丁酸氮芥；②亚乙基亚胺类，如替哌、塞替派；③甲磺酸酯类及多元醇类，如白消安、二溴甘露醇；④亚硝脲类，如卡莫司汀、洛莫司汀；⑤三氮烯咪唑类，如卡巴嗪；⑥肼类，如盐酸丙卡巴肼。

环磷酰胺（Cyclophosphamide）[典]

【商品名称】 安道生、匹服平

【药理作用】 本品为氮芥类抗肿瘤药。在体外无活性，进入体内后在肝或血液中进行活化，变成具有烷化作用的代谢产物，而发挥抗肿瘤作用。

【适应证】 用于恶性淋巴瘤、急慢性淋巴细胞白血病等，也用于卵巢癌、乳腺癌、精原细胞瘤、多发性骨髓瘤、头颈部肿瘤等。如与硫酸长春新碱或洛莫司汀（CCNU）等联合应用于急性白血病能提高疗效。

【不良反应】 胃肠道反应和骨髓抑制症状，表现为食欲不振、恶心、呕吐、白细胞和血小板减少，脱发也常见，亦可出现膀胱炎引起的尿频尿急、血尿等症状，偶有肝功能损伤引起黄疸。

【注意事项】 用药期间须定期检查白细胞计数及分类、血小板计数、肾功能、肝功能及血清尿酸水平。肾功能损害时，环磷酰胺的剂量应减少。

知识链接

恶性淋巴瘤是淋巴结和结外部位淋巴组织的免疫细胞肿瘤，来源于淋巴细胞或组织细胞的恶变。在我国恶性淋巴瘤虽相对少见，但近年来新发病例逐年上升，每年至少超过25000例，而在欧洲、美洲和澳大利亚等西方国家的发病率可高达11/10万，略高于各类白血病的总和。在美国每年至少发现新病例3万以上。我国恶性淋巴瘤的死亡率为1.5/10万，占所有恶性肿瘤死亡位数的第11～13位，与白血病相仿。而且，恶性淋巴瘤在我国具有一些特点：①中部沿海地区发病和死亡率较高；②发病年龄曲线高峰在40岁左右，没有欧美国家的双峰曲线，而与日本相似呈一单峰；③何杰金病所占的比例低于欧美国家，但有增高趋向；④在非何杰金淋巴瘤中滤泡型所占比例很低，弥漫型占绝大多数；⑤近十年的资料表明我国的T细胞淋巴瘤占34％，与日本相近，远多于欧美国家。

盐酸氮芥 （Chlormethine Hydrochloride）[典]

【药理作用】 本品进入体内后，通过分子内成环作用，形成高度活泼的乙烯亚胺离子，在中性或弱碱性条件下迅速与多种有机物质的亲核基团（如蛋白质的羧基、氨基、巯基，核酸的氨基、羟基、磷酸根）结合，进行烷基化作用。

【适应证】 用于恶性淋巴瘤、肺癌、头颈部癌，亦用于慢性白血病、乳腺癌、卵巢癌及绒癌等。

【不良反应】 胃肠道反应有恶心、呕吐、腹泻等。全身反应有疲倦、乏力、头昏、寒战及发热等。骨髓抑制。局部反应，对皮肤黏膜有刺激，可引起破溃，如漏于血管外可引起疼痛及局部坏死。肝肾功能不全的病人应慎用。

白消安片 （Busulfan Tablets）[典]

【商品名称】 马利兰、白舒非

【药理作用】 本品为甲基磺酸酯类抗肿瘤药，低剂量时主要表现为对粒细胞生成的明显抑制作用，增加剂量时对血小板和红细胞有抑制作用，对淋巴细胞的抑制作用极弱。

【适应证】 用于慢性粒细胞白血病的慢性期及真性红细胞增多症、原发性血小板增多症。

【不良反应】 常见骨髓抑制，长期用药可致再生障碍性贫血。部分病人有色素沉着、脱发、广泛性肺纤维化或钙化、女性闭经或月经不调、男性乳房女性化及睾丸萎缩；胃肠道反应、皮疹等罕见。

【注意事项】 肾上腺皮质功能不全、骨髓抑制、感染、有痛风病史及尿酸性肾结石病史、以往曾接受细胞毒药物或放射治疗等患者慎用；急性白血病和再生障碍性贫血病人、孕妇及哺乳期患者禁用。

知识链接

慢性粒细胞白血病简称慢粒，为慢性白血病中最常见一种类型。慢粒起病缓慢，早期多无明显症状，往往在体格检查或其他疾病就诊时偶然发现脾肿大或白细胞异常而获得确诊。在我国，慢性白血病中以慢粒最为常见，患者年龄在30～40岁者居多，20岁以下罕见。慢粒在临床上可分为慢性期、加速期及急变期。病人出现急性白血病的临床及血液等表现，称之为慢粒急变。多数患者中数生存期为3～4年。慢粒发生急变后预后极差。

临床表现：①起病缓慢，部分病人早期可以没有任何症状。②乏力，低热、多汗或盗汗，体重减轻。③最突出体征为脾肿大，往往为巨脾，肝脏常有中度肿大，浅表淋巴结多不肿大。④胸骨下部压痛。⑤急变期表现同急性白血病。

病因：①电离辐射是慢粒较肯定的病因。日本广岛和长崎原子弹爆炸后幸存者、美国强直性脊柱炎接受放疗后以及宫颈癌放疗的患者中，慢粒的发生率明显高于未接触者。②化学毒物和药物也能诱发慢粒，如长期接触苯可诱发慢粒。

苯丁酸氮芥（Chlorambucil）[典]

【商品名称】 留可然

【药理作用】 本品为氮芥衍生物，作用与环磷酰胺相似，对多种肿瘤有抑制作用。

【适应证】 用于慢性淋巴细胞白血病、淋巴肉瘤、何金杰病、卵巢癌、乳腺癌、绒毛上皮瘤、多发性骨髓瘤等。

【不良反应】 可有淋巴细胞下降，对粒细胞和血小板的抑制较轻，剂量过大可引起全血下降、肝功能损伤和黄疸。胃肠道反应较盐酸氮芥轻，易为患者所耐受。

卡莫司汀（Carmustine）[典]

【药理作用】 本品为亚硝脲类烷化剂，在体内能与DNA聚合酶作用，抑制RNA和DNA合成。对增殖细胞各期都有作用，为细胞周期非特异性药物，非增殖细胞对本品不敏感。其抗瘤谱广，对多种动物肿瘤有明显抑制作用，且起效快，能透过血-脑屏障。

【适应证】 用于急性白血病、何杰金病、脑瘤、恶性肿瘤的脑和骨髓转移以及恶性黑色素瘤、肺癌、淋巴肉瘤、乳腺癌、睾丸肿瘤、前列腺癌。

【不良反应】 迟发性的骨髓抑制，白细胞和血小板在用药6周时达最低值。恶心、呕吐等胃肠道反应也常见。大剂量时对肝肾功能有损害。

【注意事项】 肝肾功能不全者慎用。使用时不要与皮肤接触，以免引起发炎及色素沉着。

第二节　抗代谢类抗肿瘤药

干扰正常代谢反应进行的物质称为抗代谢物。临床应用的抗代谢类抗肿瘤药在体内通过抑制生物合成酶；或掺入生物大分子合成，形成伪大分子，干扰核酸的生物合成，使肿瘤细胞丧失功能而死亡。抗代谢类抗肿瘤药按作用原理分为三类：①嘧啶拮抗物，如氟尿嘧啶、替加氟、盐酸阿糖胞苷；②嘌呤拮抗物，如巯嘌呤；③叶酸拮抗物，如甲氨蝶呤。

氟尿嘧啶（Fluorouracil）[典]

【商品名称】 氟优、格芬特、宁兰欣

【药理作用】 本品为嘧啶类的氟化物，属于抗代谢类抗肿瘤药，能抑制胸腺嘧啶核苷酸合成酶，阻断脱氧嘧啶核苷酸转换成胸腺嘧啶核苷酸，干扰DNA合成。对RNA的合成也有一定的抑制作用。

【适应证】 用于结肠癌、直肠癌、胃癌、乳腺癌、卵巢癌、绒毛膜上皮癌、恶性葡萄胎、头颈部鳞癌、皮肤癌、肝癌、膀胱癌等。

【不良反应】 食欲减退、恶心、呕吐等胃肠道反应，偶见口腔炎、腹泻。骨髓抑制可见白细胞及血小板下降，严重时有全血下降。注射部位可见静脉炎，药物外溢可引起局部疼痛、坏死或蜂窝组织炎。

【注意事项】 伴发水痘或带状疱疹的患者禁用；肝功能明显异常、感染、出血的患者慎用。用药过程中应每周定期检查周围血象，剂量应严格掌握，用药途径应视需要而定。

盐酸阿糖胞苷 （Cytarabine Hydrochloride）〔典〕

【商品名称】 赛德威、爱力生、赛德萨

【药理作用】 本品是一种强力的 DNA 复制抑制剂，其主要机理是竞争性抑制 DNA 多聚酶，并插入到 DNA 链内而终止 DNA 的活动。

【适应证】 用于急性淋巴细胞性及非淋巴细胞性白血病的诱导缓解期或维持巩固期、慢性粒细胞性白血病的急变期，也可联合用于非霍奇金淋巴瘤。也用于病毒性眼病如树枝状角膜炎、角膜虹膜炎以及流行性角膜、结膜炎等。

【注意事项】 孕妇、哺乳期妇女禁用。肝肾功能异常、年老体弱者慎用。应用本品时，宜适当增加病人的液体摄入量，使尿液保持碱性。

甲氨蝶呤 （Methotrexate）〔典〕

【商品名称】 密都、美素生、密都锭

【药理作用】 本品为抗叶酸类抗肿瘤药，主要通过对二氢叶酸还原酶的抑制而达到阻碍肿瘤细胞 DNA 的合成，从而抑制肿瘤细胞的生长与繁殖。本药选择性地作用于 S 期。

【适应证】 用于急性白血病，尤其是急性淋巴细胞性白血病、绒毛膜上皮癌及恶性葡萄胎等效果较好。对头颈部肿瘤、乳腺癌、肺癌及盆腔肿瘤均有一定疗效。

【不良反应】 骨髓抑制，表现为白细胞和血小板减少，严重时有全身抑制。胃肠道反应有恶心、呕吐、腹泻、口腔炎等。长期用药可致肝肾功能损伤、肝肺纤维化。此外还可引起脱发、皮炎、色素沉着等，对生殖系统也有影响，鞘内注射可出现头痛、视物不清甚至抽搐。

【注意事项】 肝功能不全者慎用；肾功能不全者及孕妇禁用。

羟基脲 （Hydroxycarbamide）〔典〕

【药理作用】 为作用于细胞周期 S 期的特异性抗恶性肿瘤药物。

【适应证】 用于胃癌、肠癌、转移性恶性黑色素瘤、头颈部癌、乳腺癌、睾丸胚胎癌、膀胱癌、甲状腺癌、脑瘤及原发性肝癌。与放射疗法合并应用能提高疗效。

【不良反应】 主要为骨髓抑制，表现为白细胞和血小板减少；胃肠道反应有口腔炎、恶心、呕吐、腹泻、腹痛，尚有脱发、眩晕、睾丸萎缩和致畸胎作用。

【注意事项】 用药期间应定期检查血象。有明显的肾功能不全和骨髓抑制、严重贫血患者慎用；孕妇忌用。

巯嘌呤 （Mercaptopurine）〔典〕

【药理作用】 本品为嘌呤类抗代谢药，可阻断次黄嘌呤转变为腺嘌呤核苷酸及鸟嘌呤核苷酸而抑制核酸的合成，对多种肿瘤均有抑制作用。

【适应证】 用于急性白血病，尤其对急性淋巴细胞型的白血病效果较好，对急慢性粒细胞白血病、绒毛膜上皮癌、恶性葡萄胎、恶性淋巴瘤、多发性骨髓瘤也有效。

【不良反应】 食欲减退、恶心、呕吐、口腔炎、腹泻等。服药 5～6d 后可有白细胞及血小板减少等骨髓抑制，少数病人可出现黄疸等肝功能损伤，敏感者可出现高尿酸血症、肾功能下降。

【注意事项】 肝肾功能不良、骨髓明显抑制、严重感染、明显出血、有尿酸盐肾结石及

痛风病史、4～6 周内接受过细胞毒药物或放疗、有胆道疾病的患者慎用；妊娠 3 个月内妇女禁用。

第三节　抗生素类抗肿瘤药

抗生素类抗肿瘤药物是从微生物培养液中提取的，通过直接破坏 DNA 或嵌入 DNA 而干扰转录的抗肿瘤抗生素。其作用机理是直接嵌入 DNA 分子，改变 DNA 模板性质，阻止转录过程，抑制 DNA 及 RNA 合成。该类药物属周期非特异性药物，但对 S 期细胞有更强的杀灭作用。抗生素类抗肿瘤药按化学结构可分为两类：①多肽类抗生素，如放线菌素 D、博来霉素；②蒽醌类，如盐酸多柔比星（阿霉素）、盐酸米托蒽醌、丝裂霉素。

放线菌素 D（Dactinomycin）[典]

【药理作用】　本品能抑制 RNA 的合成，作用于 mRNA，干扰细胞的转录过程，阻止蛋白质的合成。

【适应证】　用于肾母细胞瘤、睾丸肿瘤及横纹肌瘤。对霍奇金病、绒毛膜上皮癌、恶性葡萄胎及恶性淋巴瘤亦有一定疗效。

【不良反应】　食欲下降、恶心、呕吐、腹泻及白细胞和血小板下降，偶有脱发、皮疹、色素沉着。长期应用可引起闭经或精子缺乏。静脉注射可引起静脉炎，溢出血管外可引起局部反应，如疼痛、硬结。

【注意事项】　肝功能低下、骨髓抑制、感染、有痛风及尿酸盐肾结石病史、近期接受过放疗或化疗的患者慎用；孕妇禁用。

丝裂霉素（Mitomycin）[典]

【药理作用】　本品可与 DNA 的双螺旋形成交联使其分解，破坏 DNA，阻碍 DNA 复制，从而发挥抗肿瘤作用，抗菌谱广，对多种动物肿瘤有抑制作用，作用快。

【适应证】　用于消化道癌、肝癌及肺癌、乳腺瘤、子宫颈癌、膀胱肿瘤、慢性白血病、头颈部癌、绒毛膜上皮癌、恶性淋巴癌。

【不良反应】　骨髓抑制，主要为白细胞和血小板下降，有时发生出血，恢复较慢。食欲减退、恶心、呕吐等消化道反应较轻。

【注意事项】　肝肾功能损害、骨髓抑制、合并感染、水痘患者及哺乳期妇女、小儿慎用；孕妇及对本品有严重过敏史者禁用。

阿霉素（Adriamycin）

【药理作用】　本品为广谱抗肿瘤药，对机体可产生广泛的生物化学效应，具有强烈的细胞毒性作用。其作用机理主要是本品嵌入 DNA 而抑制核酸的合成。

【适应证】　用于治疗急性淋巴细胞白血病、急性粒细胞性白血病、何杰金和非何杰金淋巴瘤、乳腺癌、肺癌、胃癌、肝癌等。

【不良反应】　脱发和骨髓抑制，部分病人有心脏毒性，可见心衰、心律不齐、心率加快、传导阻滞等。其他有恶心、呕吐、腹痛、口腔溃疡、发热、皮肤色素沉着、肝功能损伤、静脉炎。药物外溢可致局部组织坏死、溃疡。

【注意事项】　白细胞或血小板明显低于正常、明显感染或发烧、水及电解质或酸碱失衡、胃肠道梗阻、肝功损伤、心功能失代偿、水痘和带状疱疹的患者和对本品有严重过敏者、孕妇、哺乳期妇女禁用。

注射用盐酸平阳霉素（Bleomycin A5 Hydrochloride for Injection）[典]

【药理作用】 本品为博来霉素多种成分中的一个单一成分 A_5，其抗肿瘤作用比博来霉素的主要成分博来霉素 A_2 强，而毒性较低。

【适应证】 用于头颈部鳞癌、恶性淋巴瘤、食道癌、鼻咽癌、宫颈癌、乳腺癌、肺癌、肝癌等。

【不良反应】 发热、恶心、呕吐、色素沉着、脱发、溃疡、肢端麻木等。偶见过敏性休克。

【注意事项】 70 岁以上老年人、肝肾功能损害、对本品过敏者及孕妇、哺乳期妇女慎用。用药期间要防止高热反应。

第四节　天然来源抗肿瘤药

本类药品都是从植物中提取的生物碱，能抑制蛋白质和 RNA 的合成，主要存在对神经系统的毒性，主要品种有长春碱、硫酸长春新碱、三尖杉酯碱、紫杉醇等。

高三尖杉酯碱（Homobarringtonie）[典]

【商品名称】 赛兰、华普乐

【药理作用】 抑制真核细胞内蛋白质的合成，使多聚核糖体解聚，是干扰蛋白质合成功能的抗癌药物。

【适应证】 用于急性早幼粒细胞白血病、急性单核细胞性白血病、急性粒细胞性白血病及恶性淋巴瘤等。

【不良反应】 胃肠道反应。有时出现恶心、呕吐、厌食、口干等。骨髓抑制有白细胞减少。

硫酸长春新碱（Vincristine Sulfate）[典]

【药理作用】 本品能影响细胞中纺锤体的形成，使有丝分裂停止于中期，对细胞增殖周期的 M 期有延缓或阻滞作用，属细胞周期特异性药物。

【适应证】 用于治疗急性淋巴细胞白血病、何杰金病、恶性淋巴肿瘤、小细胞肺癌、乳腺癌、卵巢癌、消化道癌等。

【不良反应】 神经系统毒性，主要表现为四肢麻木。可致脱发，偶见发热、恶心、呕吐。静脉注射可致血栓性静脉炎。如漏出血管外，可致局部组织坏死及持续性疼痛。

抗肿瘤药物的联合应用

抗恶性肿瘤药对癌细胞和人体正常细胞的选择性差别不大，因而应用过程中的不良反应广泛而严重。另外，易产生耐药性也是治疗过程中的问题之一。近年来，在分子生物学、细胞动力学、免疫学的理论指导下以及采用联合用药的方法，恶性肿瘤化学治疗的疗效有显著的提高，并明显减少了不良反应及耐药性的发生。在选择药物进行联合化疗时，应遵循一定的原则：①明确化疗的适应证和禁忌证，并非所有的病人均适合化疗。②要求所选择的每个药物对被治疗的肿瘤细胞都有抑制或杀灭作用。③所选择的药物作用机制、作用部位应有所不同，以发挥药物的协同作用。④制定合理的用药剂量和给药方案。应根据病人的实际情况，施行实际剂量的个体化，并随治疗的进展和病人生理指标的改变而调整。⑤所用药物的不良反应、毒性反应的表现、作用部位、发生时间应有所差别，以防止毒性叠加。因此，对适合化疗的病人，在选择药物时，需要考虑药物的抗肿瘤机制、药物的抗瘤谱以及药物的毒性。

 课堂互动

活动一　多媒体教学

1. 通过观看录像及多媒体课件，了解常用抗肿瘤药的适应证和主要不良反应。

2. 通过多媒体课件，了解细胞增殖周期和药物作用环节。

活动二　学习药品说明书

通过阅读环磷酰胺、5-氟尿嘧啶等的药品说明书，总结抗恶性肿瘤药物的不良反应。

活动三　案例分析

诸某，男，72岁。白血病、泌尿道感染。给予甲氨蝶呤片 1.25mg 每日 3 次，维生素 B_4、维生素 B_6 等，磺胺异噁唑片 1g 每日 3 次，用后出现白细胞、血小板减少，口腔及消化道感染，停用磺胺异噁唑及对症处理，病情好转。

分析：磺胺异噁唑与血浆蛋白结合力大于甲氨蝶呤，合用后竞争结合部位，置换出甲氨蝶呤，使游离型甲氨蝶呤血药浓度增加，作用和不良反应都增加。甲氨蝶呤能抑制二氢叶酸还原酶，从而阻碍二氢叶酸还原为四氢叶酸。也抑制了白细胞中核糖核酸的生物合成，过量时能影响正常血象。

习题

一、单项选择题

1. 肿瘤的实质是机体在（　　　）水平上的变化。

　　A. 基因　　　　　　B. 细胞　　　　　　C. 组织　　　　　　D. 器官

2. 硫酸长春新碱主要的不良反应是（　　　）。

　　A. 耳毒性　　　　　B. 肾毒性　　　　　C. 变态反应　　　　D. 神经毒性

3. 使用环磷酰胺出现肾功能损害时，环磷酰胺的剂量应（　　　）。

　　A. 增加　　　　　　B. 减少　　　　　　C. 停用　　　　　　D. 没有相关关系

4. 白消安是（　　　）类抗肿瘤药。

　　A. 氮芥类　　　　　B. 甲基磺酸酯　　　C. 亚硝脲类　　　　D. 肼类

5. 氟尿嘧啶属于（　　　）抗肿瘤药。

　　A. 烷化剂　　　　　B. 抗代谢类　　　　C. 抗生素类　　　　D. 天然来源生物碱类

6. 属于天然来源抗肿瘤药的是（　　　）。

　　A. 硫酸长春新碱　　B. 白消安　　　　　C. 环磷酰胺　　　　D. 盐酸氮芥

二、多项选择题

1. 盐酸氮芥进入体内后，形成高度活泼的乙烯亚胺离子，在（　　　）条件下与多种有机物质的亲核基团结合，进行烷基化作用。

　　A. 强酸性　　　　　B. 中性　　　　　　C. 弱碱性　　　　　D. 弱酸性

2. 甲氨蝶呤的不良反应主要有（　　　）

　　A. 骨髓抑制　　　　B. 肝肾功能损伤　　C. 胃肠道反应　　　D. 血压异常升高

3. 放线菌素 D 的主要适应证有（　　　）。

　　A. 肾母细胞瘤　　　B. 恶性淋巴瘤　　　C. 白血病　　　　　D. 结肠癌

4. 甲氨蝶呤的商品名是（　　　）。

　　A. 密都　　　　　　B. 密都锭　　　　　C. 美素生　　　　　D. 格芬特

5. 下列属于抗生素类抗肿瘤药的是（　　　）。

A. 白消安
C. 氟尿嘧啶

B. 放线菌素 D
D. 注射用盐酸平阳霉素

6. 天然来源抗肿瘤药有（　　）。

A. 甲氨蝶呤　　　　B. 高三尖杉酯碱　　　C. 环磷酰胺　　　　D. 硫酸长春新碱

三、问答题

1. 白消安的药理作用是什么？
2. 卡莫司汀的药理作用是什么？
3. 抗代谢类抗肿瘤药按作用原理分为哪几种？
4. 氟尿嘧啶的主要不良反应有哪些？

第五章　传出神经系统药物应用

【学习目标】

知识目标：

1. 熟悉硝酸毛果芸香碱、硫酸阿托品的药理作用和适应证。
2. 熟悉肾上腺素、重酒石酸去甲肾上腺素、盐酸异丙肾上腺素的药理作用和适应证。
3. 了解传出神经系统按递质的分类、受体的类型、分布及其生理效应。
4. 了解拟胆碱和抗胆碱药物的分类及常用药物。
5. 了解拟肾上腺素和抗肾上腺素药物的分类及常用药物。

能力目标：能够说出传出神经系统药物的基本作用。

第一节　传出神经系统药理概述

传出神经系统包括自主神经系统和运动神经系统。前者又称植物神经系统，可分为交感神经和副交感神经，主要支配心脏、平滑肌、腺体及眼等效应器官；后者支配骨骼肌。交感神经和副交感神经在到达效应器官之前，分别在相应的神经节更换神经元，因此有节前纤维和节后纤维之分。运动神经中枢发出后，中途不更换神经元，直接到达所支配的骨骼肌，故无节前和节后纤维之分。如图 5-1 所示。

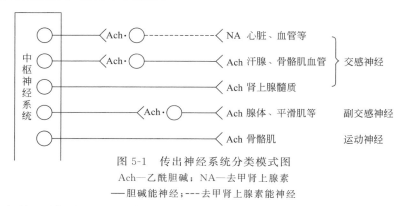

图 5-1　传出神经系统分类模式图

Ach—乙酰胆碱；NA—去甲肾上腺素

——胆碱能神经；---去甲肾上腺素能神经

一、传出神经的递质和分类

神经纤维末梢与其所支配的效应器接头处称为突触。突触由突触前膜、突触间隙和突触后膜三部分组成。当神经兴奋冲动到达神经末梢时，突触前膜释放出特异性的化学物质——递质，激动突触后膜相应的受体，而影响次一级神经元或效应器细胞的活动。已知传出神经末梢释放的递质主要为乙酰胆碱（Ach）和去甲肾上腺素（NA）。根据神经末梢释放的递质不同，传出神经又可分为胆碱能神经和去甲肾上腺素能神经。

（1）胆碱能神经　胆碱能神经指能自身合成、贮存 Ach，兴奋时其末梢释放 Ach 的神经，包括：①副交感神经节前、节后纤维；②交感神经节前纤维，以及小部分交感神经节后纤维（支配汗腺的分泌神经及骨骼肌血管舒张神经）；③运动神经；④支配肾上腺髓质的交感神经节前纤维。

（2）去甲肾上腺素能神经　去甲肾上腺素能神经指能自身合成、贮存 NA，兴奋时其末梢释放 NA 的神经。绝大多数交感神经节后纤维都属于这种神经。

此外，还有多巴胺能神经、5-羟色胺能神经（如肾及肠系膜血管）、嘌呤能神经（如肠及膀胱）和肽能神经（如结肠）。它们主要在局部发挥调节作用。

二、传出神经系统递质的合成、储存、释放和消除

1. 乙酰胆碱（Ach）的合成、储存、释放和消除

（1）Ach 的生物合成　Ach 主要是在胆碱能神经末梢的胞质中由乙酰辅酶 A 和胆碱在胆碱乙酰化酶的催化下合成。

（2）Ach 的储存　Ach 合成后，进入囊泡，与 ATP 和囊泡蛋白共同贮存于囊泡中。

（3）Ach 的释放：当神经冲动传到神经末梢时，神经末梢膜去极化，细胞膜钙通道开放，Ca^{2+} 内流，胞浆内 Ca^{2+} 升高，囊泡向突触前膜滚动，与突触前膜融合形成裂孔，囊泡中的递质及内容物外排。一次胞裂外排可排出 $200 \sim 300$ 个以上囊泡同时伴 Ach 释放。释放出的 Ach 与效应器或神经节细胞上的胆碱结合，产生一系列生理效应。

（4）Ach 的消除　Ach 释放后，在数毫秒内即被突触部位的乙酰胆碱酯酶（AchE）分解为乙酸和胆碱，部分胆碱可被神经末梢再摄取利用。

2. 去甲肾上腺素（NA）的合成、贮存、释放和消除

（1）NA 的生物合成　NA 的生物合成主要是在神经末梢中进行。其前体为酪氨酸，在酪氨酸羟化酶催化下生成多巴，再经多巴脱羧酶催化生成多巴胺（DA），上述步骤在胞浆中进行。多巴胺进入囊泡，再经多巴胺 β-羟化酶催化，生成去甲肾上腺素。

（2）NA 的储存　NA 与 ATP 和嗜铬颗粒蛋白结合，贮存于囊泡。

（3）NA 的释放　当神经冲动传到神经末梢时，囊泡中的 NA 释放到突触间隙，与突触后膜上的受体结合产生效应。

（4）NA 的消除　NA 释放后，约 $75\% \sim 95\%$ 迅速被突触前膜主动摄入神经末梢，而后被再摄入囊泡中储存起来，供下次释放所用。在囊泡外的 NA 被线粒体膜所含的单胺氧化酶（MAO）代谢。

非神经组织如心肌、平滑肌等也能摄取 NA，这部分 NA 被细胞内的氧位甲基转移酶（COMT）和 MAO 代谢。此外，有少部分的 NA 从突触间隙扩散到血液中，主要被肝、肾等组织的 COMT 和 MAO 所破坏。

三、传出神经系统受体的分类及效应

传出神经系统的受体是镶嵌于细胞膜中，特别是突触前膜和后膜中的一种特殊蛋白质，它能选择性地与相应的递质或药物结合，产生特定的生理效应。传出神经受体常根据其选择性结合的递质或药物来命名，主要分为胆碱受体和肾上腺素受体两大类。

1. 胆碱受体

能选择性地与 Ach 结合的受体称胆碱受体。根据这些受体对药物的敏感性不同，又分为两类。

（1）M 胆碱受体　在副交感神经节后纤维支配的效应器上的胆碱受体，对毒蕈碱特别敏感，称为毒蕈碱型胆碱受体，简称 M 胆碱受体或 M 受体，可以选择性地被阿托品类药物所阻断。

近年来发现，M 胆碱受体又可分为 M_1 和 M_2 两种亚型。M_1 受体主要分布于神经节、胃壁细胞和中枢神经系统（大脑皮层、海马、纹状体等）；M_2 受体主要分布于外周效应器官上，如心肌、平滑肌、腺体细胞等。兴奋时主要表现为心脏抑制、血管扩张、内脏平滑肌收缩、瞳孔缩小、腺体分泌等，称为 M 样作用。

（2）N胆碱受体　在神经节细胞或骨骼肌细胞上的胆碱受体对烟碱特别敏感，称为烟碱型胆碱受体，简称 N 胆碱受体或 N 受体。根据 N 胆碱受体对阻断剂的反应不同，又分为两种亚型。在神经节细胞上的称 N_1 胆碱受体；在骨骼肌细胞上的称 N_2 胆碱受体。兴奋时主要表现为植物神经节兴奋、肾上腺髓质分泌、骨骼肌收缩等，称为 N 样作用。

2. 肾上腺素受体

能选择性地与 NA 或肾上腺素结合的受体称为肾上腺素受体，主要分布在去甲肾上腺素能神经所支配的效应器细胞膜上。根据它们对激动药或阻断药敏感性的不同，分为两大类。

（1）α 型肾上腺素受体　简称 α 受体，分为 α_1 和 α_2 两种亚型。α_1 受体主要分布在皮肤黏膜血管、内脏血管、瞳孔开大肌、腺体等处。兴奋时主要表现为血管收缩、瞳孔开大、汗腺分泌等。α_2 受体主要分布于突触前膜上，兴奋时负反馈调节去甲肾上腺素的释放。

（2）β 型肾上腺素受体　简称 β 受体，分为 β_1 和 β_2 两种亚型。β_1 受体主要分布于心脏和脂肪组织；β_2 受体主要分布在支气管和血管平滑肌上。兴奋时表现为心脏兴奋、支气管与血管扩张、脂肪和糖原分解、血糖升高等。

表 5-1 所列为传出神经主要受体分布及效应。

表 5-1　传出神经主要受体分布及效应

效应器		肾上腺素能神经兴奋		胆碱能神经兴奋	
		受体	效应	受体	效应
心脏	心肌	β_1^{*}	收缩力加强*	M	收缩力减弱
	窦房结	β_1	心率加快	M	心率减慢
	传导系统	β_1	传导加快	M	传导减慢
血管	皮肤、黏膜	α	收缩	M	舒张
	腹腔内脏	α_1、β_2	收缩、舒张		
	骨骼肌	α、β_2	收缩、舒张		舒张
	冠状动脉	α、β_2	收缩、舒张		舒张
平滑肌	支气管	β_2	舒张	M	舒张*
	胃肠	β_1	舒张	M	收缩*
	胃肠括约肌	α_1	收缩	M	舒张
	胆囊、胆道	β_2	舒张	M	收缩*
	膀胱逼尿肌	β_2	舒张	M	收缩*
	膀胱括约肌	α_1	收缩	M	舒张
	瞳孔开大肌	α_1	收缩（散瞳）		
	瞳孔括约肌			M	收缩（缩瞳）
腺体	汗腺	α_1	手心、脚心分泌	M	全身分泌（交感）*
	唾液腺			M	分泌
	胃肠道			M	分泌
	呼吸道	α_1、β_2	分泌减少、分泌增加	M	分泌
代谢	脂肪分解	β	增加		
	肝糖原分解	β_2	增加		
	肌糖原分解	β_2	增加		
	交感神经节			N_1	兴奋
	肾上腺髓质			N_1	分泌
	骨骼肌	β_2	收缩	N_1	收缩

注：标"*"者表示占优势。

四、传出神经系统药物的基本作用方式和分类

1. 传出神经系统药物的基本作用

（1）直接作用于受体　绝大多数传出神经系统药物可直接与胆碱受体和肾上腺素受体结合，产生激动或阻断受体的效应，分别称为受体激动药或阻断药（拮抗药）。

（2）影响递质的生物合成　直接影响递质生物合成的药物很少。密胆碱抑制 Ach 的合成，α-甲基酪氨酸抑制 NA 的合成。这两种药目前没有临床应用价值，仅作为实验研究的工具药。

（3）影响递质的代谢　乙酰胆碱的灭活主要被胆碱酯酶水解。抗胆碱酯酶药能抑制胆碱酯酶的活性，减少 Ach 的水解失活，产生拟胆碱作用。

（4）影响递质的释放和储存　有些药物可通过促进递质的释放而发挥拟似作用。例如盐酸麻黄碱、间羟胺和盐酸多巴胺可促进 NA 的释放而发挥拟肾上腺素的作用。还有些药物影响递质在神经末梢的储存而发挥作用。例如利血平主要抑制囊泡对 NA 的主动再摄取，使囊泡内的递质逐渐减少以致耗竭，从而影响突触的化学传递，产生拮抗去甲肾上腺素能神经的作用。

2. 传出神经系统药物的分类

传出神经系统药物可根据其作用性质（激动受体或拮抗受体）和对不同类型受体的选择作用分类，见表 5-2。

表 5-2　传出神经系统药物的分类

拟　似　药			拮　抗　药		
拟胆碱药	胆碱受体激动药	M、N 受体激动药（氨甲酰胆碱）	抗胆碱药	胆碱受体阻滞药	M 受体阻滞药（硫酸阿托品）
		M 受体激动药（硝酸毛果芸香碱）			M₁ 受体阻滞药（哌仑西平）
		N 受体激动药（烟碱）			N₁ 受体阻滞药（六甲双铵）
	胆碱酯酶抑制剂	溴新斯的明			N₂ 受体阻滞药（氯化琥珀胆碱）
	肾上腺素受体激动药	α, β 受体激动药（肾上腺素）		胆碱酯酶复活药	碘解磷定
		α_1, α_2 受体激动药（去甲肾上腺素）		肾上腺素受体阻滞药	α_1, α_2 受体阻滞药（甲磺酸酚妥拉明）
		α_1 受体激动药（苯肾上腺素）			α_1 受体阻滞药（盐酸哌唑嗪）
		α_2 受体激动药（可乐定）			β_1, β_2 受体阻滞药（盐酸普萘洛尔）
		β_1, β_2 受体激动药（盐酸异丙肾上腺素）			β_1 受体阻滞药（阿替洛尔）
		β_1 受体激动药（盐酸多巴酚丁胺）			α, β 受体阻滞药（拉贝洛尔）
		β_2 受体激动药（沙丁胺醇）		去甲肾上腺素能神经阻滞药	利血平

第二节　拟肾上腺素药与肾上腺素受体阻断药

一、拟肾上腺素药

拟肾上腺素药是一类化学结构与肾上腺素相似的药物，其作用是与肾上腺素受体结合并激动受体，产生与肾上腺素相似的作用，故又称为肾上腺素受体激动药。本类药物的基本化学结构是 β-苯乙胺。肾上腺素、去甲肾上腺素、盐酸异丙肾上腺素等在苯环上有 3,4-二羟基的，又称为儿茶酚胺类。根据药物选择性激动肾上腺素受体亚型的不同，可分为 α、β 受体激动药，α 受体激动药和 β 受体激动药三大类。

1. α、β 受体激动药

肾上腺素（Adrenaline，AD）[典][基]

肾上腺素系肾上腺髓质的主要激素，药用肾上腺素是从家畜肾上腺中提取或人工合成

的。肾上腺素的化学性质不稳定，遇光易分解，在中性尤其在碱性溶液中迅速氧化，变为粉红色或棕色而失效。

【药理作用】 肾上腺素对肾上腺素 α、β 受体均有强大的激动作用，产生较强的 α 型作用和 β 型作用。

（1）心脏 肾上腺素激动心肌、窦房结和传导系统的 β_1 受体，引起心脏强烈兴奋，表现为心肌收缩力加强，心率加快，传导加速，心输出量增加；并舒张冠状血管，增加心肌血液供应，且作用迅速，是一个强效的心脏兴奋药。但因心脏做功及代谢显著增加，故心肌的耗氧量也增加。较大剂量或静注速度太快还可提高心脏的自律性，出现心律失常，甚至引起心室纤颤。

（2）血管 肾上腺素能同时激动血管上 α_1 和 β_2 受体，与 α_1 受体结合产生缩血管作用，与 β_2 受体结合则产生扩血管作用。由于体内各部位的肾上腺素受体的密度和种类各不相同，故作用也不一样。皮肤、黏膜及腹腔内脏的血管以 α_1 受体占优势，故出现明显收缩作用；骨骼肌和冠状血管以 β_2 受体为主，故呈明显扩张作用。AD 对肺和脑血管的作用微弱。

（3）血压 肾上腺素对血压的影响与剂量有关。在皮下注射治疗量（0.5～1mg）或静滴（每分钟 $10\mu g$）时，由于心脏兴奋、心输出量增加，从而使收缩压上升；β 受体对低剂量的肾上腺素更敏感，骨骼肌血管扩张，抵消或超过皮肤、黏膜及内脏血管的收缩，故舒张压不变或下降。但随剂量的增加，激动血管 α 受体的作用逐渐增强，血管收缩，外周阻力增加，收缩压和舒张压均升高。如事先使用 α 受体阻断药（甲磺酸酚妥拉明等）取消 AD 的缩血管样作用，再用 AD 时则其扩血管作用就明显表现出来，导致血压下降，这种现象称之为肾上腺素升压作用的翻转。故 α 受体阻断药引起的低血压不能用肾上腺素来治疗。

（4）支气管 肾上腺素能激动支气管平滑肌 β_2 受体，产生强大的舒张作用。能收缩支气管黏膜血管的 α 受体，产生缩血管作用，降低毛细血管通透性，减轻支气管黏膜水肿。此外 AD 能抑制肥大细胞释放组胺等过敏性物质，也有利于支气管的扩张。

（5）代谢 肾上腺素能明显增强机体的新陈代谢，促进糖原分解及脂肪分解，使血糖升高，血中游离脂肪酸、乳酸及钾离子均增加，组织耗氧量显著增加。

【适应证】 （1）心脏骤停 AD 对突然停搏的心脏有起搏作用。对于溺水、麻醉和手术过程中的意外、药物中毒、传染病和心脏传导阻滞等所致的心脏骤停，可首选肾上腺素进行心室内注射，同时必须采取有效的人工呼吸和心脏挤压等措施。对电击所致的心脏骤停也可配合心脏除颤器或盐酸利多卡因等除颤。

（2）过敏性休克 肾上腺素能收缩血管，兴奋心脏，升高血压，同时舒张支气管平滑肌，消除黏膜水肿，缓解呼吸困难，故能迅速解除休克症状。多用于治疗药物（如青霉素等）和异性蛋白（免疫血清等）引起的过敏性休克。一般皮下或肌内注射，危急时也可静滴。

（3）支气管哮喘 控制支气管哮喘的急性发作，皮下或肌内注射能于数分钟内奏效，但维持时间较短。

（4）局部应用 将肾上腺素加入盐酸普鲁卡因或盐酸利多卡因等局麻药中，使注射部位周围血管收缩，延缓局麻药的吸收，增强局麻效应，延长局麻作用时间，并可防止局麻药吸收中毒。亦可将浸有肾上腺素的纱布或棉球（0.1%）用于外伤表面，如鼻黏膜和齿龈出血，使微血管收缩而止血。

【不良反应】 主要不良反应为心悸、烦躁、头痛和血压升高等。

【注意事项】 剂量过大尚可发生心律失常和血压骤增，甚至引起脑溢血，故应严格控制剂量。禁用于高血压、器质性心脏病、糖尿病和甲状腺素功能亢进等患者。

盐酸麻黄碱 （Ephedrine Hydrochloride)[典]

本品是从中药麻黄中提取的生物碱。现已人工合成，化学性质稳定。

【药理作用】 盐酸麻黄碱的作用与肾上腺素基本相似，能激动 α 及 β 受体。也可促进去甲肾上腺素能神经末梢释放递质而间接发挥拟肾上腺素作用，作用较肾上腺素弱而持久。

（1）心血管 兴奋心脏，使心肌收缩力加强、心输出量增加。收缩皮肤、黏膜血管，轻度升高血压，升压作用出现缓慢，但维持时间较长（3～6h）。

（2）支气管 其松弛作用较肾上腺素弱，起效慢但作用持久。

（3）中枢神经系统 盐酸麻黄碱可以通过血-脑屏障，具有较明显的中枢作用，较大剂量的盐酸麻黄碱可兴奋大脑皮层和皮层下中枢而引起兴奋不安、焦虑、震颤和失眠。

（4）快速耐受性 短期内反复给药，作用可逐渐减弱。

【适应证】 ①各种原因引起的充血性鼻塞。盐酸麻黄碱具有较强的黏膜血管收缩作用，可使鼻黏膜水肿和渗出症状减轻，缓解鼻塞。②防治某些低压状态，用于防治硬膜外和蛛网膜下腔麻醉所引起的低血压。③缓解荨麻疹和血管神经性水肿等过敏反应的皮肤黏膜症状。

【不良反应】 主要是中枢兴奋作用，常见心悸、头晕、失眠及头痛等。

【注意事项】 可引起快速耐受性。禁用于高血压、器质性心脏病、糖尿病和甲状腺素功能亢进等患者。

盐酸多巴胺 （Dopamine Hydrochloride)[典][基]

本品系去甲肾上腺素生物合成的前体，药用盐酸多巴胺为人工合成品。其化学性质不稳定，口服无效，消除迅速，临床均采用静脉给药。

【商品名称】 阿斯克丁

【药理作用】 选择性地激动多巴胺受体，也能激动 α 受体及 β 受体，对 β_2 受体作用较弱。

（1）心血管系统 小剂量多巴胺激动肾与肠系膜血管的多巴胺受体，使血管扩张。较大剂量能激动 α 受体，表现为血管收缩，并促进神经末梢释放去甲肾上腺素；兴奋心脏 β 受体，使心肌收缩力加强，心输出量增加，对心率影响不明显，故较少引起心悸和心律失常。

（2）血管和血压 激动盐酸多巴胺受体可扩张脑、肾、肠系膜血管。激动 α 受体使皮肤、黏膜血管收缩。小剂量时，起兴奋心脏及舒缩血管的综合作用，使收缩压升高，舒张压无明显变化。大剂量时，则较显著地兴奋心脏和收缩血管，外周阻力增大，使收缩压和舒张压都升高。

（3）肾脏作用 低浓度多巴胺可激动肾脏多巴胺受体，使肾脏血管扩张，肾血流量和肾小球滤过率增加。此外，多巴胺尚能直接抑制肾小管对钠的重吸收，排钠利尿，但大剂量多巴胺仍可兴奋肾血管的 α 受体而致肾血管收缩，使肾血流量减少。

【适应证】 可用于抗休克，对休克伴有心肌收缩力减弱、少尿、尿闭者尤为适合。但必须注意补充血容量，纠正酸中毒。此外尚可与利尿剂合用治疗急性肾功能衰弱。

【不良反应】 一般较轻微，偶见恶心、呕吐，但静滴过快及用量过大也可引起心动过速和心律失常。

【注意事项】 静滴时酌情调整滴速；心动过速患者禁用。

2. α 受体激动药

重酒石酸去甲肾上腺素 （Noradrenaline Bitartrate)[典][基]

去甲肾上腺素是去甲肾上腺素能神经的主要神经递质，肾上腺髓质亦分泌少量的去甲肾上腺素，药用的为人工合成品，常用其重酒石酸盐。去甲肾上腺素的化学性质和体内过程与肾上腺素相似。

【药理作用】 本品主要激动α受体，但比肾上腺素作用稍弱，对β受体的作用则更弱，对β₂受体几乎无作用。

（1）血管 激动平滑肌上的α受体，除冠状动脉扩张外，几乎所有小动脉如皮肤、黏膜、肾、脑、肝、肠系膜、骨骼肌的血管和小静脉均出现强烈的收缩。冠状动脉扩张是由于心脏兴奋，心肌的代谢物增加，使其舒张血管。

（2）心脏 可激动心脏β受体，但作用较弱。由于血压升高，反射性兴奋迷走神经，使心率减慢、每分钟心输出量无改变或略下降。

（3）血压 小剂量注射时由于兴奋心脏，收缩压升高，此时血管收缩作用尚不十分剧烈，故舒张压升高不多而脉压加大。较大剂量时，因血管强烈收缩使外周阻力明显增高，故收缩压和舒张压均增高，脉压变小，组织的血流灌注减少。

【适应证】 （1）休克 去甲肾上腺素在休克治疗中不占主要地位，仅限于某些休克类型如早期神经源性休克以及药物中毒引起的低血压等，用NA静脉滴注，使收缩压维持在12kPa（90mmHg）左右，以保证心、脑等重要器官的血液供应。

（2）药物中毒性低血压 对中枢抑制药如全麻药、镇静催眠药及吩噻嗪类抗精神病药等中毒引起的低血压，用NA静脉滴注，可使血压上升，维持或接近正常水平。尤其在盐酸氯丙嗪中毒，血压过低时，由于盐酸氯丙嗪具有α受体阻断作用，此时禁用肾上腺素而宜选用NA。

（3）上消化道出血 取本品1～3mg，稀释后口服，可在食道或胃内局部收缩黏膜血管，产生止血效果。

【不良反应】 ① 局部组织坏死，静滴时如浓度过大、时间过长或药物漏出血管，可引起局部组织缺血坏死。故静滴时应防止药液外漏，并注意观察局部反应，如发现外漏或注射部位皮肤苍白，应立即更换注射部位，并对原滴注部位进行热敷，或用盐酸普鲁卡因溶液局部封闭或用α受体阻断药如甲磺酸酚妥拉明作局部注射，以扩张血管。

② 急性肾功能衰竭，静注时间过长或剂量过大，可使肾血管剧烈收缩，产生少尿、无尿以致急性肾功能衰竭，故用药期间尿量至少保持在每小时25ml以上。

【注意事项】 禁用于高血压、动脉硬化、器质性心脏病、无尿病人与孕妇。

重酒石酸间羟胺 （Metaraminol Bitartrate）[典][基]

【商品名称】 阿拉明

间羟胺为人工合成品，其作用与NA相似，但作用温和而持久。间羟胺除直接作用于肾上腺素受体外，尚有促进神经末梢释放去甲肾上腺素而间接发挥拟肾上腺素的作用。

间羟胺主要作用于α受体。短期内反复应用可产生快速耐受性。由于间羟胺化学性质稳定，升压作用持久，对肾血管收缩作用小，不易引起少尿等不良反应，还可肌内注射，故临床上作为NA的代用品，用于各种休克早期、手术后或脊椎麻醉后的休克。还可局部使用，减轻鼻黏膜充血。

3. β受体激动药

盐酸异丙肾上腺素 （Isoprenaline Hydrochloride）[典][基]

本品是人工合成品，常用其硫酸盐或盐酸盐，是经典的β受体激动剂。

【商品名称】 喘息定、治喘灵

【药理作用】 盐酸异丙肾上腺素对β₁和β₂受体均有强大的激动作用，主要作用于心脏、支气管平滑肌、骨骼肌血管以及代谢等方面，对α受体几乎无作用。

（1）心脏 激动心肌β受体作用强，表现为正性肌力和正性频率作用。与肾上腺素相比，加快心率和加速传导的作用较强，对窦房结有显著兴奋作用。

（2）血管　激动 β_2 受体，主要使骨骼肌血管舒张，对肾血管和肠系膜血管舒张作用较弱。以小剂量静脉滴注，由于心脏兴奋和外周血管舒张，使收缩压升高而舒张压下降，此时冠脉流量增加。如静脉注射给药，引起舒张压明显下降，此时，冠脉有效血流量不增加。

（3）支气管平滑肌　激动平滑肌 β_2 受体，解除支气管痉挛，作用比肾上腺素强，但不能收缩支气管黏膜血管，故不能消除黏膜水肿。

【适应证】　（1）支气管哮喘　舌下或气雾剂吸入给药，可用于控制支气管哮喘的急性发作，疗效快而强，可持续 1h 左右。

（2）房室传导阻滞　能加速房室传导，治疗 II 度房室传导阻滞，一般采用舌下给药；对完全性房室传导阻滞可静注，并应根据心率调整滴速，使心率维持在 $60\sim70$ 次/min 左右。

（3）心脏骤停　适用于治疗心室自身节律缓慢，高度房室传导阻滞或窦房结功能衰竭并发心脏骤停。由于降低舒张压，减低冠脉灌注压，故常与去甲肾上腺素或间羟胺合用于心室内注射，以减弱周围血管扩张，提高冠脉灌注压。

（4）抗休克　在补足血容量的基础上，盐酸异丙肾上腺素对中心静脉压高和心输出量低下的休克患者具有一定的疗效。

【不良反应】　常见不良反应有心悸、头痛、头晕，对缺氧严重的病人易引起心律失常和诱发加剧心绞痛。哮喘病人长期反复应用可产生耐受性，疗效下降。

【注意事项】　盲目加大剂量有可能引起猝死。禁用于冠心病、心肌炎和甲状腺机能亢进的病人。

盐酸多巴酚丁胺（Dobutamine Hydrochloride）[典][基]

【商品名称】　安畅、奥万源、辰生芬、丰海芬、康利托、独步催

盐酸多巴酚丁胺可选择性地激动 β_1 受体，对 α 受体仅具有微弱的激动作用。与盐酸异丙肾上腺素相比较，本品在显著增强心肌收缩力的同时，并不明显加快心率，也很少增加心肌耗氧量，对肾及肠系膜等外周血管无直接扩张作用。主要通过静脉滴注用于短期治疗心肌梗死或心脏手术后并发心力衰竭者，可增加心输出量而不影响或较少影响心率。连续应用可产生快速耐受性。

二、肾上腺素受体阻断药

肾上腺素受体阻断药与肾上腺素受体结合后能阻断去甲肾上腺素能神经递质或外源性拟肾上腺素药对受体的激动作用，从而产生拮抗作用。根据药物对 α 和 β 受体选择性的不同，分为 α 受体阻断药和 β 受体阻断药两大类。

1. α 受体阻断药

α 受体阻断药能选择性地与肾上腺素 α 受体结合，但缺乏内在活性，本身不产生拟肾上腺素作用，阻断去甲肾上腺素能神经递质或激动药对 α 受体的作用。根据 α 受体阻断药对 α 受体亚型（α_1 和 α_2）的选择性不同，可将其分为三类：①非选择性 α 受体阻断药，对 α_1 和 α_2 受体均有阻断作用，根据其作用维持时间长短，又可分为短效 α 受体阻断药，如甲磺酸酚妥拉明和长效 α 受体阻断药，如盐酸酚苄明；②α_1 受体阻断药，选择性地阻断 α_1 受体，如盐酸哌唑嗪；③α_2 受体阻断药，选择性阻断 α_2 受体，如育亨宾。

甲磺酸酚妥拉明（Phentolamine Mesylate）[典][基]

见第八章第三节。

<h1 style="text-align:center">盐酸妥拉唑啉 (Tolazoline Hydrochloride)^{〔典〕}</h1>

与甲磺酸酚妥拉明相似，作用较弱，吸收好。大部分以原形迅速从尿中排出。不良反应发生率较高。

<h1 style="text-align:center">盐酸酚苄明 (Phenoxybenzamine Hydrochloride)^{〔典〕}</h1>

【商品名称】 苯苄胺、苯氧苄胺

【药理作用】 本品属长效 α 受体阻断药，阻断 α 受体作用起效慢，但作用强大而持久。能舒张血管，降低外周阻力。对于静卧的正常人，缓慢静脉注射一般剂量（1mg/kg），收缩压改变很少而舒张压下降。但当伴有代偿性交感性血管收缩，如血容量减少或直立时，就会引起显著的血压下降。由于血压下降所引起的反射作用，加之 α 受体的阻断作用，可使心率加速。此外，它还有较弱的抗组胺与抗 5-羟色胺作用。

【适应证】 用于外周血管痉挛性疾病，也可用于治疗休克和嗜铬细胞瘤引起的高血压。

【不良反应】 体位性低血压、心动过速、鼻塞、中枢抑制等。此外，尚有胃肠刺激症状，如恶心、呕吐等。

<h1 style="text-align:center">盐酸哌唑嗪 (Prazosin Hydrochloride)^{〔典〕}</h1>

【商品名称】 脉宁平、降压新

本品是一个典型的 α_1 受体阻断药，选择性地阻断 α_1 受体，对突触前膜 α_2 受体的阻断作用极小，因此在降低血压时，不会引起去甲肾上腺素释放的增加，避免加快心率副作用的出现。

2. β 受体阻断药

β 受体阻断药选择性地和 β 受体结合，竞争性地阻断去甲肾上腺素能神经递质或 β 受体激动药与 β 受体结合，从而拮抗 β 受体激动后所产生的作用。根据药物对 β_1 和 β_2 受体的选择性，可将 β 受体阻断药分为两大类：①非选择性 β 受体阻断药。本类药物对 β_1 和 β_2 受体的选择性不高，对二者具有相似程度的阻断作用，如盐酸普萘洛尔（心得安）、马来酸噻吗洛尔（噻吗心安）、纳多洛尔、氧烯洛尔等。②选择性 β 受体阻断药。本类药物对 β 受体具有选择性阻断作用，对 β 受体的阻断作用很弱或几乎无作用。如阿替洛尔（氨酰心安）、美托洛尔（甲氧乙心安）、醋丁洛尔。

【药理作用】 （1）β 受体阻断作用 本类药物通过阻断 β 受体，拮抗或减弱受体激动作用。阻断心脏的 β_1 受体，使心率减慢，心收缩力减弱，心输出量减少，心肌的耗氧量降低。对血管 β_2 受体有较弱的阻断作用，可使血管收缩，外周阻力增加。使肝、肾和骨骼肌等脏器血流量减少，冠脉血流量也减少。阻断支气管平滑肌的 β_2 受体，增加呼吸道阻力，对正常人影响很小，但对支气管哮喘患者，则可诱发或加剧支气管哮喘的发作。

（2）内在拟交感活性 吲哚洛尔和氧烯洛尔等在阻断 β 受体的同时，尚具有不同程度的受体激动作用，称为内在拟交感活性。这种激动作用较弱，一般被其 β 受体阻断作用所掩盖，不易表现出来，但增大药物剂量或体内儿茶酚胺处于低水平状态时，可产生心率加快和心输出量增加等作用。

（3）膜稳定作用 部分 β 受体阻断药对细胞膜有直接作用，使其对离子的通透性降低，产生局麻作用或奎尼丁样作用。

表 5-3 所列为 β 受体阻断药的药理学特征比较。

表 5-3　β受体阻断药的药理学特征比较

药　物	受体选择性	内在拟交感活性	首过消除/%	生物利用度/%	$T_{1/2}$/h
盐酸普萘洛尔	β_1,β_2	0	60～70	30	3～4
阿普洛尔	β_1,β_2	++	90	10	2～5
氧烯洛尔	β_1,β_2	++	40～70	24～60	2～3
吲哚洛尔	β_1,β_2	++	10～20	90	3～4
美托洛尔	β_1	0	25～60	40～75	3～4
醋丁洛尔	β_1	+	30	20～60	2～4
拉贝洛尔	β_1,β_2,α_1	+	60	20～40	4～6

【适应证】　（1）心律失常　对多种原因引起的过速型心律失常均有效（见抗心律失常药）。

（2）心绞痛　对冠心病、典型性心绞痛具有良好的疗效，使心绞痛发作减少和运动耐力改善。早期应用盐酸普萘洛尔和马来酸噻吗洛尔等可降低心肌梗死后的复发和猝死（见抗心绞痛药）。

（3）高血压病　盐酸普萘洛尔、阿替洛尔和美托洛尔等均可有效地控制慢性高血压，病人耐受良好。可单独使用，亦可和利尿药或血管扩张药配伍（见抗高血压药）。

（4）其他　马来酸噻吗洛尔使房水生成减少、降低眼内压，用于治疗原发性开角型青光眼。也用于甲状腺机能亢进及甲状腺中毒危象。

【不良反应】　一般的不良反应为消化道症状，有恶心、呕吐、轻度腹泻等，停药后迅速消失。严重不良反应为诱发和加重支气管哮喘，诱发急性心力衰竭，有时可突然出现，可能与个体差异有关。

【注意事项】　盐酸普萘洛尔等无内在拟交感活性的受体阻断药长期应用后突然停药，可使原来病症加剧。禁用于心功能不全、窦性心动过缓、重度房室传导阻滞和支气管哮喘等患者，慎用于心肌梗死患者。

第三节　拟胆碱药与抗胆碱药

一、拟胆碱药

拟胆碱药是一类作用与胆碱能神经递质（乙酰胆碱）相似的药物。按它们的作用机制可分为胆碱受体激动药和抗胆碱酯酶药两类。

硝酸毛果芸香碱（Pilocarpine Nitrate）[典][基]

【商品名称】　匹罗卡品、瑞尔欣

【药理作用】　硝酸毛果芸香碱能选择性激动外周胆碱受体，对眼和腺体的选择作用较强，对心血管系统影响较小，但其吸收入血后，对全身的作用也相当广泛。所以仅供眼科局部应用。

1. 眼

（1）缩瞳　用硝酸毛果芸香碱后，可激动虹膜内瞳孔括约肌（环状肌）的 M 胆碱受体，兴奋时瞳孔括约肌收缩，表现为瞳孔缩小。

（2）降低眼内压　硝酸毛果芸香碱的缩瞳作用，使虹膜向中心拉紧，根部变薄，虹膜角间隙变大，使房水易于通过滤帘进入巩膜静脉窦，从而降低眼内压。

（3）调节痉挛　硝酸毛果芸香碱可激动睫状体上的 M 受体，使睫状肌向眼的中心方向收缩，从而悬韧带松弛，晶状体靠其本身弹性变凸，屈光度增加，视近物清楚，视远物则不能清晰地成像于视网膜上，故看远物模糊，硝酸毛果芸香碱的这种作用称为调节痉挛。

2. 腺体

硝酸毛果芸香碱激动腺体的 M 受体，使汗腺与唾液腺分泌增加。

【适应证】 临床上局部用于眼科。滴眼时，易透过角膜，作用迅速，10min 后出现作用，30min 达高峰。缩瞳及降低眼内压维持 4～8h，调节痉挛作用短暂，仅 2h。

（1）青光眼 房水回流受阻引起眼内压增高是青光眼的主要特征，可导致头痛、视力减退，严重者可致失明。硝酸毛果芸香碱能使房水回流通畅，使眼内压下降。对闭角型和开角型青光眼均有效。

（2）虹膜炎 利用硝酸毛果芸香碱的缩瞳作用，与扩瞳药硫酸阿托品交替使用防止虹膜睫状体炎症时的组织粘连。

【不良反应】 滴眼时药物可经鼻泪管吸收，激动 M 受体，表现 M 样作用。

【注意事项】 滴眼时应压迫眼内眦，防止药物吸收。若因吸收产生了 M 样症状，可用硫酸阿托品拮抗。禁用于急性虹膜炎。

二、胆碱酯酶抑制药

胆碱酯酶主要存在于胆碱能神经末梢突触间隙，能在体内迅速水解乙酰胆碱，终止乙酰胆碱的效应。胆碱酯酶抑制药与胆碱酯酶结合后的复合物水解较慢，甚至难以水解，从而使酶持久失活。按它们与酶结合形成复合物后水解的难易，分为易逆性与难逆性两大类。

三、胆碱受体阻断药

胆碱受体阻断药又称抗胆碱药，能与 M 胆碱受体结合，阻碍胆碱能神经递质或拟胆碱药与胆碱受体的结合，而产生抗胆碱作用。按其对 M 受体和 N 受体的选择性阻断作用不同，可分为 M 胆碱受体阻断药、N_1 胆碱受体阻断药（神经节阻断药）和 N_2 受体阻断药（骨骼肌松弛药）。

1. M 胆碱受体阻断药

硫酸阿托品 （Atropine Sulfate）[典][基]

【商品名称】 迪善

【药理作用】 硫酸阿托品的作用机制是与受体结合后只有亲和力，内在活性少，不能激动受体，反而阻断乙酰胆碱与受体结合，竞争性拮抗 Ach 或胆碱受体激动药对 M 受体的激动作用。硫酸阿托品对外源性的拮抗作用强，对内源性释放的拮抗作用弱。硫酸阿托品对 M 胆碱受体有相当高的选择性，但很大剂量时还可阻断神经节的受体。

（1）松弛内脏平滑肌 硫酸阿托品阻断多种内脏平滑肌的 M 受体，对胆碱能神经支配的内脏平滑肌均有松弛作用，在平滑肌处于痉挛状态时，松弛作用更明显。对胃肠道平滑肌的强烈蠕动或痉挛所致的胃肠道绞痛疗效最好，对输尿管及膀胱逼尿肌痉挛引起的肾绞痛疗效次之，对胆道及支气管平滑肌的解痉作用较弱，对子宫平滑肌影响较小。

（2）抑制腺体分泌 唾液腺和汗腺最敏感，小剂量（0.5mg）就呈现显著抑制作用，引起口干和皮肤干燥。其次可抑制泪腺与呼吸腺体的分泌。较大剂量虽可抑制胃液的分泌，但对胃酸分泌的影响较小，因胃酸分泌尚受组胺、促胃泌素等体液因素的影响。

（3）眼

① 散瞳 硫酸阿托品能阻断瞳孔括约肌上的 M 受体，使去甲肾上腺素能神经支配的瞳孔扩大机能占优势，导致瞳孔扩大。

② 升高眼内压 由于瞳孔扩大，使虹膜退向四周边缘，前房角间隙变窄，阻碍了房水

回流入巩膜静脉窦，造成眼内压升高。

③ 调节痉挛　硫酸阿托品能使睫状肌松弛而退向外缘，悬韧带拉紧，使晶状体固定在扁平状态，因此屈光度降低，不能将近距离的物体清晰地成像于视网膜上，故视近物不清，只适于看远物。这一作用称为调节麻痹。

（4）心血管系统　注射治疗量的硫酸阿托品，使一部分人的心率短暂地轻度减慢，这可能是硫酸阿托品兴奋迷走神经中枢的结果。较大剂量时，由于硫酸阿托品阻断窦房结的 M 胆碱受体，因而解除了迷走神经对心脏的抑制作用，使心率加速。心率加速的程度取决于迷走神经控制心脏的张力高低，在迷走控制张力较高的青壮年，心率加速较明显。硫酸阿托品也能对抗迷走神经过度兴奋所致的心律失常和传导阻滞，促进房室和心房的传导。

治疗量硫酸阿托品对血管与血压无明显影响，较大剂量硫酸阿托品能引起血管扩张而出现皮肤潮红与温热。大剂量的硫酸阿托品对微循环的小血管有明显的解痉作用而改善微循环，尤其微循环处于痉挛状态时更为明显。这种扩张血管作用可能是阻断受体之故，也可能是大剂量硫酸阿托品直接扩张血管作用的结果。

（5）兴奋中枢神经系统　较大剂量可兴奋延脑呼吸中枢，更大剂量则能兴奋大脑，出现烦躁不安、多言、谵妄等反应；中毒剂量常致幻觉、定向障碍、运动失调和惊厥等。严重中毒时，可由兴奋转入抑制，出现昏迷及呼吸麻痹。

【适应证】　（1）解除平滑肌痉挛　可用于各种内脏绞痛。能迅速缓解胃肠绞痛，对膀胱刺激症状，如尿频、尿急等也有效。治疗胆绞痛及肾绞痛常与镇痛药盐酸哌替啶合用。可用于治疗遗尿症。

（2）抑制腺体分泌　用于麻醉前给药，以减少呼吸道分泌，防止分泌物阻塞呼吸道及吸入性肺炎的发生，也可用于严重盗汗和流涎症。

（3）眼科

① 用于虹膜睫状体炎　用 0.5%～1% 硫酸阿托品溶液滴眼，松弛虹膜括约肌和睫状肌，使之充分休息，有利于炎症消退；同时还可预防虹膜与晶状体粘连。

② 用于验光　硫酸阿托品使虹膜环状肌和睫状肌松弛，晶状体固定，便于较好测定晶状体的屈光度。但硫酸阿托品作用持续时间过长，现已少用。因儿童的睫状肌调节机能较强，需用硫酸阿托品以充分发挥调节麻痹作用。

③ 用于眼底检查　常用硫酸阿托品扩瞳，作用维持 1～2 周，调节麻痹作用维持 2～3 天，视力恢复较慢，目前常用作用较短的后马托品代替硫酸阿托品。

（4）抗休克　可用于多种感染引起的中毒性休克，如中毒性菌痢、暴发型流行性脑脊髓膜炎、中毒性肺炎等。大剂量硫酸阿托品能解除血管痉挛、舒张外周血管、改善微循环及组织缺氧状态，增加回心血量，使血压回升，从而使休克好转。对于休克伴有心率过速或高烧者，不能用硫酸阿托品。

（5）抗心律失常　临床上常用硫酸阿托品治疗迷走神经过度兴奋所致的窦房阻滞、房室阻滞等缓慢型心律失常，还可用于治疗继发于窦房结功能低下而出现的室性异位节律。

（6）缓解有机磷酸酯类中毒

【不良反应】　由于硫酸阿托品作用广泛，当利用某一作用时，其他作用便成为副作用。一般治疗量时，常见的副作用有口干、视力模糊、心悸、皮肤干燥潮红、眩晕、排尿困难等。通常在停药后逐渐消失，无需特殊处理。服用过量引起中毒时，除上述症状加重外，还可出现高热、呼吸加快、烦躁不安、谵妄、幻觉、惊厥等症。严重中毒时，可由中枢兴奋转入抑制，出现昏迷和呼吸麻痹等现象。青光眼及前列腺肥大患者禁用，后者是因为硫酸阿托品能加重排尿困难。

【注意事项】　中毒的解救，除洗胃等排出胃内药物的措施外，可注射拟胆碱药，如溴新斯的明、毒扁豆碱或硝酸毛果芸香碱等。中枢兴奋症状明显时，可适当用地西泮或短效巴比妥类，但不可过量，以避免与硫酸阿托品类药物的中枢抑制作用产生协同作用。

氢溴酸东莨菪碱 （Scopolamine Hydrobromide）[典]

氢溴酸东莨菪碱是洋金花中的一种生物碱，与硫酸阿托品相比，有如下特点：①外周作用与硫酸阿托品相似，扩瞳、调节麻痹和抑制腺体分泌较硫酸阿托品强，而对心血管系统的作用较弱。②氢溴酸东莨菪碱的中枢作用与硫酸阿托品不同，它有显著的镇静作用，剂量增大可产生催眠作用。③有抗晕动病的作用，可能与其抑制前庭神经内耳功能有关。临床主要用于麻醉前给药，效果较硫酸阿托品好；对晕动病有良好的防治效果，也可用于治疗帕金森症。不良反应和禁忌证与硫酸阿托品相似。

氢溴酸山莨菪碱 （Anisodamine Hydrobromide，654）[典][基]

氢溴酸山莨菪碱是我国从茄科植物唐古特莨菪中提取出的生物碱。

【商品名称】 康明、京坦松

【药理作用】 氢溴酸山莨菪碱有对抗平滑肌痉挛和抑制心血管的作用，作用机制与硫酸阿托品作用相似而强度稍弱，同时也能解除血管痉挛，改善微循环。但它的抑制唾液分泌和扩瞳作用的强度比硫酸阿托品弱。因不易透过血-脑屏障，中枢作用少。因此，和硫酸阿托品相比，其毒性较低，解痉作用的选择性相对较高。适用于感染性休克、内脏平滑肌绞痛。

【注意事项】 禁用于青光眼患者。

2. N胆碱受体阻断药

N_1胆碱受体阻断药选择性阻断神经节内 Ach 对 N_1 受体的激动作用，从而阻断神经冲动在神经节中的传递，也称神经节阻断药。其药效表现复杂，具体效应要根据交感神经和副交感神经对该器官的支配以哪类神经占优势而定。药物有美加明、咪噻吩等，因作用广泛，不良反应多，现已少用。

N_2胆碱受体阻断药（骨骼肌松弛药）作用于运动神经终板膜上的 N_2 胆碱受体，阻断神经冲动向骨骼肌的传递，使骨骼肌松弛，便于在较浅的麻醉下进行外科手术。根据其作用方式和特点可分为去极化型和非去极化型两类。

（1）去极化型肌松药 去极化型肌松药与乙酰胆碱相似，可与骨骼肌运动终板上的 N_2 胆碱受体相结合，并激动受体。但因此药不易被胆碱酯酶破坏，故较长时间作用于受体，使终板膜及邻近的肌细胞持久去极化。除在去极化开始时骨骼肌有短暂的肌束颤动外，其后即长期处于不应期状态。需待药物的作用完全消失后，对 Ach 的敏感性才逐渐恢复。本类药可较短时间内阻断神经肌肉的化学传递，导致骨骼肌松弛。抗胆碱酯酶药可加重本类药物的肌松作用，故过量中毒时不能用溴新斯的明解救。

氯化琥珀胆碱 （Suxamethonium Chloride）[典]

【商品名称】 司可林

【药理作用】 氯化琥珀胆碱是临床常用的去极化型肌松药。其肌松作用出现快，持续时间短，易于控制。一次静脉注射 $10\sim30mg$ 后，先出现短暂的肌束颤动，1min 内即转为松弛。2min 时肌松作用最强，以颈部及四肢肌松作用最为明显，面、舌、咽喉部肌肉次之，呼吸肌松弛最不明显，肺通气量仅降低 25%。5min 内肌松作用消失。持续静脉滴注可较长时间维持肌松作用。

【适应证】 临床用于静脉注射，适用于气管内插管、气管镜、食道镜和胃镜检查等短时操作。也可静脉滴注，用作全麻时的辅助药，减少全麻用量，在较浅麻醉下骨骼肌完全松弛，可顺利进行较长时间手术。

【不良反应】 本品过量时易引起呼吸麻痹，用药时必须备有人工呼吸机。有遗传性血浆胆碱酯酶活性降低的特异质病人和对氯化琥珀胆碱高度敏感的有机磷酸酯类中毒者，易中毒，应提高警惕。

【注意事项】 本品能使眼外肌收缩，眼内压升高，故禁用于青光眼病人。氯化琥珀胆碱使肌肉持久去极化、血钾上升，故有烧伤、广泛性软组织损伤、偏瘫和脑血管意外等症的患者禁用氯化琥珀胆碱，以免因高血钾造成心脏骤停。

（2）非去极化型肌松药　非去极化型肌松药，又称竞争型肌松药。能竞争性地与运动终板膜上的 N_2 胆碱受体结合，因无内在活性，故不能激动受体产生去极化，反而阻断Ach 对 N_2 受体结合的去极化作用，使骨骼肌松弛。其药物的特点是：①骨骼肌松弛前无肌兴奋现象；②在同类阻断药之间有相加作用；③吸入性全麻药（如乙醚）和氨基苷类抗生素（如硫酸链霉素）能增强和延长此类药物的肌松作用；④与抗胆碱酯酶药之间有拮抗作用，故过量时可用适量的溴新斯的明解毒；⑤兼有程度不等的神经节阻断作用，可使血压下降。

氯化筒箭毒碱（Tubocurarine Chloride）[典]

氯化筒箭毒碱是从南美生产的植物浸膏箭毒中提取出的生物碱，右旋体具有生物活性，是临床应用最早的典型非去极化型肌松药。口服难吸收，静注后即显效，血浓达到高峰，其作用可维持 20～40min。肌松作用出现的顺序是：眼与头部肌肉，颈部、四肢、躯干肌、肋间肌，最后累及膈肌。中毒时可因肋间肌、膈肌等与呼吸有关的肌肉麻痹而死亡。停药后肌松恢复的次序与出现肌松次序正好相反。剂量加大也可阻断神经节，促进组胺释放，导致血压下降、支气管痉挛和唾液分泌过多。

本品是全身麻醉药的辅助药，骨骼肌充分松弛有利于外科手术的进行。乙醚及氟烷能增强其肌松效能，尤其乙醚明显，故与乙醚合用时，要适当减少剂量，以免引起中毒。过量中毒时，可进行人工呼吸，同时可用溴新斯的明解救。

知识链接

1. 房水

房水为无色透明的液体，属于组织液的一种，充满前后房，约有 0.15～0.3ml。房水由睫状体上皮细胞分泌和血管渗出产生，经瞳孔流入前房，到达前房角间隙，主要经小梁（滤帘）流入巩膜静脉窦而回到血循环，这种房水产生和回流之间的动态平衡以维持正常眼内压。眼内压在一天内的不同时间有变化，但一般都保持在安全范围。如果房水过多，或者排除不出去，就会造成眼内液体增加而导致眼内压力升高。眼压升高会损害视神经，视野变小，最终导致失明。这种眼内压力升高的眼病就是青光眼。房水还具有一定的折光功能，它与角膜、晶状体、玻璃体共同组成眼球折光系统。

2. 重症肌无力

重症肌无力是一种神经-肌肉接头部位因乙酰胆碱受体减少而出现传递障碍的慢性自身免疫性疾病。临床主要特征是局部或全身横纹肌于活动时易出现疲劳无力，经休息或用抗胆碱酯酶药物后可以缓解。也可累及心肌与平滑肌，表现出相应的内脏症状。本病具有缓解与复发的倾向，可发生于任何年龄，但多发于儿童及青少年，女性比男性多，晚年发病者又以男性多，少数可有家族史（家族性遗传重症肌无力）。重症肌无力的特点之一就是病程呈慢性迁延性，缓解与恶化交替，大多数病人经过治疗可以达到临床痊愈（即病人的临床症状和体征消失，和正常人一样能正常生活、学习、工作，并停止一切治疗重症肌无力的药物）。

课堂互动

活动一　多媒体教学

通过多媒体课件，使学生了解传出神经系统按递质的分类、受体的类型、分布及其生理效应。

活动二　实验操作

通过硝酸毛果芸香碱与硫酸阿托品对腺体的作用及对兔瞳孔的影响实验，认识传出神经系统药物的临床应用。

习题

一、单项选择题

1. 能选择性地与毒蕈碱结合的胆碱受体为（　　）。
　　A. M 受体　　　　　　B. N 受体　　　　　C. α 受体　　　　　D. β 受体

2. N₂ 受体主要存在于（　　）。

　　A. 植物神经节　　　　B. 肾上腺髓质　　　C. 睫状肌　　　　　D. 骨骼肌

3. 激动 β 受体可引起（　　）。
　　A. 心脏兴奋，皮肤、黏膜和内脏血管收缩　　B. 心脏兴奋、血压下降、瞳孔缩小
　　C. 支气管收缩、冠状血管扩张　　　　　　　D. 心脏兴奋、支气管扩张、糖原分解

4. 直接激动 M 受体的药物是（　　）。
　　A. 溴新斯的明　　　　B. 毒扁豆碱　　　　C. 吡斯的明　　　　D. 硝酸毛果芸香碱

5. 治疗闭角型青光眼最好选用（　　）。
　　A. 乙酰胆碱　　　　　B. 硝酸毛果芸香碱　C. 溴新斯的明　　　D. 吡斯的明

6. 治疗胃肠绞痛最好选用（　　）。
　　A. 硝酸毛果芸香碱　　B. 硫酸阿托品　　　C. 后马托品　　　　D. 加兰他敏

7. 溴新斯的明禁用于（　　）。
　　A. 肠麻痹　　　　　　B. 重症肌无力　　　C. 尿潴留　　　　　D. 支气管哮喘

8. 治疗胆绞痛宜首选（　　）。
　　A. 硫酸阿托品　　　　　　　　　　　　　　B. 盐酸哌替啶
　　C. 阿司匹林＋盐酸哌替啶　　　　　　　　　D. 硫酸阿托品＋盐酸哌替啶

9. 硫酸阿托品不会引起（　　）。
　　A. 瞳孔扩大　　　　　B. 视近物模糊　　　C. 眼压降低　　　　D. 心跳过速

10. 溴新斯的明用于治疗重症肌无力是因为（　　）。
　　A. 对中枢的兴奋作用　　　　　　　　　　　B. 增加乙酰胆碱的合成
　　C. 兴奋骨骼肌中的 M 受体　　　　　　　　　D. 抑制胆碱酯酶和兴奋骨骼肌

11. 硫酸阿托品用于麻醉前给药的主要目的是（　　）。
　　A. 增强麻醉药的作用于　　　　　　　　　　B. 兴奋呼吸中枢
　　C. 预防心动过缓　　　　　　　　　　　　　D. 减少呼吸道腺体分泌

12. 用于上消化道出血的首选药物是（　　）。
　　A. 肾上腺素　　　　　　　　　　　　　　　B. 去甲肾上腺素
　　C. 盐酸麻黄碱　　　　　　　　　　　　　　D. 盐酸异丙肾上腺素

13. 盐酸异丙肾上腺素扩张血管的作用是由于（　　）。
　　A. 激动 α 受体　　　B. 激动 DA 受体　　C. 激动 β_2 受体　　D. 阻断 M 受体

14. 治疗过敏性休克应首选（　　）。
　　A. 肾上腺素　　　　　　　　　　　　　　　B. 去甲肾上腺素

C. 盐酸多巴胺　　　　　　　　　　　　　　D. 盐酸异丙肾上腺素

二、多项选择题

1. 溴新斯的明的作用原理是（　　　）。

　A. 抑制胆碱酯酶　　　B. 直接激动 N_2 受体　　C. 直接激动 N_1 受体　D. 促进递质合成

2. 硫酸阿托品中毒时常引起（　　　）。

　A. 中枢兴奋　　　　　B. 皮肤干燥　　　　　C. 体温升高　　　　　D. 眼压升高

3. 对氢溴酸山莨菪碱叙述正确的是（　　　）。

　A. 合成品 654-2　　　　　　　　　　　　　B. 毒性比硫酸阿托品大

　C. 可用于抗感染性休克　　　　　　　　　　D. 降低颅内压

4. 去甲肾上腺素与肾上腺素比较，前者特点是（　　　）。

　A. 兴奋心脏作用较强　　　　　　　　　　　B. 扩张支气管作用较弱

　C. 缩血管、升压作用较强　　　　　　　　　D. 量大时易影响肾血流量

5. 盐酸异丙肾上腺素与肾上腺素比较，前者特点是（　　　）。

　A. 兴奋心脏作用较强　　　　　　　　　　　B. 扩张血管，外周阻力下降明显

　C. 扩张支气管作用较强　　　　　　　　　　D. 适用于心源性哮喘

6. 盐酸多巴胺的作用特点是（　　　）。

　A. 扩张肾血管　　　　　　　　　　　　　　B. 收缩骨骼肌及皮肤血管

　C. 扩张内脏血管，改善微循环　　　　　　　D. 加强心肌收缩力，很少引起心律失常

7. 肾上腺素用于治疗过敏性休克时（　　　）。

　A. 可激动 β_1 受体，加强心肌收缩力，增加心输出量

　B. 可激动 β_2 受体，舒张支气管，缓解呼吸困难

　C. 可激动 α 受体，收缩血管，兴奋心脏，升高血压

　D. 作用迅速，维持时间短

8. 去甲肾上腺素可治疗（　　　）。

　A. 过敏性休克　　　　　　　　　　　　　　B. 心源性休克

　C. 神经性休克　　　　　　　　　　　　　　D. 感染性休克的血管痉挛期

三、问答题

1. 去甲肾上腺素使用不当对局部组织有何不良反应？其原因是什么？该如何处理？

2. 试说明肾上腺素治疗过敏性休克的优点？

3. 肾上腺素、盐酸异丙肾上腺素、盐酸多巴胺治疗休克的临床特点是什么？

4. 应用 α 受体阻断药后再用肾上腺素，血压有何变化？为什么？

第六章 局部麻醉药物应用

【学习目标】

知识目标：

1. 了解盐酸利多卡因、盐酸普鲁卡因、盐酸布比卡因的用途、不良反应和用药注意事项。
2. 了解局部给药方法。

局部麻醉药是一类局部应用于神经末梢或神经干周围的药物，它们能暂时、完全和可逆性地阻断神经冲动的产生和传导，在意识清醒的条件下，使局部痛觉暂时消失。对各类组织均无损伤性影响。

一、局麻药的应用方法

（1）表面麻醉 又称黏膜麻醉，选用黏膜穿透力强的药物直接点滴、涂布或喷射于黏膜表面，使黏膜下感觉神经末梢麻醉。适用于眼、鼻、口腔、咽喉、气管及尿道等黏膜部位的手术或检查。

（2）浸润麻醉 选用毒性小的药物注射于手术部位的皮内、皮下或深部组织，使感觉神经末梢受到药物浸润后产生麻醉作用。

（3）传导麻醉 又称神经干阻滞麻醉。将药物注射于神经干或神经丛周围，阻断神经冲动传导，使该神经所支配的区域产生麻醉，多用于四肢及口腔手术。

（4）蛛网膜下腔麻醉 又称腰麻。将药物从第3～4或第4～5腰椎间隙穿刺注入蛛网膜下腔，使脊神经根所支配的区域产生麻醉。适用于下腹部及下肢的手术。

（5）硬脊膜外麻醉 将药液注入硬脊膜外腔，使该处脊神经根麻醉。适用于从颈部至下肢的多种手术，特别适用于上腹部手术。

二、常用药物

盐酸利多卡因 （Lidocaine Hydrochloride）[典][基]

【商品名称】 万严亭、玉五太、雅兵、毓罗纾、瑞立泰、克泽普、奥尔芬

【药理作用】 本品为酰胺类局麻药，麻醉作用是盐酸普鲁卡因的2倍，起效快、黏膜穿透性及扩散性强，作用时间长，可持续1～2h。临床可用于各种麻醉，有全能局麻药之称。

【适应证】 用于浸润麻醉和硬膜外麻醉。

【不良反应】 较轻，主要是嗜睡、眩晕等中枢神经系统症状。用量过大可引起惊厥及心脏骤停。

【注意事项】 本品扩散力强，因此用于腰麻时应慎重。

盐酸布比卡因 （Bupivacaine Hydrochloride）[典][基]

【商品名称】 奥桂仁、伊捷卡、速卡

【药理作用】 本品系酰胺类局麻药，麻醉作用比盐酸普鲁卡因强5～8倍，作用维持时间长，约可持续4～6h。组织穿透力弱。

【适应证】 用于浸润麻醉、传导麻醉和硬脊膜外麻醉。

【不良反应】 少见，少数患者可出现头痛、恶心、心率减慢等。

【注意事项】　本品心脏毒性尤应注意，往往循环衰竭与惊厥同时发生，一旦心脏停搏，复苏甚为困难。

盐酸普鲁卡因 （Procaine Hydrochloride）〔典〕〔基〕

【商品名称】　凯宁、可谱诺

【药理作用】　本品系酯类局麻药，对组织无刺激性，毒性较小，但黏膜穿透力弱，不适用于表面麻醉。有扩张血管作用而使药液吸收快，维持时间仅 $30\sim45min$，在药液中加入少量肾上腺素能使作用延长到 $1\sim2h$。

【适应证】　用于浸润麻醉，亦可用于阻滞麻醉、硬膜外麻醉、腰麻和全麻的辅助药。

【不良反应】　可有过敏反应，用药前应作皮试。

 课堂互动

活动一　多媒体教学

通过教学录像盐酸普鲁卡因 LD_{50} 的测定，了解盐酸普鲁卡因的毒性和 LD_{50} 的测定方法。

习题

一、单项选择题

1. 微量肾上腺素与局麻药配伍的目的主要是 （　　　）。
　　A. 防止过敏性休克　　　　　　　　　　B. 中枢镇静作用
　　C. 局部血管收缩，促进止血　　　　　　D. 延长局麻药作用时间及防止吸收中毒

2. 下列哪种不属于常用的局麻药 （　　　）。
　　A. 盐酸利多卡因　　B. 可卡因　　　　C. 盐酸普鲁卡因　　D. 盐酸布比卡因

3. 盐酸布比卡因不适用于下列哪种麻醉方法 （　　　）。
　　A. 浸润麻醉　　　　B. 传导麻醉　　　　C. 表面麻醉　　　　D. 硬膜外麻醉

4. 盐酸利多卡因在进行哪种麻醉时应慎重 （　　　）。
　　A. 浸润麻醉　　　　B. 传导麻醉　　　　C. 腰麻　　　　　　D. 硬膜外麻醉

二、问答题

1. 简述盐酸普鲁卡因的药理作用和适应证。

第七章　中枢神经系统药物应用

【学习目标】

知识目标：

1. 掌握阿司匹林、对乙酰氨基酚、布洛芬的通用名称、商品名称、药理作用、适应证和主要不良反应。

2. 熟悉枸橼酸芬太尼、盐酸哌替啶、盐酸氯丙嗪的药理作用、适应证和主要不良反应。

3. 熟悉地西泮的商品名称、药理作用、适应证和主要不良反应。

4. 了解萘普生、舒林酸、吲哚美辛、别嘌醇、丙磺舒的适应证和剂型。

5. 了解溴新斯的明、卡马西平、丙戊酸钠、苯妥英钠、苯巴比妥的药理作用和适应证。

6. 了解抗帕金森病的药物作用机理及盐酸金刚烷胺、盐酸苯海索的药理作用和适应证。

7. 了解重症肌无力药物、脑功能改善药物及中枢兴奋药。

8. 了解解热镇痛药的分类和共同作用。

9. 了解解热镇痛药和非甾体抗炎药的结构、分类和主要性质。

能力目标：

1. 能够完成乙酰氨基酚和阿司匹林化学结构的定性实验。

2. 能够根据病情正确选用非处方解热镇痛药。

第一节　镇痛、解热、抗炎、抗风湿、抗痛风药

一、镇痛药

镇痛药是一类主要作用于中枢神经系统，消除或缓解疼痛的药物。疼痛是一种临床上许多疾病常见的病理症状，剧烈的疼痛不仅会使病人感到痛苦，而且常引起生理机能紊乱，甚至导致休克等严重症状。疼痛又是机体受到伤害刺激后产生的一种保护性防御反应。疼痛还是一种主观感受，易受心理因素等方面的影响。

疼痛分为锐痛和钝痛。锐痛（快、剧痛）表现为疼痛感觉发生快，感觉鲜明，定位明确，如创伤、战伤、烧伤及恶性肿瘤所引起的疼痛；钝痛（慢痛）表现为疼痛感觉发生缓慢，持续时间长，定位弥散，如牙痛、头痛、关节痛、神经痛、月经痛等。疼痛的性质和部位往往是诊断疾病的重要依据，诊断未明的疼痛不应轻率使用镇痛药，以免掩盖病情，延误诊断和治疗。

本节介绍的镇痛药具有麻醉性，反复多次使用易成瘾，故又称为麻醉性镇痛药或成瘾性镇痛药，属于"麻醉药品"。其种植、实验研究、生产、经营、使用、储存、运输、审批程序和监督管理要按照《麻醉药品和精神药品管理条例》严格控制。本类镇痛药作用于阿片受体，对痛觉中枢选择性抑制，解除或减轻疼痛，其作用机理与解热镇痛药不同；应用它们时不影响意识，也不影响其他感觉（如视觉、听觉、触觉等），且化学结构特异性较高，与全身麻醉药亦不同。镇痛药按来源主要分为两大类：①阿片生物碱类，如硫酸吗啡、磷酸可待因；②人工合成类，如枸橼酸芬太尼、盐酸哌替啶。

1. 阿片生物碱类

硫酸吗啡 （Morphine Sulfate）[典]

吗啡是阿片中的主要生物碱，含量约占 10%。

【药理作用】 本品为阿片受体激动剂，具有强大的镇痛作用，对一切疼痛均有效。镇痛同时具有明显的镇静作用、镇咳作用、抑制呼吸、兴奋平滑肌及外周血管扩张等作用。

【适应证】 ①用于其他镇痛药无效的急性锐痛，如严重创伤、战伤、烧伤及晚期癌症所引起的疼痛等。②用于胆绞痛、肾绞痛时，应与解痉药硫酸阿托品合用。③用于心源性哮喘。

【不良反应】 （1）副作用 治疗量的硫酸吗啡有时可引起眩晕、恶心、呕吐、便秘、排尿困难、嗜睡、抑制呼吸等。

（2）耐受性和成瘾性 本品有强烈的成瘾性。一般连用 1～2 周即可成瘾。成瘾者渴望经常给药，一旦停药，即出现戒断症状 （abstinence syndrome）。表现为兴奋、失眠、呕吐、腹痛、腹泻、打呵欠、流泪、出汗、震颤，甚至虚脱、意识丧失等。如给予硫酸吗啡，症状可立即消失。成瘾者为追求硫酸吗啡的欣快感及避免停药所致戒断症状的痛苦，常不择手段去获得这类药。成瘾者对硫酸吗啡有耐受性，需剂量增加，才能产生原有效应，因此必须严格控制这类药物的使用。

（3）急性中毒 硫酸吗啡过量可引起急性中毒，表现为昏迷、呼吸深度抑制、瞳孔缩小如针尖样，血压明显下降甚至休克，呼吸肌麻痹是致死的主要原因。抢救时应迅速输氧、人工呼吸、注射吗啡拮抗剂纳洛酮。

磷酸可待因 （Codeine Phosphate）[典]

本品镇痛作用是硫酸吗啡的 1/10～1/7，镇咳作用是硫酸吗啡的 1/4。成瘾性小，不易产生便秘。久用可产生依赖性，不宜持续使用。临床上作为镇咳药，用于无痰干咳及剧烈、频繁的咳嗽。

2. 人工合成类

枸橼酸芬太尼 （Fentanyl Citrate）[典][基]

【商品名称】 瑞捷、舒芬尼

【药理作用】 本品为强效阿片受体激动剂，属人工合成的麻醉性镇痛药。镇痛作用机理与硫酸吗啡类似，但镇痛作用是硫酸吗啡的 75～125 倍。特点是镇痛作用强、起效快、维持时间短，副作用比硫酸吗啡小。

【适应证】 ①用于各种疼痛及外科、妇科等手术后和手术过程中的镇痛。②还可用于麻醉前给药和诱导麻醉。③与氟哌啶配伍制成"安定镇痛剂"，用于大面积换药及进行小手术。

【不良反应】 本品有成瘾性，但较盐酸哌替啶轻。

①一般不良反应常见有眩晕、视物模糊、恶心、呕吐、低血压、出汗等。②严重的不良反应为呼吸抑制、窒息、肌肉僵直及心动过缓，如不及时治疗，可发生呼吸停止、循环抑制及心脏停搏等。

盐酸哌替啶 （Pethidine Hydrochloride）[典][基]

【商品名称】 度冷丁

【药理作用】 本品为阿片受体激动剂，是目前最常用的人工合成强效镇痛药。其作用类似硫酸吗啡，镇痛效能约为硫酸吗啡的 1/10～1/8，与硫酸吗啡在等效剂量下可产生同样的镇静及呼吸抑制作用，但维持时间较短，无硫酸吗啡的镇咳作用。能短时间提高胃肠道括约肌及平滑肌的张力，减少胃肠蠕动，但引起便秘及尿潴留发生率低于硫酸吗啡。对胆道括约肌的兴奋作用使胆道压力升高，影响镇痛效果。

【适应证】　本品为强效镇痛药。

①用于各种剧痛，如创伤性疼痛、烧伤、手术后疼痛。②用于内脏绞痛，应与硫酸阿托品配伍应用。③用于晚期癌症止痛。④用于分娩止痛时，需监护本品对新生儿的抑制呼吸作用。⑤麻醉前用药，或局麻与静吸复合麻醉辅助用药等。人工冬眠时，常与盐酸氯丙嗪、盐酸异丙嗪组成"人工冬眠合剂"。

【不良反应】　治疗剂量时不良反应与硫酸吗啡相似，如眩晕、出汗、口干、恶心、呕吐、心动过速及体位性低血压等。过量可致昏迷和呼吸抑制，久用可成瘾。

【注意事项】　未明确诊断的疼痛，尽可能不用本品，以免掩盖病情贻误诊治。

二、解热镇痛抗炎及抗风湿药

解热镇痛抗炎药是一类具有解热、镇痛，而且大多数还有抗炎、抗风湿作用的药物。它们在化学结构上虽属不同类别，但都可抑制体内前列腺素（PG）的生物合成。由于其特殊的抗炎作用，故本类药物又称为非甾体抗炎药。乙酰水杨酸是这类药物的代表，因此有人将这类药物称为乙酰水杨酸类药物。它们有以下三项共同作用。

（1）解热作用　解热镇痛抗炎药能降低发热者的体温，而对体温正常者几乎无影响。这和盐酸氯丙嗪对体温的影响不同，在物理降温配合下，盐酸氯丙嗪能使正常人体温降低。

发热是机体的一种防御反应，而且热型也是诊断疾病的重要依据。故对一般发热患者可不必急于使用解热药；但热度过高和持久发热消耗体力，引起头痛、失眠、谵妄、昏迷，小儿高热易发生惊厥，严重者可危及生命，这时应用解热药可降低体温，缓解高热引起的并发症。但解热药只是对症治疗，因此仍应着重病因治疗。

（2）镇痛作用　解热镇痛药仅有中等程度镇痛作用，对各种严重创伤性剧痛及内脏平滑肌绞痛无效；对临床常见的慢性钝痛如头痛、牙痛、神经痛、肌肉或关节痛、痛经等则有良好镇痛效果；不产生欣快感与成瘾性，故临床广泛应用。

本类药物镇痛作用部位主要在外周。在组织损伤或发炎时，局部产生与释放某些致痛化学物质（也是致炎物质）如缓激肽等，同时产生与释放PG。

（3）抗炎作用　大多数解热镇痛药都有抗炎作用，对控制风湿性及类风湿性关节炎的症状有肯定疗效，但不能根治，也不能防止疾病发展及合并症的发生。

常用的解热镇痛抗炎药按化学结构可分四类：①水杨酸类，如阿司匹林；②苯胺类，如对乙酰氨基酚、非那西丁；③吡唑酮类，如保泰松；④其他有机酸类，如布洛芬、吲哚美辛等。各类药物均具有镇痛作用，但在抗炎作用方面则各具特点，如乙酰水杨酸和吲哚美辛的抗炎作用较强，某些有机酸的抗炎作用中等，而苯胺类几乎无抗炎作用。

1. 水杨酸类

水杨酸类药物包括乙酰水杨酸和水杨酸钠。本类药物中最常用的是乙酰水杨酸。水杨酸本身因刺激性大，仅作外用，有抗真菌及溶解角质的作用。

阿司匹林（Aspirin）〔典〕〔基〕

【商品名称】　巴米尔、阿西乐、利脉、拜阿司匹灵、阿辛

【药理作用】　解热、镇痛作用温和，抗炎、抗风湿作用较强，并有抗血小板聚集及抗血栓形成作用。

【适应证】　常与其他解热镇痛药配成复方，用于头痛、牙痛、肌肉痛、神经痛、痛经及感冒发热等，为风湿热、风湿性关节炎及类风湿性关节炎首选药，小剂量可用于预防心肌梗死、动脉血栓、动脉粥样硬化等。

【不良反应】 短期服用副作用少；长期大量抗风湿则有不良反应。

①胃肠道反应最为常见。口服可直接刺激胃黏膜，引起上腹不适、恶心、呕吐。较大剂量口服（抗风湿治疗）可引起胃溃疡及不易察觉的胃出血（无痛性出血）；原有溃疡病者，症状加重。饭后服药，将药片嚼碎，同服抗酸药如碳酸钙，或服用肠溶片可减轻或避免以上反应。胃溃疡患者禁用。②可抑制血小板聚集，延长出血时间。大剂量（5g/d 以上）或长期服用，还能抑制凝血酶原形成，导致全身出血倾向。③少数过敏反应患者可出现荨麻疹、血管神经性水肿、过敏性休克。④水杨酸样反应。乙酰水杨酸剂量过大（5g/d）时，可出现头痛、眩晕、恶心、呕吐、耳鸣以及视力、听力减退，总称为水杨酸反应，是水杨酸类中毒的表现。

知识链接

阿司匹林哮喘：阿司匹林作为一种常用的解热镇痛药，具有退热止痛的作用，然而又是最常见的诱发药物性哮喘的药物，这种由于服用阿司匹林而诱发的哮喘称为"阿司匹林哮喘"。除了阿司匹林外，其他一些解热镇痛药如消炎痛、氨基比林、布洛芬等也同样会引起哮喘。临床表现为服用阿司匹林或其他解热镇痛药后数分钟或数小时引起支气管收缩反应，其持续的时间一般为数小时至数日。多数病人伴有鼻塞、流涕、面色潮红，严重者意识障碍，少数病人可出现荨麻疹和血管神经性水肿。

2. 苯胺类

<h3 style="text-align:center">对乙酰氨基酚（Paracetamol）[典][基]</h3>

【商品名称】 扑热息痛、醋氨酚、泰诺林

【药理作用】 本品为乙酰苯胺类解热镇痛药。通过抑制下丘脑体温调节中枢前列腺素合成酶，减少前列腺素 PGE_1 的合成和释放，导致外周血管扩张达到解热的作用；通过升高痛阈而达到止痛作用。其解热作用与阿司匹林相似，但镇痛作用较弱。

【适应证】 用于解热、缓解轻中度疼痛，如关节痛、神经痛、肌肉痛、头痛、偏头痛、痛经、牙痛、咽喉痛、感冒及流感症状；可用于对阿司匹林过敏、不能耐受者。

【不良反应】 较少。

知识链接

1. 对乙酰氨基酚的结构和鉴别实验

$$HO-\!\!\!\bigcirc\!\!\!-NHCOCH_3$$

对乙酰氨基酚结构式

鉴别实验：①本品的水溶液加三氯化铁试液，即显蓝紫色。②取本品约 0.1g，加稀盐酸 5ml，置水浴加热 40min，放冷；取 0.5ml，滴加亚硝酸试液 5 滴，摇匀，用水 3ml 稀释后，加碱性 β-萘酚试液 2ml，振摇，即显红色。

2. 阿司匹林的结构和鉴别实验

$$\overset{COOH}{\bigcirc}\!\!\!-OCOCH_3$$

阿司匹林结构式

鉴别实验：①取本品约 0.1g，加水 10ml，煮沸，放冷，加三氯化铁试液 1 滴，即显紫堇色。②取本品约 0.5g，加碳酸氢钠试液 10ml，煮沸 2min 后，放冷，加过量的稀硫酸，即析出白色沉淀，并发出醋酸的臭气。

3. 吡唑酮类（略）

4. 其他有机酸类

布洛芬 （Ibuprofen）[典][基]

【商品名称】 异丁洛芬、芬必得、芬克、美林

【药理作用】 本品为苯酸类非甾体抗炎药。具有镇痛、抗炎和解热作用。

【适应证】 用于缓解轻至中度疼痛如头痛、关节痛、偏头痛、牙痛、肌肉痛、神经痛、痛经。也用于普通感冒或流行性感冒引起的发热。

【不良反应】 ①消化系统症状，如消化不良、恶心、呕吐、胃痛、胃肠道溃疡及出血。②神经系统症状，如头痛、嗜睡、眩晕等。③少见皮疹等。

双氯芬酸钠 （Diclofenac Sodium）[典][基]

【商品名称】 双氯灭痛、扶他林、迪克乐、戴芬、扶他捷、依尔松

【药理作用】 本品为新型的强效抗炎镇痛药，属非甾体抗炎药。其作用与水杨酸相似，主要作用机制为抑制前列腺素合成酶，其消炎、镇痛和解热作用强于乙酰水杨酸、吲哚美辛。特点为药效强，不良反应少。

【适应证】 用于风湿性关节炎、粘连性脊椎炎、非炎性关节痛、关节炎、非关节性风湿病、非关节性炎症引起的疼痛，各种神经痛、癌症疼痛、创伤后疼痛及各种炎症所致发热等。

【不良反应】 可引起嗳气、恶心、上腹部痛、眩晕、头痛等。

吲哚美辛 （Indometacin）[典][基]

【商品名称】 消炎痛、美达新、比诺、意施丁

【药理作用】 本品为吲哚乙酸类非甾体抗炎药，具有抗炎、解热和镇痛作用。

【适应证】 ①用于中、重度类风湿性关节炎和骨关节炎，特别是累及手、髋、膝、肩等处，以本品抗炎效果较好。②滑囊炎、肌腱炎和肩周炎等非关节软组织炎症。③用于缓解急性痛风性关节炎的疼痛及炎症。④用于偏头痛、痛经等的镇痛对症治疗。

【不良反应】 本品的不良反应较多。

①胃肠症状，可见消化不良、胃痛、胃烧灼感、恶心反酸等症状，出现溃疡、胃出血及胃穿孔。②神经系统症状，如头痛、头晕、焦虑及失眠等，严重者可有精神行为障碍或抽搐等。③出现血尿、水肿、肾功能不全，在老年人多见。④各型皮疹，最严重的为大疱性多形红斑。⑤造血系统受抑制而出现再生障碍性贫血，白细胞减少或血小板减少等。⑥过敏反应、哮喘、血管性水肿及休克等。

【注意事项】 ①本品与阿司匹林交叉过敏，曾有阿司匹林过敏史的哮喘病人，应用本品时可引起支气管痉挛。对其他非甾体抗炎镇痛药过敏者也可能对本品过敏。②栓剂的不良反应较少、较轻，但亦应注意。③外用软膏只适用于无破损皮肤表面。

萘普生 （Naproxen）[典]

【商品名称】 适洛特

【药理作用】 本品为非甾体抗炎镇痛药，是 PG 合成酶抑制剂。有抗炎、解热、镇痛作用。对于风湿性关节炎及骨关节炎的疗效类似阿司匹林。对因贫血、胃肠系统疾病或其他原因不能耐受阿司匹林、吲哚美辛等消炎镇痛药的病人，用本药常可获满意效果。

【适应证】 用于类风湿性关节炎、骨关节炎、痛风、痛经及运动系统如关节、肌肉及腱等的慢性变性疾病及轻、中度疼痛如痛经等。

【不良反应】 服后耐受良好，偶可有恶心、呕吐、消化不良、便秘、胃肠道出血、失眠

或嗜睡、头痛、耳鸣、皮疹、视觉障碍等。

【注意事项】 对本品及对阿司匹林过敏者禁用，有消化道溃疡史者慎用。

舒林酸 （Sulindac）[典]

【商品名称】 硫茚酸

【药理作用】 本品为一活性极小的前体药，口服吸收后在体内代谢为抑制环氧酶，减少前列腺素合成的活性物质，其作用较舒林酸本身强 500 倍，但对肾脏中生理性前列腺素的合成影响不大。由于其以非活性形式通过胃肠道，因此对胃肠道刺激性小，对肾血流量和肾功能影响亦较少。本品还能抑制 5-羟色胺的释放，以及抑制胶原诱发的血小板聚集作用，延长出血时间。

【适应证】 用于风湿性、类风湿性关节炎及急性痛风等。

【不良反应】 胃肠道反应，如恶心、呕吐、厌食等。

吡罗昔康 （Piroxicam）[典]

【药理作用】 本品具消炎镇痛和抗风湿作用，毒副作用小；口服吸收迅速、完全。

【适应证】 用于治疗风湿和类风湿关节炎、骨关节炎等。

【注意事项】 对本品过敏、胃与十二指肠溃疡患者、孕妇及儿童禁用。

5. 解热镇痛药的复方制剂

为增加疗效，减少不良反应，解热镇痛药常制成复方制剂应用。常用解热镇痛药复方制剂见表 7-1。

表 7-1 常用解热镇痛药复方制剂

药　物	应　用
复方阿司匹林片(止痛片，APC)　OTC	主要用于发热、头痛、神经痛、牙痛、月经痛、肌肉痛、关节痛
复方扑尔敏片(扑尔敏感冒片)　OTC	用于治疗感冒、头痛、神经痛、风湿痛、荨麻疹和接触性皮炎等
氨咖啡片(PPC)　　　　　　　　OTC	用于骨关节炎、类风湿性关节炎、头痛、牙痛、神经痛、肌肉痛、术后痛，以及各种原因引起的体温升高等
索密痛片(去痛片)　　　　　　　OTC	用于发热、头痛、牙痛、关节痛、痛经及其他各种慢性钝痛的治疗
优散痛片(散痛片)　　　　　　　OTC	
美息伪麻片(白加黑片)　　　　　OTC	用于治疗和减轻感冒引起的发热、头痛、周身四肢酸痛、喷嚏、流涕、鼻塞、咳嗽等症状
安痛定注射液(2ml)	主要用于发热、头痛、偏头痛、神经痛、牙痛及风湿痛
速效伤风胶囊(速效感冒胶囊)　OTC	用于缓解普通感冒及流行性感冒引起的发热、头痛、四肢酸痛、打喷嚏、流鼻涕、鼻塞、咽痛等症状
氨咖黄敏胶囊　　　　　　　　　OTC	用于缓解普通感冒及流行性感冒引起的发热、头痛、鼻塞、咽痛等症状

三、抗痛风药

痛风是由于体内嘌呤代谢紊乱，尿酸生成过多，血中尿酸浓度过高所引起的疾病。治疗急性痛风主要是控制关节炎，慢性痛风是通过降低血中尿酸盐浓度。抗痛风药按其作用可分为四类：①抑制尿酸生成的药，如别嘌醇；②促进尿酸排泄的药，如丙磺舒；③抑制粒细胞浸润的药，如秋水仙碱；④促进尿酸代谢的药，如聚乙烯乙二醇-尿酸酶。

别嘌醇 （Allopurinol）[典][基]

【商品名称】 易达通、奥迈必利

【药理作用】 本品及其代谢产物可抑制黄嘌呤氧化酶，进而使尿酸合成减少，降低血中尿酸浓度，减少尿酸盐在骨、关节及肾脏的沉着。

【适应证】　用于痛风、痛风性肾病。

【不良反应】　较少，偶有腹泻、低热、皮疹及暂时性血清转氨酶增高。服用期间应多饮水，以利尿酸排出，孕妇禁用。

丙磺舒（Probenecid）[典]

【药理作用】　本品能抑制尿酸在肾小管的再吸收，促进尿酸排泄，可竞争性地抑制某些酸性药物，如吲哚美辛、对氨基水杨酸、头孢菌素、青霉素等在肾小管的排泄，使之从肾小管的排泄量减少，血药浓度增高，维持时间延长，从而增强和延长药效并减少用量。

【适应证】　用于慢性痛风，但对急性痛风无效。

【不良反应】　服后可有轻微的胃肠道反应及药热、皮疹等，偶可引起急性痛风的发作。

【注意事项】　肾功能不全及对磺胺药有过敏史者禁用。

秋水仙碱（Colchicine）[典][基]

【药理作用】　本品通过抑制中性白细胞、抑制磷脂酶 A_2 和局部细胞，控制关节局部的疼痛、肿胀及炎症反应。

【适应证】　用于急性痛风性关节炎，预防复发性痛风性关节炎的急性发作。

【不良反应】　与剂量大小有明显相关性，口服较静脉注射安全性高。

①早期常见腹痛、腹泻、呕吐及食欲不振等胃肠道症状，发生率可达 80%，严重者可造成脱水及电解质紊乱等表现。长期服用者可出现严重的出血性胃肠炎或吸收不良综合征。②肌肉、周围神经病变，表现为麻木、刺痛和无力。③骨髓抑制。④休克，表现为少尿、血尿、抽搐及意识障碍。死亡率高，多见于老年人。⑤脱发、皮疹、发热及肝损害等。⑥有致畸报道。

第二节　神经系统药

一、抗帕金森病药

帕金森病是锥体外系运动功能失调的疾病，也是中老年人常见的神经系统变性疾病。主要病变在黑质和纹状体。帕金森病患者因黑质病变，多巴胺合成减少，使纹状体内多巴胺含量降低，造成黑质-纹状体通路多巴胺能神经功能减弱，而胆碱能神经功能相对占优势，产生椎体外系症状。

临床主要表现为进行性运动徐缓、肌强直及震颤，此外尚有知觉、识别及记忆障碍等。老年性血管硬化、脑炎后遗症及长期服用抗精神病药等均可引起类似帕金森病的症状，称为帕金森综合征，其药物治疗与帕金森病相似。抗帕金森病药分为两类：①拟多巴胺药，如盐酸金刚烷胺、左旋多巴、卡比多巴；②胆碱受体阻断药，如盐酸苯海索、氢溴酸东莨菪碱。

盐酸金刚烷胺（Amantadine Hydrochloride）[典][基]

【药理作用】　本品原为抗病毒药，其抗帕金森病机制主要是促进纹状体多巴胺的合成和释放，减少神经细胞对多巴胺的再摄取，从而改善帕金森病患者的症状。

【适应证】　用于帕金森病、帕金森综合征、药物诱发的锥体外系反应、一氧化碳中毒和帕金森综合征及 A 型流感病毒所引起的呼吸道感染。

【不良反应】　常见幻觉、精神错乱等。

左旋多巴 （Levodopa）[典]

【药理作用】　本药是体内合成去甲肾上腺素、多巴胺等的前体物质，通过血-脑屏障进入中枢，经多巴脱羧酶转化成多巴胺而发挥作用。

【适应证】　用于震颤麻痹症、肝昏迷等。

【不良反应】　不良反应较多，主要由于外周产生的多巴胺过多引起。治疗初期，多数病人产生胃肠道反应，如恶心、呕吐、食欲不振等；用药 3 个月后可出现不安、失眠、幻觉等精神症状。

卡比多巴 （Carbidopa）[典]

【药理作用】　本品为外周脱羧酶抑制剂，难以通过血-脑屏障，与左旋多巴合用时可使后者血浆浓度提高，半衰期延长，进入脑中的量增加，从而减少左旋多巴的用量而降低副作用。

【适应证】　各种原因引起的震颤麻痹。

【不良反应】　与左旋多巴合用可出现恶心、呕吐等。

盐酸苯海索 （Trihexyphenidol Hydrochloride）[典][基]

【商品名称】　安坦

【药理作用】　本品对中枢纹状体胆碱受体有阻断作用，从而有利于恢复帕金森病患者脑内多巴胺和乙酰胆碱的平衡，改善患者的帕金森病症状。

【适应证】　用于震颤麻痹，药物引起的锥体外系反应等。

【不良反应】　常见口干、便秘、尿潴留、视物模糊等。

二、抗重症肌无力药

重症肌无力是一种慢性自身免疫性疾病，因神经、肌肉接头部位乙酰胆碱受体减少，而出现的传递功能障碍。本病具有缓解与复发的倾向，可发生于任何年龄，但多发于儿童及青少年，女性比男性多，晚年发病者又以男性较多。临床表现为部分或全身肌肉易疲劳，通常在活动后加重，经过休息或给予抗胆碱酯酶药物即可恢复，但易于复发。

溴新斯的明 （Neostigmine Bromide）[典][基]

【商品名称】　依定

【药理作用】　具有抗胆碱酯酶作用，但对中枢神经系统的毒性较毒扁豆碱弱；因尚能直接作用于骨骼肌细胞的胆碱能受体，故对骨骼肌作用较强；缩瞳作用较弱。

【适应证】　①用于治疗重症肌无力，还可作为重症肌无力的诊断用药。②治疗手术后腹部胀气和尿潴留。③能拮抗非去极化肌松剂作用。④皮下或肌内注射治疗阵发性室上性心动过速。

【不良反应】　大剂量时可引起恶心、呕吐、腹泻、流泪、流涎等。当本品注射给药时，应随时准备使用硫酸阿托品以对抗过量的药物作用，对某些过敏体质病人，应避免口服给药，以防本品引起过敏反应。

三、抗癫痫及抗惊厥药

1. 抗癫痫药

癫痫是多种原因引起的慢性脑疾病，是由于大脑局部病灶神经元兴奋性增高，产生异常高频放电，并向周围正常脑组织扩散而出现的大脑功能失调。根据其发作时的临床表现，常分为大发作、小发作、精神运动性发作和局限性发作四种类型。抗癫痫药物根据其作用分为作用于病灶神经元减少异常放电和作用于病灶周围正常组织防止异常放电扩散两种方式。

卡马西平 （Carbamazepine）[典][基]

【商品名称】 酰胺咪嗪、得理多

【药理作用】 卡马西平能阻滞 Na^+ 通道，抑制癫痫病灶及其周围神经元放电。

【适应证】 ①本品是一种安全、有效、广谱的抗癫痫药，对精神运动性发作疗效较好，对大发作也有效。②治疗三叉神经痛疗效好。③治疗躁狂症，预防治疗躁郁症。④抗利尿作用，治疗尿崩症。

【不良反应】 常见有恶心、眩晕、嗜睡，少数人出现共济失调、皮疹、粒细胞减少、血小板减少、再生障碍性贫血、肝损害等，长期用药应定期检查血常规及肝功能。

丙戊酸钠 （Sodium Valproate）[典][基]

【商品名称】 抗癫灵、定百痉、德巴舍等

【药理作用】 本品为广谱抗癫痫药，竞争性地抑制 α-氨基丁酸转氨酶，从而提高脑中 α-氨基丁酸浓度，有效地控制癫痫发作。

【适应证】 用于各种类型的癫痫发作。对大发作比苯妥英钠和苯巴比妥差，但对上述两药无效者，用本药仍有效。对小发作优于乙琥胺，临床为小发作首选药。对精神运动性发作、局限性发作、混合型癫痫亦有效。

【不良反应】 常见有食欲不振、恶心、呕吐等胃肠反应。偶有嗜睡、共济失调、肝损害等。因能致畸，孕妇禁用。

苯妥英钠 （Phenytoin Sodium）[典][基]

【商品名称】 大仑丁

【药理作用】 本品选择性地抑制大脑皮层运动区，稳定神经细胞膜，降低其兴奋性，阻止癫痫病灶异常高频放电和扩散，达到抗癫痫作用。本品是最常用的抗癫痫药。

【适应证】 （1）抗癫痫作用 对大发作疗效最好，且无催眠作用，常作为首选药。对精神运动性发作和局限性发作次之，对小发作无效，有时甚至使病情恶化。

（2）抗外周神经痛 抗外周神经痛疗效好，主要用于治疗三叉神经痛，也可用于舌咽神经痛和坐骨神经痛，用药后能使疼痛减轻，发作次数减少。

（3）抗心律失常 用于治疗强心苷中毒引起的心律失常。

【不良反应】 ①胃肠道反应，如恶心呕吐、食欲不振、腹痛等症。②神经系统反应，如眩晕、头痛、眼球震颤、共济失调。③血液系统反应，如粒细胞减少、再生障碍性贫血。④常见不良反应为齿龈增生，长期用药者发生率约20%，多见于青少年。

知识链接

苯妥英钠为肝药酶诱导剂，能加速维生素D的代谢，导致缺钙，甚至引起佝偻病，可应用维生素D预防。妊娠早期用药可致畸胎，故孕妇禁用。久服突停引起癫痫发作加剧，甚至诱发癫痫持续状态。静脉注射过快，可致心律失常、血压下降等，宜在心电图监护下进行。

苯巴比妥 （Phenobarbital）[典][基]

【药理作用】 本品为长效巴比妥类，具有镇静、催眠、抗惊厥作用。

【适应证】 用于镇静、催眠、抗惊厥、抗癫痫。与解热镇痛药配伍应用，增强其作用。

主要用于治疗癫痫大发作和局限性发作，也用于癫痫持续状态。对其他类型的癫痫也有效，但效果较差。

【不良反应】 常见头晕、嗜睡、精神不振等。久用可产生耐受及成瘾性。

【注意事项】 用于治疗癫痫时不能突然停药以免引起癫痫大发作。严重肝、肾功能不全以及肝硬化者禁用。

乙琥胺 （Ethosuximide）[典]

【商品名称】 柴伦丁

【适应证】 用于治疗小发作的主要药物，其疗效不及氯硝西泮，但副作用较少。乙琥胺单用能加重大发作，对小发作伴有大发作的病人，可与苯巴比妥或苯妥英钠合用。

【不良反应】 常见有嗜睡、眩晕、头痛、恶心、呕吐等。偶见粒细胞减少、再生障碍性贫血等，故用药期间应定期检查血象。

抗癫痫药的应用原则

（1）药物选择 根据癫痫发作的类型、患者的具体情况和药物的不良反应合理选择药物。不同患者对药物的反应个体差异大，应个体化给药。应使用最少的药物，当疗效不佳或纠正某一药物的不良反应时可考虑合并用药。

（2）药物剂量 从最小的药物剂量逐渐增加，最大限度地控制临床发作，同时不引起严重的不良反应为度。合并用药，应适当调整剂量。

（3）药物用法 停用药物或更换药物时，应逐渐减少原用药物的剂量，同时逐渐增加更换药物的剂量，不可突然停药或换药，否则可导致癫痫发作或癫痫持续状态。一般治疗大发作减药过程至少需要一年，小发作需要 6 个月。

（4）长期用药 抗癫痫药物对癫痫无根治效果，必须坚持长期用药才能减少复发。用药时间一般应持续至完全无发作后 3～4 年，然后逐渐停药。用药期间定时检查血象、肝肾功能，以便及时发现中毒症状。

总之应做到尽早治疗、正确选药、单药为主、剂量个体化，有规律长期服药、停药要慢、定期复查。

2. 抗惊厥药

惊厥是由多种原因引起的中枢神经系统过度兴奋，全身骨骼肌不自主的强烈收缩。常见于小儿高热、子痫、破伤风、癫痫大发作及中枢兴奋药中毒等。常用的抗惊厥药有巴比妥类、苯二氮䓬类等，亦可注射硫酸镁治疗。

硫酸镁 （Magnesium Sulfate）[典]

口服硫酸镁不易吸收，有泻下和利胆作用。注射硫酸镁能吸收，可产生全身作用，引起中枢抑制和骨骼肌松弛。

注射给药用于各种原因引起的惊厥，尤其对子痫的惊厥疗效好，还用于高血压危象。

硫酸镁过量时，引起呼吸抑制、肌腱反射消失、血压剧降以致死亡。一旦出现中毒症状应立即停药，进行人工呼吸，并缓慢静注氯化钙或葡萄糖酸钙。

四、脑血管病用药及降颅压药

尼莫地平 （Nimodipine）[典][基]

【商品名称】 布瑞喜、首太、宝依恬、尼达尔、尼膜同、恩通、易夫林

【药理作用】 本品是 Ca^{2+} 通道阻滞剂，通过有效地阻止 Ca^{2+} 进入血管平滑肌细胞，松

弛血管平滑肌，解除血管痉挛。

【适应证】 用于各种原因的蛛网膜下腔出血后的脑血管痉挛和急性脑血管病恢复期的血液循环改善。

【不良反应】 蛛网膜下腔出血者应用尼莫地平治疗时约有 11.2% 的患者出现不良反应。最常见有血压下降、肝炎、皮肤刺痛、胃肠道出血、血小板减少等。

麦角胺咖啡因片 （Ergotamine and Caffeine Tablets）[典][基]

【药理作用】 解热镇痛及非甾体抗炎镇痛药。

【适应证】 主要用于偏头痛，能减轻症状，但不能预防和根治，只适宜头痛发作时短期使用。

【不良反应】 常见的有手、趾、脸部麻木和刺痛感，脚和下肢肿胀（局部水肿），肌痛。少见或罕见的有焦虑或精神错乱（大脑缺血）、幻视（血管痉挛）、胸痛、胃痛、气胀等。

知识链接

麦角胺咖啡因片为联合国《禁止非法贩运麻醉药品和精神药物公约》和国务院《麻醉药品和精神药品管理条例》、《精神药品品种目录（2007 年版）》中规定管制的品种。本品为国家第二类精神药品。医疗机构使用该药，医生处方量每次不应超过 7 日常用量，处方留存两年备查。

甘露醇 （Mannitol）[典][基]

【商品名称】 辰雅、丰海露、普可、佳乐同泰、伸宁、浩特

【药理作用】 本品具有利尿及脱水作用。

【适应证】 用于脑水肿及青光眼的治疗。亦用于因溶血反应、广泛外科手术、创伤性大出血等所致的急性少尿症（或无尿症）。

【不良反应】 常见的有水和电解质失调。

五、抗焦虑药及镇静催眠药

焦虑症是焦虑性神经官能症的简称，是多种精神病的常见症状。患者发病时处于持续性的精神紧张或发作性惊恐状态，并伴有自主神经功能紊乱。多见自觉恐惧、紧张、忧虑、心悸、出冷汗、震颤及睡眠障碍等症状。治疗焦虑症主要采用镇静催眠药。

镇静催眠药是一类通过抑制中枢神经系统，达到镇静或催眠作用的药物，两者只是所用药物剂量不同。催眠药是指能引起近似生理睡眠的药物。小剂量时轻度抑制中枢神经系统产生镇静作用，能使兴奋不安、焦虑、紧张的患者恢复安静。较大剂量时产生催眠作用，用于治疗各种失眠症。

常用镇静催眠药分为三类：①苯二氮䓬类，如地西泮、硝西泮；②巴比妥类，如苯巴比妥、异戊巴比妥钠；③其他类。

1. 苯二氮䓬类

苯二氮䓬类多为 1,4-苯二氮䓬的衍生物。苯二氮䓬类因安全范围大、副作用小，是抗焦虑症的主要药物，也是最常用的镇静催眠药。临床常用有地西泮、氟西泮、硝西泮、奥沙西泮等，因结构相似，具有相似的药理作用、适应证及不良反应。

地西泮 （Diazepam）[典][基]

【商品名称】 安定

【药理作用】 本品为苯二氮䓬类抗焦虑药，为中枢神经抑制剂。具有抗焦虑、镇静、催

眠、抗惊厥、抗癫痫和中枢性骨骼肌松弛作用。

【适应证】 ①治疗焦虑症，对焦虑症具有较高的选择性，小于镇静剂量，能改善患者的紧张、恐惧、忧虑、心悸及失眠等症状，其疗效优于巴比妥类及其他镇静催眠药。②治疗失眠症，随着剂量增加可产生镇静催眠作用，催眠效果好，副作用小。③用于治疗或辅助治疗各种类型的癫痫和惊厥。④用于缓解炎症引起的反射性肌肉痉挛。⑤可治疗家族性、老年性和特发性震颤。⑥用于麻醉前给药。

【不良反应】 ①地西泮安全范围大，常见有嗜睡、头昏、乏力等，大剂量可见共济失调、震颤，过量可致急性中毒、昏迷和呼吸抑制。②罕见的有皮疹，白细胞减少。③个别患者发生兴奋、多语、睡眠障碍，甚至幻觉。停药后，上述症状很快消失。④长期连续用药可产生依赖性和成瘾性，久服突然停药可出现戒断症状，如焦虑、失眠甚至惊厥。

【禁忌】 孕妇、妊娠期妇女、新生儿禁用。

表 7-2 所列为常用苯二氮䓬类药分类应用比较，表 7-3 所列为苯二氮䓬类药应用。

表 7-2　常用苯二氮䓬类药分类应用比较

药　物	分类	应　用
地西泮（安定）	长效	主要用于焦虑症、失眠症，还用于抗癫痫及抗惊厥，也用于麻醉前给药
氟西泮（氟安定）	长效	用于难以入睡，夜间易醒或早醒的各种失眠症。15 岁以下儿童禁用
硝西泮（硝基安定）	中效	用于各种失眠症、抗惊厥、婴儿痉挛及抗癫痫
奥沙西泮（去甲羟安定）	中效	用于焦虑症、失眠症、多动症及抗癫痫。6 岁以下儿童禁用
三唑仑（三唑安定）	短效	主要用于各种失眠症
艾司唑仑（舒乐安定）	短效	用于失眠症、焦虑症，也用于抗癫痫及抗惊厥。老年高血压患者慎用

表 7-3　苯二氮䓬类药应用

病　症	药　物
焦虑症	阿普唑仑、氯氮䓬、地西泮、奥沙西泮、劳拉西泮
失眠症	艾司唑仑、氟西泮、三唑仑、替马西泮
惊厥、癫痫	氯硝西泮、硝西泮、地西泮
乙醇戒断症	氯氮䓬、地西泮、劳拉西泮
麻醉前给药	美达唑仑、氯氮䓬、地西泮、劳拉西泮

知识链接

安定中毒解救：安定中毒会出现持续的精神错乱、严重嗜睡、抖动、语言不清、蹒跚、心跳异常减慢、呼吸短促或困难、严重乏力。应尽早对症处理，包括催吐或洗胃以及呼吸循环方面的支持疗法，苯二氮䓬受体拮抗剂氟马西尼可用于该类药物过量中毒的解救和诊断。

2. 巴比妥类

巴比妥类曾广泛用于镇静催眠，治疗失眠症。现基本由苯二氮䓬类取代。表 7-4 所列为常用巴比妥类药分类应用比较。

表 7-4　常用巴比妥类药分类应用比较

分类	药物	脂溶性	显效时间/min	作用维持时间/h	应　用
长效	苯巴比妥	低	＞60	6～8	抗惊厥、抗癫痫
中效	异戊巴比妥	稍高	15～30	3～6	镇静催眠
短效	司可巴比妥	较高	15	2～3	抗惊厥、镇静、催眠
超短效	硫喷妥	最高	iv.1	0.25	静脉麻醉

知识链接

共济失调是指小脑、本体感觉及前庭功能障碍导致运动笨拙和不协调，累及四肢、躯干及咽喉肌，表现为姿势、步态异常和言语、书写、眼球运动等障碍。小脑、脊髓、前庭和锥体外系共同参与完成人体的姿势保持和精确、协调运动。共济失调根据病变部位以脊髓、小脑、脑干变性为主。周围神经、视神经也可受累。在临床上一般讲的"共济失调"，多特指小脑性共济失调。

六、脑功能改善药

胞磷胆碱钠 （Citicoline Sodium）[典][基]

【商品名称】 奥格尔、布瑞星

【药理作用】 本品为核苷衍生物，通过降低脑血管阻力，增加脑血流而促进脑物质代谢，改善脑循环。另外，也可增强脑干网状结构上行激活系统的机能，增强锥体系统的机能，改善运动麻痹，故对促进大脑功能的恢复和促进苏醒有一定作用。

【适应证】 用于急性颅脑外伤和颅脑术后意识障碍。

【不良反应】 偶有一过性血压下降、失眠、兴奋及给药后发热等，停药后即可消失。

吡拉西坦 （Piracetam）[典]

【商品名称】 脑复康

【药理作用】 本品为α-氨酪酸的环化衍生物，具有激活、保护和修复脑细胞作用。可以对抗由物理因素、化学因素所致的脑功能损伤。

【适应证】 用于中、老年人记忆减退和脑血管意外、一氧化碳中毒等原因引起的思维障碍。也用于儿童智能低下等。

【不良反应】 偶见口干及胃肠道反应等。

【注意事项】 肝、肾功能不全者慎用。

盐酸甲氯芬酯 （Meclofenoxate Hydrochloride）[典]

【商品名称】 氯醒酯、遗尿丁

【药理作用】 本品主要作用于大脑皮质，能促进脑细胞的氧化还原代谢，调节神经细胞的代谢，增加对糖类的利用，对中枢抑制者有兴奋作用。

【适应证】 用于多种原因如脑血管疾病、脑卒中、脑创伤、脑瘤、脑动脉硬化、新生儿缺氧症、手术后的复苏等所致昏迷及意识障碍。

【不良反应】 兴奋、激动、失眠、乏力等。

【注意事项】 对本品过敏者禁用。高血压患者慎用。

七、中枢神经兴奋药

中枢兴奋药是一类选择性地兴奋中枢神经系统，提高其机能活动的药物。临床上主要用于严重疾病和中枢抑制药中毒所致的呼吸抑制、呼吸衰竭及新生儿窒息，也用于中、老年人的记忆减退。根据治疗剂量下的主要作用部位药物分为三类：①主要兴奋呼吸中枢的药物，如尼可刹米、盐酸洛贝林；②主要兴奋大脑皮层的药物，如咖啡因、吡拉西坦、盐酸甲氯芬酯；③主要兴奋脊髓的药物，如士的宁等因毒性大，仅作为实验工具药使用。

1. 主要兴奋呼吸中枢的药物

尼可刹米 （Nikethamide）[典][基]

【商品名称】 可拉明

【药理作用】 本品能选择性地兴奋延髓呼吸中枢，也可通过颈动脉体和主动脉体化学感受器反射地兴奋呼吸中枢，使呼吸加深加快，当呼吸中枢被抑制时其兴奋作用更为明显。

【适应证】 用于疾病或中枢抑制药中毒引起的呼吸及循环衰竭，对肺心病引起的呼吸衰竭及硫酸吗啡过量引起的呼吸抑制疗效显著。

【不良反应】 不良反应较少。用量过大时出现血压升高、心悸、出汗、呕吐、震颤及阵挛性惊厥等。

盐酸洛贝林 （Lobeline Hydrochloride）〔典〕〔基〕

【药理作用】 本品能兴奋颈动脉体化学感受器而反射性兴奋呼吸中枢。

【适应证】 用于新生儿窒息、一氧化碳引起的窒息、吸入麻醉剂及其他中枢抑制药（如阿片、巴比妥类）的中毒及肺炎、白喉等传染病引起的呼吸衰竭。

【不良反应】 剂量较大引起心动过缓，传导阻滞。特大剂量导致呼吸麻痹、血压下降。

2. 主要兴奋大脑皮层的药物

咖啡因 （Caffeine）〔典〕

【药理作用】 本品为黄嘌呤类生物碱，小剂量可振奋精神，消除睡意，减轻疲劳，提高对外界的反应能力；较大剂量能直接兴奋延脑呼吸中枢和血管运动中枢，使呼吸加深加快、血压上升，特别是呼吸中枢处于抑制状态时作用尤为明显；中毒剂量则兴奋脊髓，引起阵挛性惊厥和骨骼震颤。

【适应证】 用于解救严重传染病、酒精中毒、催眠药或抗组织胺药中毒引起的呼吸循环衰竭。还与解热镇痛药配伍制成解热镇痛复方制剂（如APC、去痛片），用于治疗感冒发烧及一般性头疼。

【不良反应】 少见。较大剂量可出现激动、不安、失眠、心悸、头痛，中毒剂量可引起惊厥。因增加胃酸分泌，胃溃疡病人慎用。乳婴高热时易致惊厥，应选用无咖啡因的复方解热药。

吡拉西坦 （Piracetam）〔典〕

本品能促进大脑皮层细胞代谢，具有激活、保护及修复神经细胞的作用。用于脑外伤后遗症、慢性酒精中毒、老年痴呆、脑血管意外及儿童的行为障碍。

盐酸甲氯芬酯 （Meclofenoxate Hydrochloride）〔典〕

本品能促进脑细胞的氧化还原代谢，增加对糖的利用，对处于抑制状态的中枢神经系统有兴奋作用。用于颅脑外伤性昏迷后遗症、老年性精神病、酒精中毒、儿童精神迟钝、小儿遗尿等。

知识链接

兴奋剂在英语中称"Dope"，原义为"供赛马使用的一种鸦片麻醉混合剂"。由于运动员为提高成绩而最早服用的药物大多属于兴奋剂药物——刺激剂类，所以尽管后来被禁用的其他类型药物并不都具有兴奋性（如利尿剂），甚至有的还具有抑制性（如β-阻断剂），国际上对禁用药物仍习惯沿用兴奋剂的称谓。兴奋剂是国际体育界违禁药物的总称。国际奥委会规定：竞赛运动员应用任何形式的药物或以非正常量或通过不正常途径摄入生理物质，企图以人为和不正当的方式提高他们的竞赛能力即为使用兴奋剂。

为提高竞技能力而使用兴奋剂的能暂时性改变身体条件和精神状态的药物和技术，不仅严重危害运动员身体健康，同时损害奥林匹克精神，破坏运动竞赛的公平原则。国际奥委会严禁运动员使用兴奋剂。

第三节　治疗精神障碍药

精神失常是由多种原因引起的，是以精神活动障碍为特征的一类疾病，表现为感情、思维和行为异常，包括精神分裂症、躁狂症、抑郁症和焦虑症。治疗上述疾病的药物统称抗精神失常药，按临床用途可分为三类：①抗精神病药，如吩噻嗪类、硫杂蒽类、丁酰苯类和其他药物；②抗躁狂抑郁症药；③抗焦虑药，目前常用的安全有效的抗焦虑药主要为苯二氮䓬类药物，如艾司唑仑、阿普唑仑、地西泮等。

一、抗精神病药

精神分裂症是以思维、情感、行为之间不协调，精神活动与现实脱离为主要特征的一种严重的常见精神病，中枢多巴胺能使神经功能亢进，释放多巴胺过多是发病的重要因素。抗精神分裂症药具有阻断中枢多巴胺受体的作用，故常用于精神分裂症的治疗，由于对其他精神病的躁狂症状也有效，故称为抗精神病药。

盐酸氯丙嗪 （Chlorpromazine Hydrochloride）[典][基]

【商品名称】 冬眠灵、可乐静

【药理作用】 本品为吩噻嗪类代表药物，为中枢多巴胺受体阻断剂。盐酸氯丙嗪除了阻断中枢不同部位的多巴胺受体外，还可以阻断 α 受体和 5-HT 受体及 M 受体，具有广泛的药理作用。

（1）抗精神病作用　阻断中脑-边缘系统和中脑-皮质通路的多巴胺受体是产生抗精神病作用的主要机制，5-HT 能介导许多行为反应，阻断其受体，也可能有一定的抗精神病作用。表现为可使患者幻觉、妄想、躁狂及精神运动性兴奋逐渐消失，理智恢复，情绪安定，生活自理。用于治疗精神分裂症及其他精神失常的躁狂症；阻断脑干网状结构上行激活系统 α 受体，产生镇静作用。环境安静时可诱导入睡，大剂量无麻醉作用。本药物镇静作用易产生耐受性，抗精神病作用起效慢，但无耐药性。

（2）镇吐作用　本品具有强大的镇吐作用，小剂量抑制催吐化学感受器，大剂量则直接抑制呕吐中枢，对刺激前庭引起的呕吐无效。临床可用于治疗各种原因引起的呕吐及顽固性呃逆，但对晕车、晕船引起的呕吐效果差。

（3）降温作用　可阻断体温调节中枢的多巴胺受体，使体温调节失灵，体温可随外环境变化而变化。如合用某些中枢抑制药，如盐酸异丙嗪、盐酸哌替啶，可使患者处于深睡，体温、代谢及组织耗氧量均降低的状态，称为人工冬眠疗法。可用作严重感染、中毒性高热及甲状腺危象等病症的辅助治疗。

（4）加强中枢抑制药的作用　可加强麻醉药、镇静催眠药、镇痛药的作用，因此上述药物与盐酸氯丙嗪合用时要注意适当减量。

（5）对内分泌系统的影响　可阻断丘脑下部结节-漏斗通路的多巴胺受体，导致腺垂体分泌生长激素、促性腺激素减少、催乳素增加，出现乳房肿大、乳溢。

（6）对自主神经系统的影响　盐酸氯丙嗪明显的拮抗 α 受体，可翻转肾上腺素的升压作用，也能抑制血管运动中枢和直接扩张血管，引起直立性低血压。盐酸氯丙嗪对 M 受体也有较弱的拮抗作用，可致口干、便秘、视力模糊、眼压升高等。

【适应证】 用于治疗精神分裂症及其他精神失常的躁狂症状、镇吐、人工冬眠、麻醉前给药等。与镇痛药合用，可治疗癌症晚期病人的剧痛。

【不良反应】 ①一般不良反应为中枢抑制症状、M 受体阻断症状、α 受体阻断症状和内分泌紊乱等。②锥体外系症状可见：a. 急性肌张力障碍，表现强迫性张口、伸舌、斜颈、吞咽困难、呼吸运动障碍等。可用中枢抗胆碱药氢溴酸东莨菪碱或 H_2 受体阻断药盐酸苯海拉明治疗。b. 帕金森综合征，表现为表情呆板、动作迟缓、肌震颤（休息时更明显）。可用中枢抗胆碱药盐酸苯海索（安坦）或盐酸金刚烷胺治疗。c. 静坐不能，坐立不安，反复徘徊（强迫症状）。可减少用量并用中枢抗胆碱药盐酸苯海索或苯二氮䓬类治疗。d. 迟发性运动障碍，常见口-舌-腮联症等，停药后长期不消失，应停药并加用地西泮，但目前治疗效果欠佳。造成迟发性运动障碍的原因可能与盐酸氯丙嗪长期阻断突触后多巴胺受体，使多巴胺受体数目增加，即向上调节有关。

【注意事项】 ①用药后应静卧1～2h后方可缓慢起立。②个体差异大，临床用药要个体化。③昏迷患者、有癫痫史者、低血压、孕妇及严重肝功能损害者禁用。④肝功能不全、尿毒症、高血压及冠心病患者慎用。⑤高剂量应用盐酸氯丙嗪时，夏季最好戴太阳眼镜以保护角膜和晶体。⑥盐酸氯丙嗪局部刺激性较强，不应作皮下注射。静脉注射可引起血栓性静脉炎，应以生理盐水或葡萄糖溶液稀释后缓慢注射。⑦长期用药应定期检查肝功能。

奋乃静 （Perphenazine）[典][基]

【药理作用】 本品为吩噻嗪类的哌嗪衍生物，药理作用与盐酸氯丙嗪相似，抗精神病作用主要与其阻断中脑边缘系统及中脑-皮层通路的多巴胺受体有关，而阻断网状结构上行激活系统的 α 受体，则与镇静安定作用有关。本品镇吐作用较强，镇静作用较弱。

【适应证】 ① 对幻觉妄想、思维障碍、淡漠木僵及焦虑激动等症状有较好的疗效。用于精神分裂症或其他精神病性障碍。因镇静作用较弱，对血压的影响较小，适用于器质性精神病、老年性精神障碍及儿童攻击性行为障碍。

② 可用于治疗各种原因所致的呕吐或顽固性呃逆。

【不良反应】 ①主要有锥体外系反应。②可引起血浆中泌乳素浓度增加，可能的症状为溢乳、男子乳房女性化、月经失调、闭经。③可出现口干、视物模糊、乏力、头晕、心动过速、便秘、出汗等。④少见的不良反应有体位性低血压，粒细胞减少症与中毒性肝损害。⑤偶见过敏性皮疹及恶性综合征。

【注意事项】 ①患有心血管疾病（如心衰、心肌梗死、传导异常）应慎用。②出现迟发性运动障碍，应停用所有的抗精神病药。③出现过敏性皮疹及恶性综合征应立即停药并进行相应的处理。④肝、肾功能不全者应减量。⑤癫痫患者应慎用。⑥应定期检查肝功能与白细胞计数。⑦用药期间不宜驾驶车辆、操作机械或高空作业。

盐酸氟奋乃静 （Fluphenazine Hydrochloride）[典]

【药理作用】 本品属哌嗪类吩噻嗪，抗精神病作用主要与其阻断脑内的多巴胺受体有关，抑制网状结构上行激活系统而有镇静作用，止吐和降低血压作用较弱。

【适应证】 用于急、慢性精神分裂症。对单纯型和慢性精神分裂症的情感淡漠和行为退缩症状有振奋作用。也适用于拒绝服药者及需长期用药维持治疗的患者。

【不良反应】 不良反应与奋乃静相似，锥体外系反应多见，长期大量使用可发生迟发性运动障碍，如两眼斜视、肢体扭转、角弓反张、颈部强直、斜颈等。

【注意事项】 注意事项与奋乃静相似。心血管疾病、癫痫患者应慎用。

吩噻嗪类药物的共同特点是抗精神病作用强，镇静作用弱，锥体外系反应明显，见表7-5，表7-5所列为常见吩噻嗪类药物作用比较。硫利达嗪抗精神病疗效虽不如盐酸氯丙嗪，但锥体外系反应少，适应于门诊病人及老年体弱者。吩噻嗪类的新衍生物哌泊噻嗪为强效、长效抗精神病药，主要用于慢性精神分裂症。

表 7-5　常见吩噻嗪类药物作用比较表

药　物	抗精神病作用	常用量范围/(mg/日)	镇静	降压	镇吐	锥体外系反应
盐酸氯丙嗪	++	100~1000	+++	+++	++	+
奋乃静	++	8~64	++	+	+++	+++
三氟拉嗪	+++	5~60	+	+	+++	+++
盐酸氟奋乃静	+++	2~20	+	+	+++	+++
硫利达嗪	+	100~800	+++	++	+	+

注：+++代表强；++代表次强；+代表弱。

氟哌啶醇（Haloperidol）[典][基]

【商品名称】　安度利可

【药理作用】　本品为丁酰苯类抗精神病药，作用与盐酸氯丙嗪相似，其特点是抗精神病作用强而持久，强度约为盐酸氯丙嗪的 50 倍；镇吐作用强；镇静作用较弱；降温作用不明显。

【适应证】　临床用于控制以兴奋躁动、幻觉、妄想为主的精神分裂症效果最佳，是治疗精神分裂症的首选药物之一。对躁狂症也有效。亦可治疗焦虑性神经官能症和各种原因引起的呕吐及顽固性呃逆。

【不良反应】　多见锥体外系反应；长期用药可致心肌损害和严重抑郁反应。亦可见失眠、头痛、消化道症状。偶有致畸报道，孕妇禁用。

【注意事项】　心功能不全者禁用。与麻醉药、镇痛药、催眠药合用时应减量。

表 7-6 所列为其他抗精神病药物比较。

表 7-6　其他常见抗精神病药物比较

药物	作　用　特　点	不　良　反　应	应　　用
氟哌利多	抗精神病作用及镇吐较强,镇静及抗胆碱作用弱	锥体外系反应发生率高,程度严重	精神分裂症、躁狂症、顽固性呕吐及呃逆
氯氮平	抗精神病作用强,几无锥体外系反应	流涎,粒细胞减少	难治性精神病、慢性精神病
奥氮平	抗精神病作用比氯氮平强	锥体外系反应发生率高	难治性精神病,急、慢性精神病,各种精神病,对精神分裂症有显著疗效,目前已成为一线用药
利培酮	新型强效抗精神病药,对精神分裂症有显著疗效	头晕、头痛、恶心、失眠、直立性低血压,椎体外系反应轻	

二、抗焦虑药

焦虑是多种精神病的常见症状，焦虑症则是一种以急性焦虑反复发作为特征的神经官能症，并伴有植物神经功能紊乱。发作时患者多自觉恐惧、紧张、忧虑、心悸、出冷汗、震颤及睡眠障碍等。无论是焦虑症或焦虑状态，临床多用抗焦虑药治疗。目前常用的安全有效的抗焦虑药主要为苯二氮䓬类药物，如艾司唑仑、阿普唑仑、地西泮等。

艾司唑仑（Estazolam）[典][基]

【商品名称】　舒乐安定

【药理作用】　本品为苯二氮䓬类抗焦虑药。可引起中枢神经系统不同部位的抑制，随着用量的加大，临床表现可见轻度的镇静到催眠甚至昏迷。具有较强的镇静、催眠、抗惊厥、抗焦虑作用。

【适应证】　主要用于焦虑、失眠、紧张、恐惧及癫痫大、小发作等。

【不良反应】 ①常见的不良反应，如口干、嗜睡、头昏、乏力等，大剂量可有共济失调、震颤。②罕见的有皮疹、白细胞减少。③偶有病人发生兴奋、多语、睡眠障碍，甚至幻觉。停药后，上述症状很快消失。④有依赖性，但较轻。

【注意事项】 ①用药期间不宜饮酒。②重症肌无力、老年高血压、孕妇及肝、肾功能不全者慎用。③长期使用本品，停药前要逐渐减量。

三、抗躁狂抑郁症药

躁狂抑郁症是一种以情感病态变化为主要症状的精神病。表现为躁狂或抑郁两者之一反复发作（单相型），或两者交替发作（双相型）。其病因可能与脑内单胺类递质水平改变有关，共同的生化基础是5-羟色胺缺乏。在此基础上，去甲肾上腺素能神经功能亢进为躁狂症（表现为情绪高涨、多话、多动、判断力受损）。反之，去甲肾上腺素能神经功能不足则为抑郁，患者常表现为情绪低落、少言寡语、精神不振、运动迟缓，常自责自罪，甚至企图自杀。

1. 抗躁狂症药

抗躁狂症药是一类抑制去甲肾上腺素能神经功能而消除躁狂症状的药物，盐酸氯丙嗪、氟哌啶醇等药物有效，但典型的抗躁狂药是锂制剂。

碳酸锂 （Lithium Carbonate）[典]

【药理作用】 碳酸锂有明显抑制躁狂症作用，可以改善精神分裂症的情感障碍，治疗量对正常人精神活动无影响，作用机制可能是抑制脑内神经突触部位去甲肾上腺素的释放并促进再摄取，增加其转化和灭活，从而使去甲肾上腺素浓度降低，还可促进5-羟色胺合成和释放，而有助于情绪稳定。本品不良反应较多，但仍为治疗躁狂症的首选药。锂盐无镇静作用，一般对严重急性躁狂患者应先与盐酸氯丙嗪或氟哌啶醇合用，急性症状控制后再单用碳酸锂维持。

【适应证】 主要用于治疗躁狂症。对精神分裂症的兴奋躁动也有效，与抗精神病药合用效果较好，还可以缓解锂盐所致的恶心、呕吐等副作用。

【不良反应】 不良反应多，常见的有口干、烦渴、多饮、多尿、便秘、腹泻、恶心、呕吐、上腹痛。神经系统不良反应有双手震颤、萎靡、无力、嗜睡、视物模糊、腱反射亢进。可引起白细胞升高。上述不良反应加重可能是中毒的先兆，应密切观察。

【注意事项】 由于锂盐的治疗量和中毒量较接近，应对血锂浓度进行监测，帮助调节治疗量及维持量，及时发现急性中毒。积蓄中毒时，可出现脑病综合征（意识模糊、震颤、癫痫发作）乃至昏迷、休克、肾脏损害，出现上述情况立即停药，静注氨茶碱，以促进锂的排泄。钠盐能促锂盐经肾排除，用药期间应保持正常食盐摄入量，老年人锂盐排泄慢，易产生蓄积中毒，注意调整剂量。心肾病患者、电解质紊乱者忌用。

2. 抗抑郁症药

抗抑郁药能直接或间接增强5-羟色胺能神经和（或）去甲肾上腺素能神经功能而振奋精神。抗抑郁药按化学结构可分为三环类、四环类和其他。其中三环类包括盐酸阿米替林、盐酸多塞平、米帕明、地昔帕明等。

盐酸阿米替林 （Amitriptyline Hydrochloride）[典][基]

【药理作用】 本品为三环类抗抑郁药，其作用在于抑制5-羟色胺和去甲肾上腺素的再摄取，对5-羟色胺再摄取的抑制更强，镇静和抗胆碱作用亦较强。

【适应证】 用于治疗各种抑郁症和抑郁状态，本品的镇静作用较强，主要用于治疗焦虑性或激动性抑郁症。

【不良反应】 治疗初期可能出现抗胆碱能反应，如多汗、口干、视物模糊、排尿困难、便秘等。中枢神经系统不良反应可出现嗜睡、震颤、眩晕。可发生体位性低血压。偶见癫痫发作、骨髓抑制及中毒性肝损害等。

【注意事项】 ①肝、肾功能严重不全，前列腺肥大，老年或心血管疾病患者慎用。②使用期间应监测心电图，若心电图异常，应立即停药。③患者有转向躁狂倾向时应立即停药。④用药期间不宜驾驶车辆、操作机械或高空作业。

盐酸多塞平（Doxepin Hydrochloride）[典][基]

【商品名称】 多虑平

【药理作用】 本品为三环类抗抑郁药，其作用在于抑制中枢神经系统对 5-羟色胺及去甲肾上腺素的再摄取，从而使突触间隙中这两种神经递质浓度增高而发挥抗抑郁作用，具有抗抑郁和抗焦虑的双重作用。

【适应证】 抑郁症、焦虑症、神经官能症，对有明显焦虑症状的抑郁患者尤为适用。

【不良反应】 不良反应与盐酸阿米替林相似，程度轻。

【注意事项】 注意事项与盐酸阿米替林相似，对三环类药物有交叉过敏，孕妇及哺乳期妇女应慎用。

表 7-7 所列为常见三环类抗抑郁药物作用比较。

表 7-7　常见三环类抗抑郁药物作用比较

药　名	$t_{1/2}/h$	抑制 5-HT 再摄取	抑制 NA 再摄取	镇静作用	抗胆碱作用
米帕明	9～24	++	++	++	++
地昔帕明	14～76	－	+++	+	+
盐酸阿米替林	32～40	+++	+	+++	+++
盐酸多塞平	8～24	+	+	+++	+++
氯米帕明	21～24	+	+	+++	++

注：+++代表强；++代表次强；+代表弱；－代表无。

知识链接

锥体外系反应：锥体外系是人体运动系统的组成部分，其主要功能是调节肌张力以及肌肉的协调运动与平衡。这种调节功能有赖于其调节中枢的神经递质多巴胺和乙酰胆碱的动态平衡，当多巴胺减少或乙酰胆碱相对增多时，则可出现胆碱能神经亢进的症状，出现肌张力增高、面容呆板、动作迟缓、肌肉震颤、流涎等帕金森综合征样症状；急性肌张力障碍，出现强迫性张口、伸舌、斜颈、呼吸运动障碍及吞咽困难；静坐不能，出现坐立不安、反复徘徊；迟发性运动障碍，如吸吮、舔舌、咀嚼等，此即为锥体外系反应。有些药物能阻断多巴胺受体，出现锥体外系反应，如盐酸氯丙嗪、三氟拉嗪、盐酸氟奋乃静、氟哌啶醇、奋乃静等。

 课堂互动

活动一　现场参观

通过现场药品参观，使学生熟悉常用解热镇痛药复方制剂商品名称和应用。

活动二　多媒体教学

1. 通过多媒体课件，掌握解热镇痛药和非甾体抗炎药的通用名称、商品名称、药理作用、适应证、主要不良反应及合理用药。

2. 通过观看录像等，了解癫痫病及精神失常分类，并用相应药物对症治疗。

活动三　病例分析

1. 通过病例分析，熟悉常用镇痛药的适应证及主要不良反应。

2. 通过病例分析，了解解热镇痛药和非甾体抗炎药的合理用药。

3. 临床病例分析实例

病例介绍：患者，女，45 岁，5 年前无明显诱因情况下，出现双膝关节红肿、疼痛，渐累及双手、双足、双踝、肩、颈椎等，呈对称红肿，双手、腕、膝关节晨僵明显，活动后症状减轻，伴有乏力、食欲不振等。体格检查：T37.4℃、P92 次/分、R20 次/分、BP140/90mmHg，神志清醒，精神可，全身皮肤未见皮疹及出血点，无黄染，轻度贫血貌，浅表淋巴结无肿大。颈软，胸廓对称无畸形，双肺呼吸音清晰，心律整齐，未闻及杂音。腹部平软，肝脾肋下未及。双手掌指关节、近端指间关节肿胀变形，双膝肿胀，双足趾关节变形。其余检查无异常。

问题：患者可能的医疗诊断是什么？如何处理？

病例分析：患者为中年女性，慢性起病，全身关节肿痛 5 年。5 年前出现双膝关节红肿、疼痛，后渐渐累及双手、双足、双踝、肩、颈椎等，对称性红肿，双手、腕、膝关节晨僵明显，活动后症状减轻。双手指关节肿胀变形，双膝红肿，双足趾关节变形。进一步辅助检查作关节 X 线检查，以手指和腕关节的 X 线摄片最有价值。对患者的初步诊断是：类风湿关节炎。治疗原则是控制炎症，缓解症状，治疗方案个体化，恢复关节功能。治疗要点如下：①非甾体抗炎药是本病不可缺少的对症治疗的药物，常用药物是阿司匹林，为减少胃肠道反应，可以选用肠溶阿司匹林，此外，尚可以选用双氯芬酸钠、布洛芬、吲哚美辛等。②慢作用抗风湿药多采用与非甾体抗炎药联合应用方案，常用药物如甲氨蝶呤。③糖皮质激素仅限于活动期有严重全身症状、关节炎明显而又不能为非甾体抗炎药所控制的病人，或慢作用药尚未起效的病人，常用药物有泼尼松。④免疫及生物治疗等。在药物治疗的同时，对于关节肿痛者应强调休息及关节制动、物理治疗等；在关节肿痛缓解后应注意关节的功能锻炼。

活动四　案例分析

例 1：某人，女，76 岁。因慢性支气管炎、肺源性心脏病、呼吸衰竭入院。经抗感染、气管切开等治疗，病情明显好转。14 天后的晚上 12 时，当班护士巡视病房，发现患者烦躁不入睡，给予地西泮 2.5mg，约 0.5h 后突然呼吸变浅，缺氧明显，心率 96 次/min，血压 18.7/9.3kPa，出现明显呼吸衰竭，血压渐下降，经气管插管"恢复"。

分析：常用量苯二氮䓬类药物对正常人呼吸抑制不明显，但高龄老人中枢神经活动有所减退，尤其是伴有呼吸系统疾病时，临床上易出现程度不等的呼吸抑制，老年体弱者尤其多见。因此临床中对老年呼吸系统疾病患者应禁用、慎用此类药物。

例 2：某人，女，69 岁。失眠多年，服安眠药 20 年，以往服安眠药后可以看些书报、杂志再上床睡觉。一天晚上，第 1 次改用咪达唑仑 1 片（15mg），服药后不久就伏在写字台上昏睡，呼叫不醒，压眶与刺激人中均无反应。检查瞳孔、血压、心率均正常，才使家人放心，抬到床上直睡到次日晨起，不知其事，以后不再服用。

分析：应用超短效苯二氮䓬类药（如咪达唑仑）可使体内血药浓度迅速（10min 内）出现峰值，可能使脑内 GABA 抑制作用极度加强，导致意识障碍、过度镇静。

活动五　实验操作

试用化学方法区别阿司匹林和对乙酰氨基酚。

习题

一、单项选择题

1. 可以防止脑血栓形成的药物是（　　　）。

A. 水杨酸钠 　　　　B. 吲哚美辛 　　　　C. 阿司匹林 　　　　D. 保泰松

2. 治疗类风湿性关节炎的首选药物是（ 　 ）。

A. 水杨酸钠 　　　　B. 吲哚美辛 　　　　C. 保泰松 　　　　D. 阿司匹林

3. 阿司匹林可用于（ 　 ）。

A. 术后疼痛 　　　　B. 胆绞痛 　　　　C. 胃肠绞痛 　　　　D. 关节痛

4. 阿司匹林的不良反应不包括（ 　 ）。

A. 凝血障碍 　　　　B. 变态反应 　　　　C. 水杨酸反应 　　　　D. 瑞夷综合征

5. 溃疡病患者可用的药物是（ 　 ）。

A. 布洛芬 　　　　B. 对乙酰氨基酚 　　　　C. 保泰松 　　　　D. 酮洛芬

6. 下列药物中镇痛作用最强的是（ 　 ）。

A. 硫酸吗啡 　　　　B. 枸橼酸芬太尼 　　　　C. 美沙酮 　　　　D. 磷酸可待因

7. 骨折剧痛应选用的止痛药是（ 　 ）。

A. 消炎痛 　　　　B. 纳洛酮 　　　　C. 盐酸哌替啶 　　　　D. 磷酸可待因

8. 阿片受体拮抗剂是（ 　 ）。

A. 盐酸哌替啶 　　　　B. 美沙酮 　　　　C. 枸橼酸芬太尼 　　　　D. 喷他佐辛

9. 盐酸氯丙嗪的作用和用途不包括哪一项（ 　 ）。

A. 镇静 　　　　B. 镇吐 　　　　C. 抗精神病 　　　　D. 激动多巴胺受体

10. 盐酸氯丙嗪不能用于治疗（ 　 ）。

A. 飞行颠簸引起的呕吐 　　　　B. 顽固性呃逆

C. 精神分裂症 　　　　D. 人工冬眠

11. 下列药物中锥体外系反应较轻的是（ 　 ）。

A. 盐酸氯丙嗪 　　　B. 盐酸氟奋乃静 　　C. 奋乃静 　　D. 硫利达嗪

12. 盐酸氯丙嗪引起的低血压应用何药纠正（ 　 ）。

A. 肾上腺素 　　　　B. 盐酸异丙肾上腺素

C. 盐酸多巴胺 　　　　D. 去甲肾上腺素

13. 盐酸氯丙嗪的降温机制是（ 　 ）。

A. 抑制内热原释放 　　　　B. 仅增加散热过程

C. 抑制前列腺素合成 　　　　D. 抑制体温调节中枢

14. 关于盐酸氯丙嗪对体温的影响，错误的叙述是（ 　 ）。

A. 体温调节失灵 　　　　B. 体温可随环境温度升降而升降

C. 体温不能降低至 36℃ 以下 　　　　D. 能降低发热患者的体温

15. 盐酸氯丙嗪长期应用的主要不良反应是（ 　 ）。

A. 过敏反应 　　　　B. 嗜睡 　　　　C. 溢乳 　　　　D. 锥体外系反应

16. 配伍下列哪种药可减轻盐酸氯丙嗪引起的锥体外系症状（ 　 ）。

A. 安定 　　　　B. 舒乐安定 　　　　C. 盐酸苯海索 　　　　D. 苯妥英钠

二、多项选择题

1. 能引起"阿司匹林哮喘"的药物有（ 　 ）。

A. 羟基保泰松 　　　B. 阿司匹林 　　　C. 吲哚美辛 　　　D. 布洛芬

2. 阿司匹林的镇痛特点是（ 　 ）。

A. 镇痛作用主要部位在外周 　　　　B. 对慢性钝痛效果好

C. 镇痛作用机制是阻止炎症时 PG 的合成 　　D. 对锐痛和平滑肌绞痛也有效

3. 主要用于风湿和类风湿性关节炎的药物有（ 　 ）。

A. 保泰松 　　　B. 对乙酰氨基酚 　　　C. 阿司匹林 　　　D. 布洛芬

4. 硫酸吗啡急性中毒的临床表现是（　　　）。

    A. 昏迷　　　　　　　　B. 瞳孔呈针尖样　　　　C. 呼吸高度抑制　　　D. 血压下降

5. 下列药物具有抗痛风作用的是（　　　）。

    A. 别嘌呤　　　　　　　B. 丙磺舒　　　　　　　C. 秋水仙碱　　　　　D. 青霉素

6. 盐酸氯丙嗪的主要不良反应是（　　　）。

    A. 注射时局部刺激　　　B. 视力模糊　　　　　　C. 升高血糖　　　　　D. 肌张力增强

7. 盐酸氯丙嗪的药理作用有（　　　）。

    A. 降压作用　　　　　　B. M受体阻断作用　　　C. 抑制排乳作用　　　D. 抗精神病作用

8. 盐酸氟奋乃静的特点是（　　　）。

    A. 抗精神病作用比盐酸氯丙嗪强　　　　　　B. 有较显著的降温作用

    C. 有较强的镇吐作用　　　　　　　　　　　D. 易引起锥体外系反应

9. 具有抗抑郁作用的药物是（　　　）。

    A. 盐酸阿米替林　　　　B. 盐酸多塞平　　　　　C. 丙咪嗪　　　　　　D. 奋乃静

10. 具有抗精神病作用的药物是（　　　）。

    A. 盐酸多塞平　　　　　B. 氯氮平　　　　　　　C. 硫利达嗪　　　　　D. 奋乃静

11. 盐酸氯丙嗪可阻断下列哪些受体（　　　）。

    A. 多巴胺受体　　　　　B. α受体　　　　　　C. 5-HT　　　　　　　D. M受体

12. 盐酸氯丙嗪的禁忌证有（　　　）。

    A. 严重肝功能不全　　　B. 昏迷　　　　　　　　C. 癫痫　　　　　　　D. 高血压

13. 与盐酸氯丙嗪比较，氟哌啶醇的特点是（　　　）。

    A. 有较强的镇吐作用　　　　　　　　　　　B. 抗精神病作用强而持久

    C. 对体温无影响　　　　　　　　　　　　　D. 易引起锥体外系反应

三、问答题

1. 简述镇痛药和解热镇痛药在作用机制上的差异。

2. 简述阿司匹林的解热、镇痛、抗炎作用特点和临床应用。

3. 阿司匹林的不良反应及防治措施是什么。

4. 简述硫酸吗啡的镇痛特点和临床应用。

5. 抗帕金森病常用的药物分为哪几类？每类的代表药物有哪些？

6. 癫痫大发作、小发作以及癫痫持续状态分别应选用哪个药物？

7. 巴比妥类药物的不良反应和注意事项是什么？

8. 试述地西泮的药理作用和适应证。

9. 简述盐酸氯丙嗪的药理作用。

10. 盐酸氯丙嗪引起的低血压为什么不能用肾上腺素治疗？

11. 简述盐酸氯丙嗪引起锥体外系反应的主要表现形式。

第八章　心血管系统药物应用

【学习目标】

知识目标：

1. 掌握辛伐他汀、硝酸甘油、硝苯地平、卡托普利、盐酸普萘洛尔、地高辛的商品名称、药理作用、适应证、主要不良反应和注意事项。

2. 掌握吉非罗齐、硝酸异山梨酯、盐酸地尔硫䓬、依那普利、氨氯地平、吲达帕胺、盐酸普鲁卡因胺、盐酸美西律、美托洛尔、盐酸维拉帕米的药理作用和适应证。

3. 熟悉非诺贝特、阿昔莫司、洛伐他汀、氯沙坦、尼群地平、复方利血平、盐酸普罗帕酮、盐酸胺碘酮的药理作用和适应证。

4. 了解氟伐他汀、普伐他汀钠、去乙酰毛花苷、硝普钠、硫酸镁、甲磺酸酚妥拉明、氨苯蝶啶的药理作用和适应证。

能力目标：

1. 能够将临床常用的抗高血压药进行分类。

2. 能够根据典型病例推荐合适的抗高血压药。

第一节　调脂及抗动脉粥样硬化药

动脉粥样硬化是血管硬化性疾病中常见而最重要的一种，病变主要发生在主动脉、冠状动脉和脑动脉，肾动脉和肠系膜动脉也有发生。动脉呈现不同程度的内膜增厚，脂质沉着，纤维组织增生，形成脂质条纹及斑块，管腔狭窄乃至阻塞，所支配的器官可发生缺血性病变，动脉壁弹性减弱，易于破裂而导致出血。一般认为本病与脂质代谢紊乱和高脂血症有关。血脂包括胆固醇、甘油三酯和磷脂，与载脂蛋白结合成脂蛋白。根据脂蛋白的密度不同分为四种类型，即乳糜微粒（CM）、极低密度脂蛋白（VLDL）、低密度脂蛋白（VDL）、高密度脂蛋白（HDL）。临床把高脂蛋白血症分为五型六类（Ⅰ型、Ⅱₐ型、Ⅱᵦ型、Ⅲ型、Ⅳ型、Ⅴ型）。

对动脉粥样硬化的防治，首先应注意控制饮食，限制热量摄入，提倡低胆固醇、低饱和动物脂肪和相对高的不饱和植物油；避免促进动脉粥样硬化发生发展的危险因素，如吸烟；积极治疗相关疾病，如高血压、糖尿病等。至于抗动脉粥样硬化的药物，临床上以调血脂药为主。

辛伐他汀（Simvastatin）[典][基]

【商品名称】　舒降之、苏之、西之达、幸露

【药理作用】　本身无活性，口服吸收后的水解产物在体内竞争性地抑制胆固醇合成过程中的限速酶羟甲戊二酰辅酶A（HMG-CoA）还原酶，使胆固醇的合成减少，也使低密度脂蛋白受体合成增加，主要作用部位在肝脏，结果使血胆固醇和低密度脂蛋白胆固醇水平降低，中度降低血清甘油三酯水平和增高血高密度脂蛋白水平。由此对动脉粥样硬化和冠心病的防治产生作用。

【适应证】　①高脂血症。②冠心病。

【不良反应】　辛伐他汀一般耐受性良好，大部分不良反应轻微且为一过性，个别患者可

出现腹痛、便秘、胃肠胀气、疲乏、无力、头痛等。

吉非罗齐 （Gemfibrozil）[典]

【商品名称】 尤瑞旨、维绛知、常衡林

【药理作用】 降低极低密度脂蛋白的合成，减少甘油三酯的含量。还可抑制肝脏的甘油三酯脂酶，升高高密度脂蛋白水平。

【适应证】 用于原发性和继发性高脂蛋白血症。

【不良反应】 主要为胃肠道反应和乏力。

非诺贝特 （Fenofibrate）[典]

【商品名称】 力平之、美利普特、利必非

【药理作用】 本品抑制甘油三酯、胆固醇和低密度脂蛋白的合成，升高高密度脂蛋白水平。

【适应证】 用于高甘油三酯血症，也可用于高胆固醇血症。

【不良反应】 偶有胃肠不适、口干、大便次数增多、嗳气、皮疹等。

【注意事项】 孕妇及哺乳期妇女禁用，肝、肾功能不全者慎用。

阿昔莫司 （Acipimox）

【商品名称】 乐知苹、益平

【药理作用】 为广谱调血脂药。通过抑制脂肪组织的分解，使游离脂肪酸的生成减少，从而降低了肝脏内甘油三酯的合成。此外还通过抑制肝脂肪酶活性和抑制极低密度、低密度脂蛋白合成及激活脂蛋白脂肪酶的作用，降低甘油三酯和总胆固醇含量，升高高密度脂蛋白水平。

【适应证】 用于高甘油三酯血症、高胆固醇血症。

【不良反应】 偶有上腹不适、头痛和乏力等。

洛伐他汀 （Lovastatin）[典]

【商品名称】 罗华宁、明维欣、俊宁、欣露

【药理作用】 本品的活性代谢产物对胆固醇合成过程中的 HMG-CoA 还原酶有竞争性抑制作用，通过抑制 HMG-CoA 还原酶，减少内源性胆固醇合成，使血浆总胆固醇下降。此外，还促使低密度脂蛋白受体数量和活性增加，从而减少血液中低密度脂蛋白胆固醇。

【适应证】 用于治疗高胆固醇血症和混合型高脂血症。

【不良反应】 可见胃胀气、消化不良、胃灼热感、便秘、腹泻、眩晕、头痛、视力模糊，一般较轻微而短暂。偶有血清转氨酶升高，禁用于活动性肝病、妊娠及哺乳期妇女以及对本品过敏者。

氟伐他汀 （Fluvastatin）

【商品名称】 来适可

【药理作用】 本品是第一个人工合成的他汀类药物，药理作用及机制同洛伐他汀。

【适应证】 饮食治疗未能完全控制的原发性高胆固醇血症和原发性混合型血脂异常。

【不良反应】 不良反应轻微。

普伐他汀钠 （Pravastatin Sodium）

【商品名称】 普拉固、美百乐镇、富利他之、浦惠旨、福他宁

【药理作用】 本品为一种高效调脂药，能降低总胆固醇、低密度脂蛋白、甘油三酯，升高高密度脂蛋白水平。并能显著减缓动脉粥样硬化进程。

【适应证】 用于高脂血症、家族性高胆固醇血症。

【不良反应】 不良反应较少。

第二节　抗心绞痛药

心绞痛是冠状动脉粥样硬化性心脏病的典型症状之一，发生的原因是心肌缺血，心肌的需氧量超过实际的供氧量。临床上对心绞痛作如下分类：①劳累性心绞痛——主要由劳累、情绪激动等因素所诱发的，包括稳定型、初发型、恶化型；②自发性心绞痛——心绞痛的发生与心肌需氧量增加无关，疼痛时间长而重，包括卧位型、变异型、中间综合征和梗死后心绞痛；③混合型心绞痛——为劳累性和自发性心绞痛混合出现。

抗心绞痛药物的作用有两种类型，或是减轻心脏的负荷，降低心脏的耗氧量；或是扩张冠状动脉，增加心脏供氧量，从而缓解症状。临床上常使用的药物有四类：硝酸酯及亚硝酸酯类，如硝酸甘油、硝酸异山梨酯等；钙拮抗药，如硝苯地平、地尔硫䓬、盐酸维拉帕米等；β受体阻断药，如盐酸普萘洛尔、美托洛尔、吲哚洛尔等；其他类，如双嘧达莫、速效救心丸、丹参等。

一、硝酸酯及亚硝酸酯类

本类药物是最早使用的抗心绞痛药物。

硝酸甘油 （Nitroglycerin）[典][基]

【商品名称】 帖保咛、耐较咛、保欣宁、异述欣、信舒

【药理作用】 （1）降低心肌耗氧量　舒张全身小静脉，回心血量减少，降低前负荷，降低心室充盈度及室壁肌张力；舒张动脉，减少射血阻力和射血时间，降低后负荷，从而使心肌耗氧量明显降低。

（2）改善缺血区的血流量分布　硝酸甘油能舒张较大的冠脉运送及侧支血管，在冠脉痉挛时该作用更为明显，但对阻力血管舒张作用很弱。心绞痛发作时，缺血区阻力血管内因缺氧而舒张，非缺血区阻力相对增高，此时应用硝酸甘油，可使血液经输送血管及侧支血管流向缺血区，从而改善缺血区的血液供应。

（3）保护缺血心肌细胞　硝酸甘油释放 NO，促进内源性的 PGI_2 降钙素基因相关肽等物质生成与释放，这些物质对心肌细胞均具有直接保护作用。硝酸甘油不仅保护心肌，减轻缺血损伤，缩小心肌梗死范围，改善左室重构，还能增强缺血心肌的电稳定性，提高心室致颤阈，消除折返，改善房室传导等，减少心肌缺血并发症。

【适应证】 （1）防治各型心绞痛　主要用于缓解急性心绞痛症状和预防心绞痛发生，舌下含服硝酸甘油可迅速有效缓解心绞痛症状，常作为首选药。对严重的不稳定型心绞痛，可静脉给药。缓慢吸收的硝酸甘油制剂，可使血药浓度维持较长时间，主要预防心绞痛。

（2）急性心肌梗死　硝酸甘油既能减少急性心肌梗死的心肌耗氧量，也具有抗血小板聚集、黏附作用；使坏死的心肌得以存活，梗死面积缩小。

（3）心功能不全　硝酸甘油可降低心脏前、后负荷，用于治疗重度心衰和难治性心功能不全。

【不良反应】 头晕、面部潮红，头痛，恶心、呕吐等。

【注意事项】 本药不可吞服，长期连续服用可产生耐受性。

知识链接

1. 舌下含片的正确使用

舌下用药时身体应靠在坐椅上取坐位或半坐位，直接将药片置于舌下或嚼碎置于舌下，药物可快速崩解或溶解，通过舌下黏膜吸收而发挥速效作用。如口腔干燥时可口含少许水，有利于药物溶解吸收。应注意切不可像吃糖果似地仅把药物含在嘴里，因为舌表面的舌苔和角质层很难吸收药物，而舌下黏膜中丰富的静脉丛利于药物的迅速吸收。

2. 冠心病患者如何舌下含药

冠心病患者心绞痛发作时，采取舌下含药的方法来缓解心绞痛。药物能扩张心脏冠状动脉，同时也能扩张身体周围的动脉。患者在采用舌下含药法时，最宜采取半卧位。因为半卧位时，可使回心血量减少，减轻心脏负担，使心肌供氧量相对满足自身需要，从而缓解绞痛。如果病人平卧位，会使回心血量增加，心肌耗氧量也增加，从而使药物作用减弱，起不到良好的止痛作用。另外，病人不宜在站立时舌下含药，否则会因血管扩张、血压降低，导致脑血管供血不足而发生意外。

硝酸异山梨酯 （Isosorbide Dinitrate）[典] [基]

【商品名称】 异舒吉、易顺迈

【药理作用】 本品在体内通过肝脏转化成单硝酸异山梨酯才能起作用。药理作用与硝酸甘油相同。

【适应证】 用于预防和治疗各种类型心绞痛。主要不良反应有搏动性头痛、低血压、心率反射性加快。

【不良反应】 眩晕、面部潮红，头痛、恶心、出汗甚至虚脱等。

二、钙拮抗剂

钙拮抗剂是临床上广泛使用的一类药物，常用于心绞痛的治疗。

硝苯地平 （Nifedipine）[典] [基]

【商品名称】 拜新同、弥新平、源孚、久保卡迪

【药理作用】 硝苯地平对窦房结和房室结的直接抑制作用弱，由于扩张血管、降压作用明显，能引起反射性交感神经活性增加，可抵消其对心脏的直接抑制作用，剂量稍大反可使心肌收缩力加强、心率加快和心排血量增加。在整体状态下不抑制心脏的收缩性，可与β受体阻断药合用。

硝苯地平对血管的作用强于对心脏的作用，对冠状动脉和外周血管平滑肌的舒张作用尤为突出。可舒张冠状动脉特别是已痉挛的冠状动脉，增加冠脉血流量；扩张外周小动脉，降低血压。

硝苯地平尚有明显的利尿及抑制血管平滑肌增生的作用。

【适应证】 用于预防和治疗冠心病心绞痛，对变异型心绞痛最有效，对稳定型心绞痛也有效，对急性心肌梗死，能促进侧支循环，缩小梗死范围，与β受体阻断药合用有协同效果。还用于各型高血压。

【不良反应】 头痛、头昏、疲倦、面部潮红、燥热等。

【注意事项】 低血压患者慎用；孕妇禁用。

盐酸地尔硫䓬 （Diltiazem Hydrochloride）[典]

【商品名称】 蒂尔丁、迪尔欣、合贝爽、沁尔康、艾克朗

【药理作用】 本品为钙通道阻滞剂，能选择性阻断心肌和血管平滑肌细胞的钙离子内流，使心力减弱，血管扩张。显著增加冠脉血流量，改善心肌缺血，降低心肌耗氧量。还有

增加脑血流量和抗血小板聚集的作用。

【适应证】 用于心绞痛、室上性心律失常、高血压等。

【不良反应】 头晕、头痛、面色潮红、胃部不适、浮肿、皮疹等。

三、β受体阻断药

β受体阻断药（如盐酸普萘洛尔）及选择性$β_1$受体阻断药（如美托洛尔）均可用于心绞痛，能使多数患者心绞痛发作次数减少，硝酸甘油用量减少，并能增加运动耐受量，减少心肌耗氧量，改善缺血性心电图的变化。现已作为一线药物用于心绞痛的治疗。

【药理作用】 （1）降低心肌耗氧 心绞痛时，交感神经活性增强，可更大程度地激动β受体，使心肌耗氧明显增加，因而加重了心肌缺血缺氧。β受体阻断药通过阻断心脏$β_1$受体降低心肌收缩力，减慢心率而降低心肌耗氧量。

（2）改善缺血区血供 β受体阻断药能减慢心率，使舒张期延长，从而冠状动脉的灌流时间延长，这有利于血液从心外膜血管流向易缺血的心内膜区。同时，β受体阻断药也可促进非缺血区的血液向缺血区流动，从而增加缺血区的供血。

（3）增加组织供氧 β受体阻断药还能促进氧自血红蛋白的解离而增加全身组织包括心肌的供氧。

（4）其他作用 此外，β受体阻断药具有抑制血小板聚集作用，改善心肌血液循环。

【适应证】 各类β受体阻断药均可治疗稳定型及不稳定型心绞痛，尤其适用于对硝酸酯类不敏感或疗效差的稳定型心绞痛，可减少发作次数和程度，提高运动耐量，改善生活质量，对伴有高血压或心律失常者更为适用。对心肌梗死也有效，能缩小梗死范围，降低急性心肌梗死患者的病死率，但因抑制心肌收缩力，应慎用。不宜用于冠状动脉痉挛诱发的变异型心绞痛，因其阻断冠脉$β_2$受体，使α受体占优势，易导致冠状动脉收缩而加重心肌缺血。

四、其他类

目前临床常用的其他抗心绞痛药有双嘧达莫、吗多明等。还有中药制剂如活心丸、速效救心丸、麝香保心丸、银杏叶片等。

第三节 抗高血压药

正常血压的维持对于机体各组织器官功能的正常运行具有重要意义。目前，WTO建议的血压判别标准为：正常成人安静时血压≤140mmHg/90mmHg；成人血压经常高于以上标准可诊断为高血压（hypertension）。高血压可分为原发性和继发性两类。原发性高血压病因不明，约占高血压患者的90%；继发性高血压是某些疾病的一部分症状表现，约占高血压患者的10%。

临床上根据高血压起病的缓急和病情进展的快慢，分为缓进型和急进型。缓进型高血压根据舒张压高度和血管病变，又可分为轻度、中度、重度，或一期、二期、三期高血压。高血压危象是全身细小动脉暂时性痉挛导致的血压急剧升高，这既可发生于急进型高血压病，也可发生于缓进型高血压病。

高血压病显著病理生理变化是外周血管阻力增加，小动脉管腔变小，血压升高。原发性高血压的治疗包括非药物治疗和抗高血压药物治疗。非药物治疗，如限钠摄入，控制体重，适当运动和调整生物行为等，对轻、中度高血压有肯定的疗效。而药物治疗对轻、中度高血压能长期控制，减少并发症的发生率和死亡率，提高生活质量。对急进型和重度高血压病，采用抗高血压药物治疗，可推迟病情发展，延长病人寿命。

一、抗高血压药的分类

根据各种药物在血压调节中的主要作用部位和作用机制，可将抗高血压药物分为以下几类。

（1）利尿药　如氢氯噻嗪、吲达帕胺等。

（2）交感神经抑制药　包括：①中枢性降压药，如可乐定、甲基多巴、莫索尼定等；②神经节阻断药，如美加明、咪噻吩等；③去甲肾上腺素能神经末梢阻滞药，如利血平、胍乙啶等；④肾上腺素受体阻断药，如 β 受体阻断药盐酸普萘洛尔， α 受体阻断药盐酸哌唑嗪等， α、 β 受体阻断药拉贝洛尔等。

（3）肾素-血管紧张素-醛固酮系统抑制药　包括：①血管紧张素 I 转化酶抑制药（ACEI），如卡托普利、依那普利等；②血管紧张素 II 受体阻断药，如氯沙坦等；③肾素抑制药，如雷米克林等。

（4）钙通道阻滞药　如硝苯地平、氨氯地平等。

（5）血管扩张药　如肼屈嗪、硝普钠和钾通道开放药米诺地尔等。

近年来，抗高血压药有了很大发展，当前用于高血压治疗的常用药物或称为第一线抗高血压药主要有以下四类，即利尿药、钙通道阻滞药、 β 受体阻断药、肾素-血管紧张素系统抑制药（血管紧张素转化酶抑制药和血管紧张素 II 受体阻断药）。

二、常用的抗高血压药

卡托普利 （Captopril）[典][基]

【商品名称】　开博通、开富林

【药理作用】　抑制血管紧张素转化酶，阻滞血管紧张素 I （Ang I ）转化为收缩血管作用更强的血管紧张素 II （Ang II ）；同时减少缓激肽水解破坏，导致血管扩张，血容量减少，血压下降。

【适应证】　可用于各类高血压的治疗，与利尿药、 β 受体阻断药及钙拮抗剂等联合应用增强疗效。还可治疗充血性心力衰竭。

【不良反应】　可有皮疹、药热、咳嗽、味觉失常、粒细胞减少等。

【注意事项】　因卡托普利可增加血钾浓度，因此，给患者补钾或应用留钾利尿药时需加以注意。

马来酸依那普利 （Enalapril Maleate）[典][基]

【商品名称】　因弗尔、悦宁定、依苏

【药理作用】　本品为长效血管紧张素转化酶抑制剂。口服吸收后在体内水解为依那普利，降低血管紧张素的含量，使全身血管扩张、血压下降。降压作用慢而持久。

【适应证】　用于各型高血压、充血性心力衰竭。

【不良反应】　可见咳嗽、头晕、胃肠不适等。

氯沙坦 （Losartan）

【商品名称】　科素亚

【药理作用】　氯沙坦为非肽类血管紧张素 II （Ang II ）受体 AT$_1$ 的拮抗剂。具有口服有效、高亲和力（AT$_1$ 受体的亲和力）、高选择性（只阻断 AT$_1$ 受体）、高专一性（只影响Ang II 受体）、无激动活性的特点。

【适应证】　氯沙坦几乎适用于任何原因引起的高血压，降压作用平稳而持久。也可用于治疗充血性心力衰竭和左室肥厚。

【不良反应】　不良反应较少。

【注意事项】　与地高辛同时应用时，不影响地高辛的药动学性质。

硝普钠 （Sodium Nitroprusside）[典][基]

【药理作用】　为强有力的血管扩张剂，扩张周围血管使血压下降，作用迅速，给药后5min即见效，停药后作用能维持2～15min。

【适应证】　用于其他降压药无效的高血压危象，疗效可靠，且由于其作用持续时间短，易于掌握。用于心力衰竭，能使衰竭的左心室排血量增加，心力衰竭症状得以缓解。

【不良反应】　用药过程中可出现恶心、呕吐、精神不安、肌肉痉挛、头痛、厌食、皮疹、出汗、发热等。长期或大剂量使用，特别在肾功能衰竭病人，可能引起硫氰化物贮蓄而导致甲状腺功能减退，亦可出现险峻的低血压症，故须严密监测血压。

【注意事项】　本品对光敏感，溶液稳定性差，滴注溶液应新鲜配制，注意避光。

硫酸镁 （Magnesium Sulfate）[典][基]

【药理作用】　镁离子可直接舒张周围血管平滑肌，使血管扩张，血压下降。

【适应证】　用于妊娠高血压。

【不良反应】　静脉注射硫酸镁常引起潮红、出汗、口干等症状，快速静脉注射时可引起恶心、呕吐、心慌、头晕，个别出现眼球震颤，减慢注射速度症状可消失。

【注意事项】　药物过量，急性镁中毒时可引起呼吸抑制，可很快达到致死的呼吸麻痹，此时应即刻停药，进行人工呼吸，并缓慢注射钙剂解救。

尼群地平 （Nitrendipine）[典][基]

【药理作用】　本品为二氢吡啶类钙拮抗剂，对血管平滑肌有较高的选择性，抑制Ca^{2+}进入血管平滑肌细胞，降低外周阻力，使血压下降。

【适应证】　主要用于原发性及继发性高血压的治疗。

【不良反应】　偶见面红、头痛、心悸等。

氨氯地平 （Amlodipine）

【商品名称】　络活喜

【药理作用】　本品为二氢吡啶类钙通道阻滞药，对血管有较强的选择性，舒张冠状动脉、外周及肾血管，增加冠脉血流量，降低血压。降压作用起效慢，但作用持久。

【适应证】　用于高血压或稳定性心绞痛的防治，对于老年人及伴有肾功能不良者尤佳，可不必减量。

【不良反应】　较轻，偶见面部潮红、心悸等。

【注意事项】　由于在肝内代谢缓慢，故有肝功能障碍者应慎用。

吲达帕胺 （Indapamide）[典][基]

【商品名称】　纳催离

【药理作用】　吲达帕胺与噻嗪类利尿剂相似，通过抑制肾皮质稀释段对钠的重吸收达到利尿效果。增加尿钠和尿氯的排出，并在较小程度上增加钾和镁的排出，由此导致尿量增加，而发挥抗高血压作用。

【适应证】　原发性高血压。

【不良反应】　个别有眩晕、头痛、恶心、失眠等，但不影响继续治疗。

【注意事项】　加大剂量并不能提高吲达帕胺的抗高血压疗效，只能增加利尿作用。

甲磺酸酚妥拉明 (Phentolamine Mesylate)[典][基]

【商品名称】 利其丁

【药理作用】 甲磺酸酚妥拉明为 α 肾上腺素受体阻滞药,对 α_1 与 α_2 受体均有作用,能拮抗血液循环中肾上腺素和去甲肾上腺素的作用,使血管扩张而降低周围血管阻力。能拮抗儿茶酚胺效应,用于诊治嗜铬细胞瘤,但对正常人或原发性高血压患者的血压影响甚小。能降低外周血管阻力,使心脏后负荷降低,左室舒张末期压与肺动脉压下降,心搏出量增加,可用于治疗心力衰竭。

【适应证】 用于诊断嗜铬细胞瘤及治疗其所致的高血压发作,包括手术切除时出现的高血压,也可根据血压对本品的反应用于协助诊断嗜铬细胞瘤;治疗左心室衰竭;治疗去甲肾上腺素静脉给药外溢,用于防止皮肤坏死。

【不良反应】 直立性低血压,鼻塞、恶心、呕吐等。

【注意事项】 忌与铁剂配伍。

复方利血平 (Compound Reserpine)[基]

【主要成分】 利血平、氢氯噻嗪、硫酸双肼屈嗪、盐酸异丙嗪

【药理作用】 利血平为肾上腺素能神经抑制药,可阻止肾上腺素能神经末梢内介质的贮存,将囊泡中具有升压作用的介质耗竭。硫酸双肼屈嗪为血管扩张药,可松弛小动脉平滑肌,降低外周阻力。氢氯噻嗪则为利尿降压药。三药联合应用有显著的协同作用,促进血压下降,提高了疗效,从而降低了各药的剂量和不良反应,同时,氢氯噻嗪能增加利血平和硫酸双肼屈嗪的降压作用;还能降低它们的水钠潴留的副作用。

【适应证】 用于早期和中期高血压病。

【不良反应】 常见的有鼻塞、胃酸分泌增多,及大便次数增多等副交感神经功能占优势现象以及乏力、体重增加等。

【注意事项】 用药期间出现明显抑郁症状,即应减量或停药。

复方利血平氨苯蝶啶 (Compound Hypotensive)[基]

【主要成分】 利血平、硫酸双肼屈嗪、氢氯噻嗪、氨苯喋啶、氯氮草。

【药理作用】 本品为基础降压药、利尿药和镇静药组成的复方制剂。具有温和而持久的降压和轻度镇静作用。

【适应证】 用于治疗轻、中度高血压,对重度高血压需与其他降压药合用。

【不良反应】 偶引起恶心、头胀、乏力、鼻塞、嗜睡等,减少用量或停药后即可消失。

【注意事项】 胃与十二指肠溃疡者慎用,对活动性溃疡患者忌用。

知识链接

1. 我国高血压水平的定义和分类

见表 8-1。

表 8-1 我国高血压水平的定义和分类

类 别	收缩压/mmHg	舒张压/mmHg
正常血压	<120	<80
正常高值	120~139	80~89
高血压	≥140	≥90
1 级高血压(轻度)	140~159	90~99
2 级高血压(中度)	160~179	100~109
3 级高血压(重度)	≥180	≥110
单纯收缩期高血压	≥140	<90

若患者的收缩压与舒张压分属不同的级别时，则以较高的分级为准。单纯收缩期高血压也可按照收缩压水平分为1级、2级、3级。

2. 降压药的联合应用

为了最大程度地取得治疗高血压的效果，就要求更大程度降低血压，要做到这一点单药治疗常力不能及，单药增大剂量易出现不良反应。随机临床试验证明，大多数高血压病人为控制血压须用两种或两种以上降压药，合并用药有其需要和价值。合并用药时每种药的剂量不大，药物间治疗作用应有协同或至少相加的作用，其不良反应可以相互抵消或至少不重叠或相加。合并使用的药物品种数不宜过多，以避免复杂的药物相互作用。合理的配方还要考虑到各药作用时间的一致性，配比成分的剂量比优选。因此，药物的配伍应有其药理学基础。现有的临床试验结果支持以下类别降压药的组合：利尿药和β阻滞剂、利尿药和血管紧张素转换酶抑制剂（ACEI）或血管紧张素Ⅱ受体拮抗剂（ARB）、钙拮抗剂（二氢吡啶）和β阻滞剂、钙拮抗剂和ACEI或ARB、钙拮抗剂和利尿剂、α阻滞剂和β阻滞剂。必要时也可用其他组合，包括中枢作用药如α₂受体激动剂、咪唑啉受体调节剂，以及ACEI与ARB。许多病人需要两种以上药物合用，可参考上述搭配组合。

第四节　抗心律失常药

心律失常是心动频率和节律的异常，它可分为快速型和缓慢型两类。缓慢型心律失常可用硫酸阿托品或拟肾上腺素药物治疗。快速型心律失常比较复杂，它包括心房纤颤、心房扑动、室上性心动过速、室性早搏、心室颤动等。

一、抗心律失常药的作用机制和分类

1. 心律失常的形成

心律失常发生的原因为心肌兴奋冲动形成异常、冲动传导异常或二者兼有。

（1）冲动形成异常　自律性增高，从而引起心律失常。如儿茶酚胺增多，电解质紊乱，心肌缺血缺氧，强心苷中毒等可使自律性增高。

（2）冲动传导异常　折返激动形成，导致心律失常。单次折返引起一次早搏，多次折返可引起阵发性心动过速，颤动或扑动。

2. 抗心律失常药的作用机制

药物的抗心律失常作用主要是通过降低心肌自律性和（或）消除折返来实现。

（1）降低自律性　药物抑制快反应细胞4相Na^+内流（如奎尼丁）或抑制慢反应细胞4相Ca^+内流（如盐酸维拉帕米），使4相舒张去极化速度减慢，自律性降低。另一些药物通过促进K^+外流而增大舒张电位，使膜电位与阈电位的距离加大而降低自律性（如苯妥英钠）。

（2）消除折返　增强膜反应性，改善传导而取消单向阻滞，可停止折返激动，如苯妥英钠。反之，减弱膜反应性，减慢传导，使单向阻滞变为双向阻滞，可终止折返激动。

另有些药物通过改变有效不应期（ERP）和动作电位时程（APD）而减少折返激动。如奎尼丁、盐酸普鲁卡因胺、盐酸胺碘酮等。

3. 抗心律失常药的分类

抗心律失常药是一类用于治疗心脏节律紊乱的药物。

（1）Ⅰ类　钠通道阻断药，Ⅰa类药物对室上性心律失常的疗效较好，如盐酸普鲁卡因胺。Ⅰb类对Na^+内流抑制较弱，对室性心律失常疗效较好，如盐酸美西律。Ⅰc类对Na^+内流抑制明显，对室性心律失常作用较强，如盐酸普罗帕酮。

（2）Ⅱ类　β受体阻断剂，如盐酸普萘洛尔、阿替洛尔和美托洛尔等。

（3）Ⅲ类　延长动作电位时程药，如盐酸胺碘酮等。

（4）Ⅳ类　钙拮抗剂，如盐酸维拉帕米等。

二、常用的抗心律失常药

盐酸普鲁卡因胺 （Procainamide Hydrochloride）[典][基]

【药理作用】　盐酸普鲁卡因胺为Ⅰa类抗心律失常药，能延长心房的不应期，降低房室的传导性及心肌的自律性。但对心肌收缩力的抑制较弱。

【适应证】　主要用于治疗各种室性过早搏动和室性心动过速。

【不良反应】　有厌食、呕吐、恶心及腹泻等副作用，静注速度过快可发生低血压，甚至虚脱。

【注意事项】　严重心力衰竭、完全性房室传导阻滞、束支传导阻滞或肝肾功能严重损害者忌用。

盐酸美西律 （Mexiletine Hydrochloride）[典][基]

【药理作用】　盐酸美西律为Ⅰb类抗心律失常药。具有抗心律失常、抗惊厥等作用。对正常心窦房结和房室结无明显影响。

【适应证】　用于室性心律失常，对急性心肌梗死和洋地黄中毒引起的室性心律失常效果较好。

【不良反应】　可有恶心、呕吐、低血压、心动过缓和传导阻滞等。

盐酸普罗帕酮 （Propafenone Hydrochloride）[典][基]

【商品名称】　悦复隆

【药理作用】　盐酸普罗帕酮为Ⅰc类抗心律失常药，能明显抑制Na^+内流，降低浦肯野纤维和心肌的自律性，明显减慢传导速度，延长动作电位时程和有效不应期；盐酸普罗帕酮还有弱的β受体阻断和钙拮抗作用。

【适应证】　用于室上性及室性早搏、室上性及室性心动过速。

【不良反应】　常见不良反应为味觉改变、头痛、眩晕、恶心、呕吐、胃肠功能紊乱等，严重时可诱发心律失常。

【注意事项】　禁用于严重充血性心力衰竭、心源性休克、严重心动过缓、室内传导阻滞、病窦综合征及严重哮喘、肺气肿、电解质失调、严重低血压病人。心肌缺血者慎用。

盐酸普萘洛尔 （Propranolol Hydrochloride）[典][基]

【商品名称】　百尔洛、普苏欣、杭达来

【药理作用】　本品为最常用的β受体阻断剂，阻断心肌的β_1受体，降低自律性、抑制心肌收缩力和房室传导、降低心输出量和心肌耗氧量。

【适应证】　用于多种原因引起心律失常，也用于心绞痛和高血压等。

【不良反应】　轻度便秘、腹泻、低血压；严重可致心力衰竭、支气管哮喘等。

【注意事项】　本品剂量的个体差异较大，宜从小到大试用，以选择适宜的剂量。长期用药时不可突然停药。

酒石酸美托洛尔 （Metoprolol Tartrate）[典][基]

【商品名称】　倍他乐克、托西尔康、蒙得康

【药理作用】　本品为β_1受体阻断剂，对心脏有较大的选择性，较大剂量对血管和支气

管平滑肌也有作用。

【适应证】 用于各型高血压及心绞痛。

【不良反应】 偶有胃部不适、眩晕、倦怠、失眠等。

【注意事项】 严重支气管哮喘及肝、肾功能不良者慎用。

盐酸胺碘酮 （Amiodarone Hydrochloride）[典][基]

【商品名称】 可达龙

【药理作用】 本品为广谱抗心律失常药，可显著延长动作电位时程和有效不应期，有利于消除折返激动。降低自律性。对 α、β 受体具有轻度阻断作用和舒张血管平滑肌，扩张冠脉，减少心肌耗氧量。

【适应证】 用于室上性和室性心律失常，对心房颤动、心房扑动和室上性心动过速效果良好。也适用于冠心病并发的心律失常。

【不良反应】 有恶心、腹胀等胃肠反应，长期应用可引起角膜棕黄色颗粒沉积等。

【注意事项】 房室传导阻滞、心动过缓、甲状腺功能障碍及碘过敏者禁用。

盐酸维拉帕米 （Verapamil Hydrochloride）[典][基]

【商品名称】 异搏定

【药理作用】 本品为钙通道阻滞剂，抑制 Ca^{2+} 内流，从而降低自律性，减慢心律，又能延长 APD 和 ERP，减慢房室传导速度，有利于消除折返。还能减弱心肌收缩力，扩张血管，有缓和的降压作用。

【适应证】 用于冠心病和抗心律失常者，对阵发性室上性心动过速，特别是对房室交界区折返所致的心动过速效果好。

【不良反应】 可见眩晕、恶心、呕吐、便秘等。

【注意事项】 若与 β 受体阻断药合用，易引起低血压、心动过缓、传导阻滞，甚至停搏。

第五节　抗心力衰竭药

心功能不全时心脏泵血功能降低，以致在静息或一般体力活动的情况下，不能有效地将静脉回流的血液充分排出以满足全身组织代谢需要的一种病理生理状态及临床综合征。根据发病的急缓可分为急性和慢性两型。慢性心功能不全，常有显著的静脉血液淤积，所以也叫充血性心力衰竭。

对于慢性心功能不全的治疗，除治疗原发病外，目前采用的是以改善心脏功能为主的综合疗法。治疗药物主要有：①强心苷类药，如地高辛；②影响 RAAS 系统药物，如血管紧张素转化酶抑制药卡托普利等；③利尿药，如氢氯噻嗪；④非苷类正性肌力药，如氨力农；⑤β 受体阻断药，如美托洛尔；⑥血管扩张药。

强心苷是一类选择性作用于心脏、增强心肌收缩力的苷类化合物，主要用于治疗慢性心功能不全。来源于植物，由苷元和糖结合而成。其中苷元由甾核和一个不饱和内酯环所构成，其中糖的部分由洋地黄毒糖、葡萄糖等组成。强心苷的药理活性来自于苷元，糖能增加苷元的水溶性，增强对心肌的亲和力，延长苷元的作用等。临床上应用较多的如洋地黄毒苷、地高辛等，该类药物的安全范围小，强度不够大，排泄慢，易于蓄积中毒。

各种强心苷的药理作用基本相同，只是作用的强弱、起效的快慢以及持续的时间不同。

① 加强心肌收缩力（正性肌力作用），对心功不全和正常人均有正性肌力作用，但只增

加衰竭心脏的心输出量。

② 减慢心率（负性频率作用），主要表现在心功能不全而心率加速的患者。

③ 抑制房室传导（负性传导作用），对心力衰竭病人十分有利。

④ 直接抑制肾小管对 Na^+ 的重吸收及改善血流、增加肾血流量产生利尿作用。

强心苷安全范围小，一般治疗量接近中毒量的 60%，且个体差异大。毒性反应与心衰的症状不易区别，易出现中毒。中毒反应主要表现为胃肠道、中枢神经系统及心脏方面的毒性，其中心脏毒性是最严重的反应。

对于中毒的防治，首先应注意诱发或加重中毒的因素。出现快速性心律失常，应及时补钾；重症快速性心律失常，用苯妥英钠救治；严重室性心动过速和心室纤颤可用盐酸利多卡因治疗。

地高辛 （Digoxin）〔典〕〔基〕

【药理作用】 本品为毛花洋地黄的提纯制剂，作用强而迅速。可加强心肌收缩力，增加心室敏感性。

【适应证】 用于急性或慢性心力衰竭，尤其对心房颤动及阵发性心动过速有效。

【不良反应】 过量时可有恶心、呕吐、食欲不振、心动过缓、室性期前收缩、二联律等。

【注意事项】 本品安全范围窄，治疗量和中毒量非常接近，且剂量的个体差异较大，因此，用药过程中应特别警惕毒性发生。

去乙酰毛花苷 （Deslanoside）〔典〕〔基〕

【药理作用】 本品是由毛花洋地黄中提取的速效强心苷，其作用较洋地黄、地高辛快，但比毒毛花苷稍慢。

【适应证】 用于急、慢性心力衰竭，室上性心动过速，房扑、房颤。

【不良反应】 可有恶心、呕吐、食欲不振、头痛、心动过缓等。

【注意事项】 禁与钙剂合用，严重心肌损害及肾功能不全者慎用。

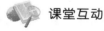 课堂互动

活动一 现场参观

通过药品经营企业参观，使学生了解常用心血管系统药物的分类、通用名称和适应证等。

活动二 多媒体教学

1. 通过录像、多媒体课件，了解心血管系统药物的分类及常用药物的通用名称。

2. 通过多媒体课件，了解常用抗心绞痛药的作用机制及主要不良反应等。

3. 通过多媒体课件，了解常用抗高血压药的分类、作用机制及主要不良反应等。

4. 通过多媒体课件，了解常用抗心律失常药、强心药的通用名称、商品名称、适应证、主要不良反应和注意事项等。

活动三 临床病例分析实例

病例介绍：患者，男，52岁，干部，因"反复发作头昏，头痛半年余，伴心悸、胸闷、心前区不适2个月"收入院。患者半年来常感阵发性头昏、头痛，活动及劳累后出现心悸，自认为"感冒"而未曾就诊，不服药或休息后症状可缓解。近2个月上述症状发作常伴胸闷，心前区不适，且渐加重到医院就诊，病程中无发热、咳嗽、咳痰；无抽搐、意识障碍、肢体活动障碍等。饮食二便尚正常，睡眠差，体力下降。既往无心血管疾病史，吸烟30余

年，长期饮酒，每晚餐约 100g，其父亲病逝，死于高血压脑出血，母亲健在。体格检查：T37℃、P84 次/分、R20 次/分、BP170/100mmHg，身高 170cm，体重 76kg。一般情况下，神志清晰，对答切题。胸廓对称无畸形，双肺未闻干湿啰音。心率 84 次/分，节律整齐，心尖区抬举样搏动，心音有力。腹软，肝脾未触及，腹部无压痛。辅助检查：X 线提示左室增大，主动脉型心；超声心动图提示主动脉顺应性减低，左室后壁与室间隔对称性肥厚。

问题：患者可能医疗诊断是什么？如何处理？

病例分析：患者男性，52 岁，干部，长期从事脑力劳动。肥胖体型，有长期饮酒、吸烟史。有高血压家族史，其父亲死于高血压脑出血。本次起病缓慢，出现反复头昏、头痛，半年余，伴心悸、胸闷，心前区不适 2 个月，不经服药或休息后症状可缓解。体征：BP170/100mmHg，身高 170cm，体重 76kg，心尖区抬举样搏动，心音有力。进一步检查：X 线提示左室增大，主动脉型心；超声心动图提示主动脉顺应性减低，左室后壁与室间隔对称性肥厚；眼底检查视网膜小动脉轻度狭窄、硬化。患者的诊断为：高血压病 2 级。治疗原则是：一般需长期甚至终身治疗。主要的治疗措施是：抗高血压治疗并调整生活方式、及时处理高血压急症。可选择利尿剂吲哒帕胺 1.25mg，每日 1 次。如血压控制欠佳，加用血管紧张素转换酶抑制剂，如卡托普利联合用药，必要时再加钙通道阻滞剂如尼群地平，并观察血压，直至降压达标。此外，应该积极指导患者制定措施，改善生活方式，如减轻体重、增强体力活动、减少钠盐摄入、多食富含钾和钙的饮食、减少脂肪摄入、戒烟限酒等。治疗过程中，及时与患者沟通交流，了解药物的副反应及血压波动情况，适时调整药物剂量和种类，提高患者依从性，达到长期、平稳、有效地控制血压。

活动四 药品分类练习

通过实物，将常用高血压药物进行分类。

习题

一、单项选择题

1. 降胆固醇作用最明显的药物是（　　）。
   A. 考来烯胺　　　　B. 辛伐他汀　　　　C. 非诺贝特　　　　D. 烟酸

2. 硝酸甘油不扩张下列哪类血管（　　）。
   A. 小动脉　　　　　　　　　　　　　B. 小静脉
   C. 冠状动脉的输送血管　　　　　　　D. 冠状动脉的小阻力血管

3. 久用后易产生耐受的药物是（　　）。
   A. 硝苯地平　　　　B. 亚硝酸异戊酯　　C. 硝酸甘油　　　　D. 马来酸噻吗洛尔

4. 伴有哮喘的心绞痛患者不宜选用的药是（　　）。
   A. 盐酸普萘洛尔　　B. 硝苯地平　　　　C. 盐酸地尔硫䓬　　D. 硝酸甘油

5. 长期应用治疗心绞痛后不能突然停药的药物是（　　）。
   A. 盐酸维拉帕米　　B. 盐酸普萘洛尔　　C. 硝酸甘油　　　　D. 硝酸异山梨酯

6. 卡托普利主要通过哪项作用产生降压效应（　　）。
   A. 利尿降压　　　　B. 血管扩张　　　　C. 钙拮抗　　　　　D. ACE 抑制

7. 治疗肾病性高血压首选（　　）。
   A. ACE 抑制药　　　B. 血管扩张药　　　C. 钙通道阻滞药　　D. 利尿药

8. 具有利尿降压作用的药物是（　　）。
   A. 氯沙坦　　　　　B. 盐酸维拉帕米　　C. 氢氯噻嗪　　　　D. 卡托普利

9. 下列药物一般不用于治疗高血压的是（　　）。
   A. 氢氯噻嗪　　　　B. 氯沙坦　　　　　C. 地西泮　　　　　D. 盐酸维拉帕米

10. 轻度高血压患者可首选（　　）。

    A. 中枢性降压药   B. β受体阻断药   C. 利尿药   D. 钙拮抗剂

11. 具有α、β受体阻滞作用的抗高血压药是（　　）。

    A. 盐酸普萘洛尔   B. 拉贝洛尔   C. 美托洛尔   D. 美加明

12. 血管紧张素Ⅰ转化酶抑制剂是（　　）。

    A. 肼屈嗪   B. 盐酸哌唑嗪   C. 依那普利   D. 氯沙坦

二、多项选择题

1. 硝苯地平的不良反应有（　　）。

    A. 心脏抑制诱发心力衰竭   B. 心率加快，心肌耗氧量增加

    C. 面红头痛   D. 踝部水肿

2. 硝苯地平可用于下列哪些疾病的治疗（　　）。

    A. 高血压伴心绞痛   B. 高血压伴室上性心动过速

    C. 难治性心力衰竭   D. 雷诺病

3. 有关硝酸甘油的应用，合理的是（　　）。

    A. 心绞痛急性发作时舌下含服   B. 持续服用预防发作

    C. 在可能诱发心绞痛发作的情况下间断服用

    D. 与硝苯地平合用

4. 血管紧张素转化酶抑制药的作用特点是（　　）。

    A. 可用于各型高血压   B. 无心率加快

    C. 不易引起电解质紊乱   D. 可逆转血管重构

5. 卡托普利的不良反应包括（　　）。

    A. 低血压   B. 干咳嗽

    C. 神经、精神症状   D. 血管神经性水肿

6. 下列抗高血压药物联合应用，合理的是（　　）。

    A. 硝苯地平、氢氯噻嗪   B. 硝苯地平、盐酸普萘洛尔

    C. 卡托普利、氢氯噻嗪   D. 氯沙坦、氢氯噻嗪

7. 符合抗高血压药物临床应用原则的是（　　）。

    A. 长期、规律用药   B. 个体化、联合用药

    C. 选择长效药物，平稳降压   D. 选择速效药物，快速降压

8. 强心苷中毒的易发因素有（　　）。

    A. 高血钾   B. 低血钾   C. 与呋塞米合用   D. 高血钙

三、问答题

1. 简述抗心绞痛药物的分类及代表药。

2. 试述硝酸甘油与盐酸普萘洛尔联合应用治疗心绞痛的优缺点。

3. 抗高血压药按其作用机制的不同可分为几类？每类举一代表药。

4. 简述盐酸普萘洛尔用于高血压病治疗的临床应用和注意事项。

第九章 抗过敏药物应用

【学习目标】

知识目标：

1. 掌握马来酸氯苯那敏、盐酸苯海拉明、氯雷他定的药理作用、适应证和注意事项。

2. 熟悉上述各药的主要不良反应。

3. 熟悉盐酸异丙嗪、盐酸赛庚啶的药理作用、适应证和主要不良反应。

4. 了解抗组胺药的分类。

组胺是由组氨酸脱羧而来，在人体内分布广泛，以皮肤、肺和胃中的浓度最高。正常情况下，组胺以无活性的形式贮存于肥大细胞或嗜碱性粒细胞中。当机体受理化因素刺激时，组胺可被释放，并与其相应受体结合，产生多种生物学效应。抗组胺药是指能在组胺受体上竞争性拮抗组胺的药物。根据组胺受体类型的不同，抗组胺药可分为 H_1 受体阻断药和 H_2 受体阻断药（详见第十二章）两类。

通常将组胺 H_1 受体阻断药分为两代。第一代 H_1 受体阻断药对 H_1 受体具有高度选择性，并易透过血-脑屏障对中枢神经系统产生抑制作用，出现镇静、嗜睡等现象；此外，还能不同程度地阻断胆碱能受体、α 受体、多巴胺受体和5-羟色胺（5-HT）受体，出现口渴、便秘、心动过缓、排尿功能和记忆功能障碍等不良反应。该类药物有盐酸苯海拉明、盐酸异丙嗪、马来酸氯苯那敏、盐酸赛庚啶等。第二代 H_1 受体阻断药对血-脑屏障穿透性低，对外周 H_1 受体的选择性比中枢 H_1 受体高，因此几乎没有或仅有轻度抑制中枢神经系统作用。该类药物有氯雷他定、西替利嗪、特非那丁和阿斯咪唑、咪唑斯汀等。第二代 H_1 受体阻断药比第一代具有更强效和长效的作用特点。

马来酸氯苯那敏 (Chlorphenamine Maleate)[典][基]

【商品名称】 惠济、扑尔敏

【药理作用】 通过拮抗 H_1 受体，对抗组胺引起的血管扩张、血压下降和毛细血管通透性增高以及胃肠、支气管平滑肌收缩作用。能进入中枢阻断 H_1 受体，产生镇静催眠作用，此外还有抗 M 胆碱受体作用。

【适应证】 用于过敏性鼻炎及药物、食物、虫咬引起的过敏等。

【不良反应】 嗜睡、口渴等。

【注意事项】 用药期间，不得驾驶车、船或操作危险的机器。

盐酸苯海拉明 (Diphenhydramine Hydrochloride)[典][基]

【药理作用】 本品为 H_1 受体阻断剂，有较强的中枢抑制作用及中枢抗胆碱作用，表现为镇静、催眠、镇吐。

【适应证】 用于皮肤黏膜的过敏性疾病。也用于防止乘船、乘车引起的恶心呕吐。

【不良反应】 常见头晕、头痛、嗜睡、口干、恶心、倦乏等，停药或减药后可自行消失。

【注意事项】 应用本药后避免驾驶车辆、高空作业或操作机器。

盐酸赛庚啶 (Cyproheptadine Hydrochloride)[典][基]

【药理作用】 H_1 受体拮抗作用较马来酸氯苯那敏、盐酸异丙嗪强，并具有轻中度的抗

5-羟色胺作用以及抗胆碱作用。

【适应证】 用于荨麻疹、湿疹、皮肤瘙痒等。

【不良反应】 嗜睡、口干、乏力、头晕、恶心等。

盐酸异丙嗪 （Promethazine Hydrochloride）〔典〕〔基〕

【药理作用】 抗组胺药，也可用于镇吐、抗晕动以及镇静催眠。

【适应证】 用于长期的、季节性的过敏性鼻炎及其他皮肤黏膜过敏。也可用于晕动病、镇静催眠。

【不良反应】 嗜睡、口渴等。偶有胃肠刺激症状、皮炎。

氯雷他定 （Loratadine）

【药理作用】 选择性对抗外周 H_1 受体而发挥抗过敏作用。不会通过血-脑屏障进入中枢神经系统，因此该药为非镇静性抗组胺药，抗胆碱作用极小。

【适应证】 用于缓解过敏性鼻炎有关的症状，如喷嚏、流涕、鼻痒以及眼部痒及烧灼感。亦用于缓解慢性荨麻疹及其他过敏性皮肤病的症状及体征。

【不良反应】 无明显中枢和植物神经系统方面的副作用，如嗜睡、便秘等。罕见过敏反应、肝功能异常等。

【注意事项】 肝功能受损者，应减低剂量。

表 9-1 所列为常见 H_1 受体阻断药的作用特点比较。

表 9-1　常用 H_1 受体阻断药的作用特点比较

药　物	中枢抑制	抗晕止吐	抗胆碱作用
盐酸苯海拉明	＋＋＋	＋＋	＋＋＋
盐酸异丙嗪	＋＋＋	＋＋	＋＋＋
马来酸氯苯那敏	＋	－	＋＋
盐酸赛庚啶	＋	－	＋
氯雷他定	－	－	－

注：＋表示作用强度，－表示无作用或几乎无作用。

知识链接

冬眠合剂：临床上将物理降温与盐酸氯丙嗪、盐酸哌替啶、盐酸异丙嗪等药物配伍应用，可使体温降至正常以下，进入"冬眠"状态，称"人工冬眠"。主要用于严重感染、中毒性高热、甲亢危象等病症的辅助治疗。

 课堂互动

活动一　多媒体教学

通过录像、多媒体课件，了解抗组胺药的分类及常用抗过敏药的通用名称和适应证等。

习题

一、单项选择题

1. H_1 受体阻断药的最佳适应证是 （　　）。
   A. 过敏性哮喘　　　　　　　　　　B. 过敏性休克
   C. 晕动病呕吐　　　　　　　　　　D. 荨麻疹、过敏性鼻炎等皮肤黏膜反应

2. 中枢抑制作用最强的药物是 （　　）。
   A. 盐酸苯海拉明　　B. 氯雷他定　　　C. 马来酸氯苯那敏　　　D. 盐酸赛庚啶

3. H_1 受体阻断药最常见的不良反应是 （　　）。

A. 烦躁、失眠　　　B. 镇静、嗜睡　　　C. 消化道反应　　　D. 变态反应

4. 无中枢抑制作用的药物是（　　　）。

A. 盐酸苯海拉明　　B. 氯雷他定　　　C. 马来酸氯苯那敏　　D. 盐酸异丙嗪

5. 抗组胺药抗晕止吐的机制是（　　　）。

A. 阻断外周 H_1 受体　　　　　　　B. 阻断外周 H_2 受体

C. 阻断中枢 H_1 受体　　　　　　　D. 中枢抗胆碱

二、多项选择题

1. 抗胆碱作用最明显的组胺受体阻断药是（　　　）。

A. 盐酸苯海拉明　　B. 氯雷他定　　　C. 盐酸异丙嗪　　　D. 盐酸赛庚啶

2. H_1 受体阻断剂的各项叙述，正确的是（　　　）。

A. 主要用于治疗变态反应性疾病　　　B. 主要代表药有法莫替丁

C. 对晕动病有效　　　　　　　　　　D. 最常见的不良反应是中枢抑制现象

3. H_1 受体阻断药对下列哪种与变态反应有关的疾病疗效较差（　　　）。

A. 过敏性休克　　B. 支气管哮喘　　C. 过敏性皮疹　　　D. 过敏性鼻炎

4. 对盐酸异丙嗪叙述不正确的是（　　　）。

A. 具有镇吐作用　　　　　　　　　　B. 可阻断 H_2 受体

C. 对支气管哮喘效果好　　　　　　　D. 有抗精神病作用

三、问答题

1. 简述盐酸苯海拉明的药理作用、适应证和不良反应是什么？

第十章　消化系统药物应用

【学习目标】

知识目标：

1. 掌握抗消化性溃疡药复方氢氧化铝片、西咪替丁、盐酸雷尼替丁、奥美拉唑、丙谷胺、枸橼酸铋钾的通用名称、商品名称、药理作用、适应证、主要不良反应和注意事项。

2. 掌握盐酸小檗碱的药理作用、适应证、主要不良反应和注意事项。

3. 熟悉抗消化性溃疡药三硅酸镁、法莫替丁、哌仑西平、硫糖铝的药理作用和适应证。

4. 熟悉助消化药乳酶生、胃蛋白酶、胰酶的药理作用、适应证、主要不良反应和注意事项。

5. 了解胃肠解痉药及胃动力药硫酸阿托品、颠茄片、多潘立酮、氢溴酸山莨菪碱、甲氧氯普胺的通用名称、商品名称、药理作用、适应证、主要不良反应和注意事项。

6. 了解泻药及止泻药甘油、酚酞、蒙脱石的药理作用和适应证。

7. 了解肝胆疾病用药熊去氧胆酸、谷氨酸、联苯双酯的药理作用和适应证。

能力目标：能够根据病情正确选用非处方消化系统药物。

第一节　抗消化性溃疡药

消化性溃疡是指胃和十二指肠溃疡，现认为其发病与黏膜的损伤因子和保护机制之间的平衡失调有关。黏膜损伤因子如胃酸、胃蛋白酶和幽门螺杆菌等的增强或黏膜保护因素如胃黏液、HCO_3^- 的分泌、前列腺素的产生和黏膜修复等的减弱，均可引起消化性溃疡。目前所用的药物主要有中和胃酸的抗酸药、胃酸分泌抑制药、黏膜保护药、抗幽门螺杆菌药等。

一、抗酸药

抗酸药多属弱碱性的镁盐或铝盐，口服后能中和过多的胃酸，解除胃酸对胃、十二指肠黏膜的侵蚀和对溃疡面的刺激，并降低胃蛋白酶活性，缓解疼痛和促进愈合；有的抗酸药可在胃中形成凝胶状物，覆盖于溃疡面上，起收敛和保护作用。用药应在餐后及临睡前服用。临床上常用抗酸药的复方制剂，如胃得乐、胃舒平、乐得胃等。

复方氢氧化铝片（Compound Aluminium Hydroxide Tablets）[典][基]

【商品名称】　胃舒平、达胃宁、胃显优、盖胃平

【药理作用】　本品为抗酸药氢氧化铝、三硅酸镁与解痉药颠茄流浸膏组成的复方制剂。具有抗酸、吸着、局部止血和保护溃疡面的作用，可缓解胃酸过多所致的胃痛、胃灼热（烧心）。

【适应证】　用于胃酸过多、胃及十二指肠溃疡等。

【不良反应】　能引起便秘；老年人长期服用可致骨质疏松；肾功能不全者服用后可能引起血铝升高。

【注意事项】　铝离子可影响磷酸盐、四环素、地高辛、异烟肼、强的松等药物的吸收或消除，应避免同时使用；妊娠期头三个月、肾功能不全者、长期便秘者慎用；阑尾炎、急腹

症患者禁用。

三硅酸镁（Magnesium Trisilicate）[典]

【药理作用】 抗酸作用较弱而慢，但持久。在胃内生成的胶状二氧化硅对溃疡面有保护作用。

【适应证】 常作为复方抗酸药的成分之一，如胃舒平片。

【注意事项】 有轻泻作用。

表 10-1 所列为常用的含氢氧化铝或三硅酸镁的复方制剂。

表 10-1 常用的含氢氧化铝或三硅酸镁的复方制剂

药 物	组 成
胃舒平片（复方氢氧化铝片）	每片含氢氧化铝 0.245g，三硅酸镁 0.105g，颠茄流浸膏 0.0026ml
盖胃平片	每片含氢氧化铝 0.05g，三硅酸镁 0.0125g，海藻酸 0.25g
达胃宁片	每片含氢氧化铝 0.260g，氢氧化镁 0.200g，二甲硅油 0.020g
维仙优片	每片含维生素 U0.025g，生物淀粉酶 0.025g，氢氧化铝 0.192g，氢氧化镁 0.159g
胃显优片（维 U 颠茄铝镁片）	每片含维生素 U0.050g，颠茄流浸膏 0.0026g，氢氧化铝 0.123g，三硅酸镁 0.053g

二、胃酸分泌抑制药

胃壁细胞上存在三种受体，即 H_2 受体、胃泌素和 M_1 受体。当这些受体激动时，最终激活胃壁细胞质子泵，促进胃酸的分泌。因此，这些受体的抑制药和质子泵抑制药均可抑制胃酸分泌，有利于溃疡的愈合。

1. H_2 受体阻断药

组织胺是一种强烈的胃酸分泌刺激剂，与胃壁细胞的 H_2 受体结合后，引起胃酸分泌增加。H_2 受体阻断药抑制胃酸分泌作用较抗胆碱药强而持久。

西咪替丁（Cimetidine）[典]

【商品名称】 泰胃美、泰为美、珍稀、美西、长富优舒、瑞咪丁

【药理作用】 本品可阻断胃壁细胞 H_2 受体，抑制胃酸分泌，还能抑制胃蛋白酶分泌。

【适应证】 用于十二指肠溃疡、胃溃疡、反流性食管炎、上消化道出血等。

【不良反应】 有腹泻、腹胀、便秘、口苦、口干；泌尿系统可影响肾功能，引起急性间质性肾炎；对骨髓有一定的抑制作用；可通过血-脑屏障，具有一定的神经毒性；心血管系统可有心动过缓、面部潮红等反应；剂量较大时可引起男性乳房发育、女性溢乳、皮肤干燥、脱发、口腔溃疡等。

【注意事项】 孕妇及哺乳期妇女禁用；与氢氧化铝、氧化镁或甲氧氯普胺同用，可使本品的血药浓度降低；与硫糖铝合用，可能使硫糖铝疗效降低；与苯二氮䓬类地西泮（安定）合用，可能增加安定等的血药浓度；本品可使奎尼丁和地高辛的血药浓度升高；与咖啡因、华法林类抗凝剂、四环素、乙酰水杨酸、氨基糖苷类抗生素、普耐洛尔、苯妥英钠、阿片类、盐酸维拉帕米（异博定）、茶碱等合用时，均可能出现相互作用，需引起注意。

盐酸雷尼替丁（Ranitidine Hydrochloride）[典][基]

【商品名称】 瑞倍、西斯塔、善胃得、欧化达、普而太

【药理作用】 为第二代 H_2 受体拮抗剂，抗酸作用比西咪替丁强 5～8 倍，对胃及十二指肠溃疡的疗效高，具有速效和长效的特点，副作用小而且安全。吸收快，不受食物和抗酸

剂的影响。大部分以原型从肾排泄。

【适应证】 用于治疗十二指肠溃疡、胃溃疡、术后溃疡、反流性食管炎及卓-艾综合征等，静注可用于上消化道出血。

【不良反应】 恶心、皮疹、便秘、乏力、头疼等。

【注意事项】 孕妇及哺乳期妇女、8岁以下儿童禁用；静注后部分病人出现心动过缓，有时还可产生焦虑、兴奋、健忘等；对肝有一定毒性，肝、肾功能不全患者慎用；可降低维生素 B_{12} 的吸收，长期使用可致维生素 B_{12} 缺乏；与盐酸普鲁卡因胺并用，可使盐酸普鲁卡因胺的清除率降低；可减少肝脏血流量，因而可延缓盐酸普萘洛尔、盐酸利多卡因等代谢受肝血流量影响大的药物的作用。

法莫替丁 （Famotidine）〔典〕〔基〕

【商品名称】 立复丁、卡玛特、信法丁、贝兰德、高舒达、朵颐

【药理作用】 本品是继盐酸雷尼替丁后第三代组胺 H_2 受体阻滞药，其作用比盐酸雷尼替丁大 6～10 倍，抗溃疡作用明显。

【适应证】 用于治疗胃溃疡、十二指肠溃疡、上消化道出血、反流性食管炎及卓-艾综合征等。

【不良反应】 较少，常见的有头痛、头晕、便秘和腹泻，偶有皮疹、荨麻疹、白细胞减少、转氨酶升高等。

【注意事项】 肾功能衰竭或肝病患者、有药物过敏史患者慎用；孕妇和小儿慎用，哺乳期妇女使用时应停止哺乳；应排除肿瘤后再给药。

2. M胆碱受体阻断药

药物有哌仑西平、替仑西平、估仑西平等，能选择性地阻断壁细胞的 M_1 胆碱受体，抑制壁细胞泌酸功能，并减少胃蛋白酶的分泌，保护胃黏膜。而对唾液腺、平滑肌、心肌等其他 M 胆碱受体亲和力低，不良反应轻微。疗效与 H_2 受体阻断药相仿，若两种药物合用，效果更好。

哌仑西平 （Pirenzepine）〔典〕

【商品名称】 圆星迪灭

【药理作用】 能选择性地阻断胃黏膜 M 受体，抑制胃酸分泌，也抑制组织胺及胃泌素所致的胃酸分泌，还能减少胃泌素所致的胃蛋白酶的分泌，也能抑制内源性胃泌素。本品作用持久，如果与 H_2 受体阻滞药合用，可以起到相互加强的作用，治疗效果更佳。

【适应证】 用于胃、十二指肠溃疡及胃炎等，能缓解患者疼痛，降低抗酸药用量。

【注意事项】 有轻度口干、眼睛干燥及视力调节障碍等轻微副作用，停药后症状即消失；妇女在妊娠期内忌服，肝肾功能不全者慎用；青光眼和前列腺肥大患者禁用。

3. 胃壁细胞质子泵抑制药

H^+，K^+-ATP 酶（质子泵）存在于胃壁细胞上，它能将 H^+ 从壁细胞内转运到胃腔中，形成胃酸，并将 K^+ 从胃腔中转运到壁细胞内，进行 H^+-K^+ 交换，抑制胃壁细胞质子泵，就能抑制胃酸形成与分泌的最后环节，发挥治疗作用。此类药物有奥美拉唑、兰索拉唑、潘托拉唑等。

奥美拉唑 （Omeprazole）〔典〕〔基〕

【商品名称】 洛赛克、奥克、爱尼、奥西康、洛克、奥康、奥美

【药理作用】 本品口服后，可与 H^+，K^+-ATP 酶上的巯基结合，使其失活，从而抑制 H^+ 泵功能，抑制胃酸分泌；本品还能增加胃黏膜血流量，有利于溃疡的治疗。

【适应证】　用于十二指肠溃疡、胃溃疡和反流性食管炎，能收到较好效果。

【不良反应】　不良反应及发生率与盐酸雷尼替丁相似，主要有恶心、上腹痛等。

【注意事项】　本品具有酶抑作用，一些药物，如双香豆素、地西泮、苯妥英钠等，其药物半衰期可因合用本品而延长；使用本品前，须排除恶性肿瘤的可能性，以免使诊断延误；孕妇与哺乳期妇女慎用。

4. 胃泌素受体阻断药

胃泌素是胃幽门部黏膜分泌的一种激素，当食物作用于幽门部黏膜时，该部黏膜即分泌胃泌素，胃泌素吸收入血作用于胃腺，引起胃酸分泌增加。

丙谷胺 （Proglumide）〔典〕

【商品名称】　疡得平、胃丙安

【药理作用】　本品化学结构与胃泌素相似，可竞争性阻断胃壁细胞胃泌素受体，减少胃酸和胃蛋白酶的分泌，对胃黏膜有保护和促进溃疡愈合作用。

【适应证】　可用于胃溃疡、十二指肠溃疡和胃炎；也可用于急性上消化道出血。

【不良反应】　偶见腹胀、口干、食欲减退等。

【注意事项】　用药期间应避免烟、酒及刺激性食物和精神刺激；本品若与其他抗溃疡药物如 H_2 受体拮抗剂同时应用，可加强抑制胃酸分泌作用。

三、黏膜保护药

正常人的胃和十二指肠黏膜可以抵御胃酸、胃蛋白酶、幽门螺杆菌等侵袭因子的损害，保持其健康与完整，当其防御功能降低后就会发病。若药物能增强胃和十二指肠的防御能力，称为黏膜保护药。常用药物有硫糖铝、枸橼酸铋钾、米索前列腺、恩前列醇、双八面体蒙脱石等。

枸橼酸铋钾 （Bismuth Potassium Citrate）〔典〕〔基〕

【商品名称】　得乐、丽珠得乐、丽科得诺、德诺、先瑞

【药理作用】　本品在胃液 pH 条件下能形成复合物沉着于黏膜上，形成保护膜而抵御胃酸、胃蛋白酶、酸性食物对溃疡面的刺激；也能与胃蛋白酶结合而降低其活性；本品还能刺激前列腺素释放，促进溃疡组织的修复和愈合。此外，本品还有改善胃黏膜血流与抗幽门螺杆菌的作用。

【适应证】　用于胃、十二指肠溃疡以及消化道出血等，疗效与 H_2 受体阻断剂相似，但复发率较低。

【注意事项】　牛奶、抗酸药可干扰其作用；服药期间可使舌苔及大便呈灰黑色，停药后即自行消失；偶见恶心等消化道症状；肾功能不良者禁用，以免引起血铋过高；忌用含碳酸饮料（如啤酒）。

硫糖铝 （Sucralfate）〔典〕

【商品名称】　胃溃宁、舒可捷、舒克非、迪先、迪光克

【药理作用】　硫糖铝在胃酸作用下，可形成不溶性凝胶，黏附于上皮细胞和溃疡面形成保护膜，抵御胃酸和消化液的侵蚀；可与胃蛋白酶结合，减轻其对胃黏膜蛋白质的分解；能促进胃黏液和碳酸氢盐分泌，增强细胞保护效应，促进黏膜的愈合。

【适应证】　用于治疗消化性溃疡、慢性浅表性胃炎、反流性食道炎。

【不良反应】　有便秘，个别患者可出现口干、恶心、胃痛等。

【注意事项】　可与适当抗胆碱药合用；硫糖铝在酸性环境中才发挥作用，所以不能与抗

酸药、抑制胃酸分泌药同用；不宜与多酶片合用，否则两者疗效均会降低；与西咪替丁合用时可能使本品疗效降低。

四、抗幽门螺杆菌药

现已公认幽门螺杆菌是慢性胃炎、消化性溃疡的重要病因，根治幽门螺杆菌对减少十二指肠溃疡的复发率有重要意义。幽门螺杆菌在体外对多种抗菌药敏感，临床上常以甲硝唑、四环素、阿莫替林、克拉霉素以及铋制剂、质子泵抑制药等药物作联合应用，如采用奥美拉唑、阿莫替林和甲硝唑三药联合；采用奥美拉唑、阿莫替林和克拉霉素或四环素、奥美拉唑与铋制剂联合治疗。

第二节　助消化药

助消化药多为消化液中的主要成分或是促进消化液分泌的药物，能促进食物的消化，主要用于消化不良或消化液分泌不足所致的消化功能减弱等。有些药物能阻止肠道的过度发酵，也可用于治疗消化不良。

乳酶生 （Lactasin）[基]

【商品名称】　表飞鸣、聚克

【药理作用】　本品为干燥活乳酸杆菌制剂。能分解糖类产生乳酸，降低肠内 pH，抑制腐败菌的繁殖，减少肠内发酵和产气。

【适应证】　常用于消化不良，肠内过度发酵、腹胀及小儿饮食不当引起的腹泻等。

【注意事项】　不宜与抗菌药物、抗酸药物、吸附剂合用，或分开服（间隔 2～3h），以免降低疗效；应在冷暗处保存，超过有效期后不宜再用。

胃蛋白酶 （Pepsin）[典]

【商品名称】　胃液素、消食妥、百布圣、命原

【药理作用】　助消化药，本品为蛋白水解酶，可在胃内分解蛋白质和多肽，常与稀盐酸同服。

【适应证】　用于胃蛋白酶缺乏症及消化功能减退引起的消化不良。

【注意事项】　在酸性环境（pH1.5～2.5）时活性最强；本品不可剧烈搅拌，忌高温，禁与碱性药物配伍；密封，在干燥处保存。

胰酶 （Pancreatin）[典]

【商品名称】　胰液素、胰酵素、消得良、胰酶散

【药理作用】　助消化药。能消化蛋白质、淀粉及脂肪。

【适应证】　用于消化不良、食欲不振及胰液分泌不足等引起的消化障碍。

【注意事项】　在中性或微碱性环境中活性较强，在酸性溶液中易被破坏，一般制成肠衣片吞服。不能嚼碎，因能消化口腔黏膜引起溃疡。遮光、密封，在干燥处保存。

第三节　胃肠解痉药及胃动力药

一、胃肠解痉药

胃肠痉挛常表现为阵发性胃部、腹部疼痛。引起痉挛的原因很多，如着凉、饮食不当、

溃疡、胃酸分泌过多以及某些炎症的刺激等。对已知原因的胃肠痉挛疼痛，可选用胃肠解痉药缓解痉挛。常用的药物有硫酸阿托品、氢溴酸山莨菪碱、颠茄片等。

颠茄 （Belladonna）[基]

【药理作用】 本品为阻断 M 胆碱受体的抗胆碱药，作用比硫酸阿托品弱。能解除胃肠道平滑肌痉挛，抑制腺体分泌，同时有镇痛作用。

【适应证】 用于胃及十二指肠溃疡，胃肠道、肾、胆绞痛等。

【不良反应】 可见口干、便秘、皮肤干燥、呼吸道分泌物减少、痰黏、腹胀。用量大时可引起心悸、视力模糊、头晕、排尿困难（老人）等，中毒量可引起神志不清、谵妄、躁动、幻觉，类似硫酸阿托品中毒。

【注意事项】 青光眼患者、前列腺肥大者、哺乳期妇女禁用。不能与促动力剂（甲氧氯普胺等）合用。用量不可过大，以免发生阿托品化现象。

氢溴酸山莨菪碱 （Anisodamine Hydrobromide）[典][基]

【药理作用】 本品是作用于 M 胆碱受体的抗胆碱药，作用与硫酸阿托品相似或稍弱，能松弛平滑肌，解除微血管痉挛，有镇痛和改善微循环作用。其散瞳和抑制腺体分泌的作用较弱，且较少引起中枢兴奋。与硫酸阿托品相比，具有选择性较高、毒副作用较低的优点。

【适应证】 可用于缓解胃肠道平滑肌痉挛所致的疼痛。

【不良反应】 一般有口干、面红、轻度扩瞳、视近物模糊等，个别有心率加快及排尿困难，多在 1～3h 消失，长期应用无蓄积中毒。用量过大时可出现硫酸阿托品样中毒症状。

【注意事项】 颅内压增高、脑出血急性期及青光眼患者禁用；哺乳期妇女禁用；老年患者如有前列腺肥大等疾患忌用；严重肺功能不全者慎用。与甲氧氯普胺、多潘立酮等同用会降低各自作用。

硫酸阿托品

为 M 胆碱受体阻断药，可解除平滑肌痉挛，用于各种内脏绞痛（见第五章第三节）。

二、胃肠动力药

胃肠呆滞是一种常见病、多发病。胃肠动力药是一类能增强并协调胃肠节律性运动的药物，常用的有多潘立酮、甲氧氯普胺、西沙必利等。

多潘立酮 （Domperidone）[基]

【商品名称】 吗丁啉、恒邦、邦能、氯哌酮

【药理作用】 本品为作用较强的外周多巴胺受体拮抗剂，能加强胃肠蠕动，促进胃的排空，协调胃肠运动，防止食物返流，发挥胃肠促动药的作用。

【适应证】 用于慢性胃炎、上腹疼痛、恶心、嗳气、厌食、消化不良等症，对偏头痛、颅外伤、放射治疗引起的恶心、呕吐也有效。

【注意事项】 可见腹痛、腹部痉挛等；孕妇慎用。

甲氧氯普胺 （Metoclopramide）[典][基]

【商品名称】 胃复安、灭吐宁、灭吐灵

【药理作用】 本品可阻断胃肠多巴胺受体，使幽门舒张，引起胃及小肠平滑肌运动，加速胃的排空和肠内容物的推进，发挥胃肠促动药作用。本品还可通过阻滞多巴胺受体而作用于延髓催吐化学感应区，具有较强的中枢性镇吐作用。

【适应证】 用于慢性功能性消化不良引起的胃肠运动障碍、恶心、呕吐；化疗、放疗所

引起的各种呕吐等症。本品能刺激催乳素的分泌，有一定的催乳作用。

【注意事项】 有倦怠、嗜睡、头晕、便秘及溢乳、男子乳房发育等副作用；大剂量静脉注射或长期应用，可引起锥体外系反应，如肌震颤、震颤麻痹等；孕妇慎用。

第四节 泻药及止泻药

一、泻药

泻药是能促进肠蠕动，增加肠内水分、软化粪便或润滑肠道促进排便的药物，主要用于功能性便秘。按作用机制分为容积性、刺激性和润滑性泻药三类。容积性泻药如硫酸镁、乳果糖、硫酸钠等，口服后在肠道很少吸收，可增加肠道容积而促进肠道的推进性蠕动，产生导泻作用；刺激性泻药如酚酞、蒽醌类，可刺激结肠推进性蠕动，降低电解质和水分的吸收；润滑性泻药如甘油、液体石蜡等，通过润滑肠壁、软化粪便而发挥作用。

甘油 （Glycerol）[典][基]

【商品名称】 开塞露

【药理作用】 本品能润滑并刺激肠壁，软化大便；还具有脱水剂和保湿剂作用。

【适应证】 可用于便秘。以50%液体注入肛门，可刺激肠壁引起排便反应，并有润滑作用。本品泻下作用温和，尤其适用于儿童和年老体弱者。

【注意事项】 本品和以硫酸镁为主要成分的开塞露为不同商品，应予以注意。

硫酸镁 （Magnesium Sulfate）[典][基]

【药理作用】 本品给药途径不同会呈现不同的药理作用：①导泻作用，大量口服后在肠内形成较高渗透压，使肠内保有大量水分，刺激肠壁，促进肠道蠕动而排便。亦可与驱虫剂并用；与活性炭合用治疗食物或药物中毒；②利胆作用，口服高浓度（33%）硫酸镁溶液，或灌入十二指肠，可刺激十二指肠黏膜，引起总胆管括约肌松弛、胆囊收缩，促进胆汁排出，产生利胆作用；③注射本品，可抑制中枢神经系统，产生镇静、镇痉、松弛骨骼肌的作用，也能降低颅内压；可直接舒张周围血管平滑肌，使血压下降。

【适应证】 口服溶液或直肠用开塞露灌肠剂可用于导泻；外科术前或结肠镜检查前排空肠内物；辅助排除肠内毒物或肠道寄生虫；用于胆囊炎、胆石症、阻塞性黄疸等。

【注意事项】 导泻时如服用大量浓度过高的溶液，可能导致脱水；肠道出血病人、急腹症病人及孕妇、经期妇女禁用本品导泻。

酚酞 （Phenolphthalein）[典][基]

【商品名称】 果导、酚酞、非诺夫他林

【药理作用】 本品口服后在肠内形成可溶性钠盐，刺激结肠黏膜，加速肠蠕动，并阻止水、钠的吸收而起缓泻作用，约经8~10h排出软便，其作用可持续3~4日。

【适应证】 用于慢性和习惯性便秘。

【注意事项】 本品如与碳酸氢钠及氧化镁等碱性药并用，能引起变色；婴儿禁用，幼儿及孕妇慎用。

二、止泻药

腹泻是多种疾病的症状，治疗时应主要针对其病因，如细菌感染引起的腹泻，应首先用抗菌药物。但剧烈而持久的腹泻，常可引起水和电解质紊乱，可在对因治疗的同时，适当给予止泻药。止泻药的主要功效是抑制肠道运动或减轻对肠黏膜的刺激，缓解腹泻症状。常用的止泻药有地芬诺酯、洛哌丁胺、双八面体蒙脱石、复方樟脑酊、鞣酸蛋白、药用炭等。

蒙脱石（Smectite）[基]

【商品名称】 思密达、思克特、贝特令、必奇

【药理作用】 本品具有层纹状结构及非均匀性电荷分布，对消化道内的病毒、病菌及其产生的毒素有固定和抑制作用；对消化道黏膜有覆盖保护能力，并通过与黏液糖蛋白相互结合、修复、提高黏膜屏障对攻击因子的防御功能。本品不进入血液循环系统，可连同致病因子随消化道自身蠕动排出体外。

【适应证】 本品适用于成人及儿童急、慢性腹泻；食道、胃、十二指肠疾病引起的相关疼痛症状的辅助治疗，但本品不作为解痉剂使用；外用治疗口腔溃疡。

【不良反应】 偶见便秘，大便干结。

【注意事项】 治疗急性腹泻时，应注意纠正脱水。儿童可服用本品，但需注意过量服用易引起便秘。如需服用其他药物，建议与本品间隔一段时间。

第五节　肝胆疾病用药

一、利胆药

胆汁由肝细胞分泌，胆汁可促进肠内脂肪、脂溶性维生素的乳化和吸收；还可排泄体内废物。胆汁被浓缩后易析出结晶，可形成胆结石。胆结石可引起胆囊炎及胆绞痛。利胆药是具有促进胆汁分泌或胆囊排空作用的药物。常用的药物有去氢胆酸、熊去氧胆酸、鹅去氧胆酸、苯丙醇等。

熊去氧胆酸（Ursodeoxycholic Acid）[典][基]

【商品名称】 优思弗、脱氧熊胆酸

【药理作用】 本品可增加胆汁酸的分泌，同时导致胆汁酸成分的变化，使本品在胆汁中的含量增加。本品还能降低胆汁中胆固醇数量和饱和指数，从而有利于结石中胆固醇逐渐溶解。对胆囊炎、胆道炎及消化不良亦有一定疗效。

【适应证】 主要用于不宜手术治疗的胆固醇型胆结石，并对中毒性肝障碍、胆囊炎、胆道炎和胆汁性消化不良等也有一定疗效。

【不良反应】 服后一般不引起腹泻，其他偶见的不良反应有便秘、过敏、头痛、头晕、胰腺炎和心动过速等。治疗期可引起胆结石钙化，软便。

【注意事项】 急性胆系感染、胆道梗阻和严重肝功能减退者、孕妇禁用。哺乳期妇女、老年患者慎用。

苯丙醇（Phenylpropanol）[典]

【商品名称】 利胆醇、肥利克、利胆丸

【药理作用】 本品可促进胆汁分泌、排除小结石，对胆道平滑肌有轻微解痉作用，并有促进消化、降低血胆固醇等作用。

【适应证】 用于胆石症、胆囊炎、胆道炎、胆道手术后综合征等。

【不良反应】 恶心、腹泻等，偶有胃部不适，减量或停药后即消失；胆道阻塞性黄疸患者禁用。

利胆中成药

（1）利胆排石片（Lidan Paishi Pian）〔典〕 清热利湿，利胆排石。用于湿热蕴毒、腑气不通所致的胁痛、胆胀，症见胁肋胀痛、发热、尿黄、大便不通；胆囊炎、胆石症见上述症候者。

（2）茵栀黄颗粒（Yinzhihuang keli）〔基〕 清热解毒，利湿退黄。用于急性、慢性病毒性肝炎所致黄疸及转氨酶升高，属于湿热邪毒内蕴证者。

（3）利胆石颗粒（Lidanshi Keli） 疏肝利胆，和胃健脾。用于胆囊结石，胆道感染，胆道术后综合征。

（4）消炎利胆片（Xiaoyan Lidan Pian） 清热，祛湿，利胆。用于肝胆湿热引起的口苦，胁痛和急性胆囊炎，胆管炎。

（5）利胆片（Lidan Pian） 清热止痛。用于胆道疾患，胁肋及胃部疼痛，按之痛剧，大便不通，小便短黄，身热，头痛，呕吐不食等症。

二、防治肝昏迷药

肝功能衰竭时，体内产生的氨和肠道吸收的氨不能及时排出体外，使血氨升高，进入脑组织的氨也增多，引起中枢神经系统功能障碍以致发生昏迷，称为肝昏迷。防治肝昏迷的药物具有减少结肠对氨的吸收、降低血氨的作用。常用的药物有谷氨酸、左旋多巴、乳果糖等。

谷氨酸（Glutamic Acid）〔典〕

【商品名称】 麸氨酸

【药理作用】 本品能与血中过多的氨结合而成为无毒的谷氨酰胺，由尿排出，使血氨下降。它本身也是大脑活动消耗最多的一种氨基酸，对神经细胞具有兴奋作用。

【适应证】 用于肝昏迷及肝昏迷前期。本品参与脑蛋白质代谢与糖代谢，促进氧化过程，改善中枢神经系统功能，还可用于癫痫辅助治疗。

【不良反应】 本品大量口服可引起恶心、腹泻等；肾功能不全患者慎用；过量可发生低血钾、碱中毒等。

乳果糖口服溶液（Lactulose Oral Solution）〔典〕

【商品名称】 杜必克

【药理作用】 本品为降血氨及缓泻药。口服不被吸收，进入结肠后被细菌代谢成乳酸和醋酸，降低肠内 pH 值，抑制肠内产氨及氨的吸收，从而降低血氨。本品能提高肠内渗透压，具有轻泻作用，还能降低老年人粪块嵌塞的发生率。

【适应证】 用于血氨升高引起的肝昏迷，亦用于容积性导泻。

【注意事项】 应注意因腹泻而造成水、电解质过分丢失。

三、肝病辅助用药

肝病辅助用药可改善肝脏功能，促进肝细胞再生，辅助增强肝脏的解毒能力。常用的药物有联苯双酯、葡醛内酯、肌苷、齐墩果酸等。

联苯双酯（Bifendate）〔典〕〔基〕

【商品名称】 联苯双酯

【药理作用】 本品能增强肝脏解毒功能，减轻肝脏的病理损伤，促进肝细胞再生，从而改善肝功能。本品对改善肝炎主要症状如肝区痛、乏力、腹胀等有一定疗效。

【适应证】 用于迁延性肝炎及长期单项转氨酶升高者。

【注意事项】 本品副作用轻微，个别病例可出现胃部不适，轻度恶心。

第六节　其他药物

盐酸小檗碱（黄连素）（Berberine Hydrochloride）〔典〕〔基〕

【药理作用】 本品为抗菌药。对痢疾杆菌、大肠杆菌和螺旋杆菌引起的肠道感染有效。

【适应证】 主要用于治疗胃肠炎、细菌性痢疾等肠道感染，对眼结膜炎、化脓性中耳炎等有效。

【不良反应】 口服不良反应较少，偶有恶心、呕吐、皮疹和药热，少数人有轻度腹部或胃部不适，便秘或腹泻。

【注意事项】 因本品可引起溶血性贫血导致黄疸，故葡萄糖-6-磷酸脱氢酶缺乏的儿童禁用。孕妇及哺乳期妇女应慎用。

 课堂互动

活动一　社会调查

通过社会调查，初步了解常见的消化系统疾病及临床药物使用情况。

活动二　多媒体教学

通过多媒体课件，了解消化系统药物的分类及常用药物的通用名称、适应证和主要不良反应等。

活动三　病例分析

1. 通过角色扮演，了解常用消化系统药物的合理用药。

2. 临床病例分析实例

病例介绍：患者女性，48岁，患者近10年来，常于秋季出现上腹部疼痛，多呈隐痛或烧灼样疼痛，餐前及夜间明显，饥饿时加重，进食后疼痛缓解，伴恶心、呕吐、反酸及上腹饱胀等。近5天再次出现上腹部疼痛，疼痛性质同前。体格检查：T36.6℃、P90次/分、R20次/分、BP110/75mmHg，心肺无异常。腹平软，剑突下偏右轻度压痛，无反跳痛，肝、脾肋下未触及，肠鸣音正常。

问题：患者可能的医疗诊断是什么？如何处理？

病例分析：患者为中年女性，主要临床表现为上腹部疼痛，具有如下特点，即慢性经过，反复上腹部疼痛10年余；周期性发作，疼痛多在每年的秋季发作；节律性疼痛，疼痛多发生于空腹或夜间，进食后疼痛可缓解；伴有其他消化道症状，如恶心、呕吐、上腹饱胀、反酸等。对患者的初步诊断是十二指肠溃疡。其治疗原则是消除病因，控制症状，愈合溃疡、防止复发和避免并发症。治疗消化性溃疡的药物主要有抑制胃酸的药物和保护胃黏膜的药物两大类，对伴有胃动力障碍者还可以使用胃促动力药。常用的抑制胃酸药有 H_2 受体拮抗剂，如西咪替丁、盐酸雷尼替丁、法莫替丁等；尚可以使用质子泵抑制剂，如奥美拉唑等；也可以选用制酸药，如氢氧化铝等。保护胃黏膜药物有硫糖铝、枸橼酸铋钾等。由于该患者伴有恶心、呕吐、上腹饱胀等症状，可同时给予胃促动力药，如甲氧氯普胺、多潘立酮等。此外，对于幽门螺杆菌感染者，尚需进行抗菌治疗，多采用联合用药方案，如阿莫西林、甲硝唑、枸橼酸铋钾等2~3种药物合用。此外，应注意避免过度紧张及劳累，应生活规律，劳逸结合，戒除烟酒，规律进食，少量多餐，避免摄入刺激性食物，避免饮用浓茶、咖啡及使用损伤胃黏膜的药物。

活动四 案例分析

例1：王某，男，55岁。上腹部规律性饥饿痛6年，曾作胃肠钡餐检查，诊断为胃窦炎、十二指肠球部溃疡。近2d来发现柏油样黑便、头昏，去某医院急诊，即作胃镜检查，诊断为胃、十二指肠复合性溃疡合并出血。留院观察。治疗用药：西咪替丁0.4g加入5%葡萄糖盐水500mL静脉滴注，每日1次，连续5～7d，止血效果较差，收住入院，改用质子泵抑制剂后，出血停止，病愈出院。

分析：西咪替丁为H_2受体拮抗剂，能明显抑制胃酸分泌，降低酸度，但静脉输入时，应考虑用药的每日总剂量及有效血药浓度的维持。西咪替丁血浆蛋白结合率为15%～20%，血浆半减期约为2h，慢性肾功能不全患者，明显延长，约为4～9h，因而每日1次用药不能维持1d大部分时间的有效血药浓度，故而影响疗效，应将每日总剂量分次输注。

例2：高某，男，73岁。主诉慢性便秘多年，门诊治疗长期服用石蜡油。

分析：老年患者慢性便秘多年，因过胖、腹部肌肉无力、肠蠕动减弱导致功能性便秘。如仅用泻药帮助排便，易发生结肠痉挛，使排便更加困难。石蜡油不溶于水，不分解，不吸收，无特别副作用，但长期服用，可影响脂溶性维生素维生素A、维生素D、维生素K的吸收，也妨碍Ca^{2+}和PO_4^{3-}的吸收。本病例因慢性功能性便秘，长期服用石蜡油，造成钙和脂溶性维生素等缺乏，可能导致骨质疏松症，引起药源性疾病。老人应少用泻药，必要时可考虑服用中药麻仁丸、更衣丸或青宁丸等副作用轻微的药物。

习题

一、单项选择题

1. 盐酸甲氧氯普胺属于（　　）。
   A. 泻药　　　　　　　B. 止泻药　　　　　　C. 胃动力药　　　　D. 抗消化性溃疡药

2. 属于胃酸质子泵抑制剂的是（　　）。
   A. 盐酸雷尼替丁　　　B. 氢氧化铝　　　　　C. 硫糖铝　　　　　D. 奥美拉唑

3. 具有胃肠平滑肌解痉作用的是（　　）。
   A. 奥美拉唑　　　　　B. 氢溴酸山莨菪碱　　C. 多潘立酮　　　　D. 硝酸毛果芸香碱

4. 盐酸雷尼替丁属于（　　）。
   A. 抗消化性溃疡药　　B. 解痉药　　　　　　C. 胃动力药　　　　D. 止吐药

5. 口服枸橼酸铋钾片适宜（　　）。
   A. 午后给药　　　　　B. 凌晨给药　　　　　C. 饭前给药　　　　D. 饭后给药

6. 西咪替丁临床主要用于（　　）。
   A. 变态反应性疾病　　B. 失眠　　　　　　　C. 消化性溃疡　　　D. 晕动病

7. 下列属于止吐药的是（　　）。
   A. 右美沙芬　　　　　B. 乙酰半胱氨酸　　　C. 甲氧氯普胺　　　D. 米索前列醇

8. 奥美拉唑的主要作用原理是（　　）。
   A. 中和过多胃酸　　　　　　　　　　　　　B. 抑制胃壁细胞质子泵
   C. 促进胃黏液分泌　　　　　　　　　　　　D. 对抗幽门螺杆菌

9. 下列属于止泻药的是（　　）。
   A. 多潘立酮　　　　　B. 蒙脱石　　　　　　C. 甲氧氯普胺　　D. 溴丙胺太林

二、多项选择题

1. 奥美拉唑的商品名有（　　）。
   A. 德诺　　　　　　　B. 善胃得　　　　　　C. 奥克　　　　　　D. 洛赛克

2. 可引起便秘不良反应的药物有（　　）。

  A. 硫糖铝　　　　　　B. 氢氧化铝　　　　　C. 酚酞　　　　　D. 甲氧氯普胺

3. 下列药物应该在饭前服用的有（　　　）。

  A. 氢氧化铝　　　　　B. 甲氧氯普胺　　　　C. 多潘立酮　　　D. 酚酞

4. 硫酸阿托品的不良反应可有（　　　）。

  A. 心率减慢　　　　　B. 心率加快　　　　　C. 皮肤干燥　　　D. 皮肤潮湿

5. 下列药物中可用于便秘的是（　　　）。

  A. 蒙脱石　　　　　　B. 开塞露　　　　　　C. 硫糖铝　　　　D. 酚酞

6. 奥美拉唑适用于（　　　）。

  A. 十二指肠溃疡　　　　　　　　　　B. 卓-艾综合征

  C. 消化性溃疡急性出血　　　　　　　D. 反流性食管炎

7. 下列药物中属于抑制胃酸分泌的药物是（　　　）。

  A. 西咪替丁　　　　　B. 盐酸雷尼替丁　　　C. 奥美拉唑　　　D. 硫糖铝

8. 下列消化系统药物中属于 H_2 受体阻断药的是（　　　）。

  A. 泰胃美　　　　　　B. 盐酸雷尼替丁　　　C. 奥美拉唑　　　D. 硫糖铝

三、问答题

1. 按作用机制不同，抗消化性溃疡药分为哪几类？各举一例常用药物？

2. 胃酸分泌抑制药可分为哪几类？写出主要代表药。

3. 简述盐酸雷尼替丁的作用特点及适应证。

4. 下列药物的常用剂型有哪些：胃蛋白酶、胰酶、西咪替丁、奥美拉唑、枸橼酸铋钾、乳果糖。

第十一章　呼吸系统药物应用

【学习目标】

知识目标：

1. 掌握盐酸溴己新、盐酸氨溴索、枸橼酸喷托维林、复方甘草片、沙丁胺醇、氨茶碱、茶碱的通用名称、商品名称、适应证、主要不良反应和注意事项。

2. 熟悉羧甲司坦、氯化铵、氢溴酸右美沙芬、苯佐那酯、硫酸特布他林、盐酸克仑特罗、盐酸丙卡特罗、丙酸倍氯米松、布地奈德、色甘酸钠、吡咯吡胺、异丙托溴铵的通用名称、适应证、主要不良反应和注意事项。

能力目标：

1. 能够对临床常用的呼吸系统药物进行正确分类。

2. 能够根据典型病例推荐合适的呼吸系统药物。

咳、痰、喘是呼吸系统疾病的主要症状，多为感染或变态反应等多种因素所致。因此，在对因治疗的同时，应用镇咳、祛痰、平喘药可以缓解症状，减轻患者痛苦及减少并发症的发生。

呼吸系统用药主要包括祛痰药、止咳药和平喘药及抗过敏药。祛痰药使痰液变稀或溶解而使痰液易于咳出；镇咳药通过抑制咳嗽反射弧中的某一环节而发挥镇咳作用；平喘药用来缓解哮喘症状。

第一节　祛　痰　药

当呼吸道有炎症时，黏液分泌过多，同时黏度增大，使咳出困难。祛痰药是一类能使痰液变稀或溶解，使痰液易于咳出的药物。痰液的排出可减少对呼吸道黏膜的刺激，间接起到镇咳、平喘作用，有利于控制继发感染。祛痰药按其作用方式可分为三类：①恶心性祛痰药，如本节中介绍的氯化氨，以及目前临床上常用的愈创木酚甘油醚、桔梗、远志等；②黏液溶解剂，如羧甲司坦；③黏液调节剂，如盐酸溴己新、盐酸氨溴索等。

盐酸溴己新 （Bromhexine Hydrochloride）[典] [基]

【商品名称】　溴己铵、必消痰、必嗽平、卡贝、普尼克斯

【药理作用】　本品直接作用于支气管，促进气管分泌，分解痰液中的黏多糖，使痰液易于咳出。与四环素类抗生素合用治疗慢性支气管炎比单独使用效果好。

【适应证】　用于慢性支气管炎、哮喘、支气管扩张等。

【不良反应】　偶有恶心、胃部不适等。

【注意事项】　溃疡病人慎用。

盐酸氨溴索 （Ambroxol Hydrochloride）[典] [基]

【商品名称】　沐舒坦、安普索、伊诺舒、贝莱片、兰勃素

【药理作用】　本品能增加呼吸道黏膜浆液腺的分泌，减少黏液腺分泌，从而降低痰液黏度；还可促进肺表面活性物质的分泌，增加支气管纤毛运动，使痰液易于咳出。

【适应证】　祛痰。适用于慢性支气管炎急性加重、喘息型支气管炎、支气管扩张、支气

管哮喘、肺炎的祛痰治疗。

【不良反应】 曾有轻度胃肠道副作用报道，主要为胃部灼热、消化不良和偶尔出现恶心、呕吐，多发生在肠道外给药时。过敏反应极少出现，主要为皮疹。

【注意事项】 盐酸氨溴索可能引发胃肠道副作用及过敏反应，一旦出现以上副作用，应立即停药并与医生联系。本品不能与 pH 大于 6.3 的其他溶液混合，因为 pH 的增加会产生氨溴索游离碱沉淀。

羧甲司坦 （Carbocysteine）[典]

【商品名称】 羧甲基半胱氨酸、化痰片、强利灵、强利痰灵

【药理作用】 本品为黏痰稀释药，影响支气管黏液分泌，溶解痰中黏多糖蛋白等黏性物质，使痰的黏度下降，易于咳出。

【适应证】 用于慢性支气管炎、支气管哮喘等疾病引起的咳嗽、咳痰，尤其是痰液黏稠、咳出困难。

【不良反应】 偶有头晕、恶心、胃部不适等。

【注意事项】 有消化道溃疡病史者慎用；避免与中枢性镇咳药同时使用，以免稀化的痰液堵塞气道。

氯化铵 （Ammonium Chloride）[典]

【商品名称】 盐化铵、氯化亚

【药理作用】 本品口服刺激胃黏膜而引起轻度恶心，促进支气管分泌增加，黏痰变稀，易于咳出。

【适应证】 用于呼吸道炎症初期痰少而稠，不易于咳出者。氯化铵为弱酸性，还可用于酸化尿液和某些碱血症。

【不良反应】 大剂量可致胃刺激，引起恶心、呕吐、胃痛等。

【注意事项】 宜将片剂溶于水中饭后服用。

知识链接

随地吐痰的危害：痰是呼吸道的分泌物，是病理产物。患有呼吸系统疾病的病人吐出的痰携带有成千上万的病菌。通过痰液可能传播的疾病有传染性非典型肺炎、肺结核、流行性感冒、霍乱、麻疹等。如果随地吐痰，痰中致病微生物会飞散到空气，健康人通过呼吸这些带有病菌的空气，很容易受到病菌的感染。

但是，痰在呼吸道内不及时排出，给细菌繁殖提供温床，可能发展成更加严重的感染。此外，痰还含有收缩支气管的物质使支气管痉挛等。因此有痰还是要"一吐为快"，但注意不要随地乱吐。吐痰时，最好用纸巾包好，再把它扔到垃圾桶。

第二节 镇 咳 药

咳嗽是一种保护性反射，可促进痰液和异物排出，但剧烈而频繁的咳嗽可使患者痛苦及引起并发症。镇咳药可通过直接抑制延髓咳嗽中枢，或抑制咳嗽反射弧中的某一环节而发挥镇咳作用。

枸橼酸喷托维林 （Pentoxyverine Citrate）[典][基]

【商品名称】 枸橼酸维静宁、咳必清

【药理作用】 本品为中枢性镇咳药，选择性抑制咳嗽中枢产生镇咳作用；通过部分局

麻醉作用产生外周性镇咳作用。

【适应证】 用于上呼吸道感染所致的无痰干咳和百日咳，常与氯化铵合用。

【不良反应】 偶有轻度头晕、口干、恶心等。

【注意事项】 青光眼和心功能不全者慎用；痰量多者宜与祛痰药并用。

复方甘草片 （Compound Liquorice Tablets）[典][基]

【药理作用】 甘草流浸膏为保护性镇咳祛痰剂；阿片粉有较强镇咳作用；樟脑及八角茴香油能刺激支气管黏膜，反射性地增加腺体分泌，稀释痰液，使痰易于咳出；苯甲酸钠为防腐剂。由上述成分组成复方制剂，有镇咳祛痰的协同作用。

【适应证】 用于上呼吸道炎症、急性支气管炎症引起的咳嗽。

【不良反应】 有轻微的恶心、呕吐反应。

【注意事项】 本品不宜长期服用；对本品成分过敏者禁用；孕妇及哺乳期妇女慎用；胃炎及胃溃疡患者慎用。

氢溴酸右美沙芬 （Dextromethorphan Hydrobromide）[典]

【商品名称】 洛顺

【药理作用】 本品为中枢性镇咳药，通过抑制延髓的咳嗽中枢而发挥镇咳作用。治疗量不抑制呼吸中枢。

【适应证】 用于感冒、急慢性支气管炎、咽喉炎、支气管哮喘、肺结核及其他上呼吸道感染时的咳嗽。

【不良反应】 可见头晕、头痛、嗜睡、易激动、嗳气、食欲缺乏、便秘、恶心、皮肤过敏等，但不影响疗效。停药后上述反应消失。过量会引起神志不清、支气管痉挛、呼吸抑制。

【注意事项】 哮喘患者、痰多的患者、肝肾功能不全患者、孕妇慎用；服药期间不得驾驶机、车、船以及从事高空作业、机械作业及操作精密仪器；对本品过敏者禁用，过敏体质者慎用。

苯佐那酯 （Benzonatate）

【商品名称】 退嗽、退嗽露

【药理作用】 本药为丁卡因衍生物，有较强的局部麻醉作用。对肺脏牵张感受器有抑制作用，阻断神经反射，抑制咳嗽冲动的传入而镇咳。

【适应证】 常用于急性支气管炎、支气管哮喘、肺炎、肺癌所引起的刺激性干咳、阵咳等，效果略弱于磷酸可待因。

【不良反应】 有轻度嗜睡、头痛、眩晕等。

【注意事项】 服用时勿嚼碎，以免引起口腔麻木。多痰患者禁用。

知识链接

合理应用镇咳药：咳嗽作为一种症状，其本身并不是一种疾病。健康的人也常会出现咳嗽症状从而排出呼吸道分泌物或异物，保护呼吸道的清洁和通畅。因此，偶尔轻微的咳嗽不需要处理。在出现较严重的咳嗽症状时，则应当先明确诊断确定病因，然后积极采取相应的治疗措施。

对普通感冒初期的干咳，应多喝水，注意休息，较严重时可适当使用镇咳药物。对痰液较多的咳嗽应以祛痰为主，不宜单纯使用镇咳药，应与祛痰剂合用，以利于痰液排出和加强镇咳效果。对痰液特别多的咳嗽则应慎重使用镇咳药，以免痰液排出受阻而滞留于呼吸道内或加重感染。

在使用镇咳药时要注意同时使用抗菌药物控制呼吸道感染，才能使止咳祛痰药收到良好的效果。

某些镇咳祛痰药的复方制剂中含有成瘾性较强的中枢性镇咳药物，如磷酸可待因、硫酸吗啡等，长期使用容易使人上瘾，最好是在其他用药无效时才选择使用，并注意控制使用时间、避免成瘾。

第三节　平　喘　药

平喘药是一类能缓解哮喘症状的药物。哮喘是由于免疫和非免疫性刺激后，炎性介质释放，引起上皮细胞损伤、血管渗出增多、分泌物增多、黏膜水肿等炎症反应，同时伴有平滑肌痉挛、气道阻力增高而致阻塞性呼吸困难。

常用的平喘药分为五类：①肾上腺素受体激动药，如沙丁胺醇、硫酸特布他林、盐酸克仑特罗；②茶碱类，如茶碱、氨茶碱；③M受体阻断药，如阿托品类药物；④糖皮质激素类，如醋酸地塞米松；⑤肥大细胞膜稳定药，如色甘酸钠、酮替芬。

一、β 肾上腺素受体激动药

β 肾上腺素受体激动药主要通过激动支气管平滑肌上的 β_2 受体，激活腺苷酸环化酶，使支气管平滑肌细胞膜上 cAMP 合成增加，细胞内游离 Ca^{2+} 减少而导致支气管平滑肌松弛。同时也能抑制肥大细胞及中性粒细胞释放炎性介质，减少液体渗出而减轻黏膜水肿。

沙丁胺醇 （Salbutamol）[典][基]

【商品名称】　舒喘灵、喘乐通、赛比舒、万托林

【药理作用】　沙丁胺醇能选择性激动 β_2 肾上腺素受体，稳定肥大细胞和嗜碱性粒细胞，抑制过敏介质的释放，从而减轻由这些介质引起的支气管痉挛和呼吸道黏膜充血水肿现象。

【适应证】　临床用于哮喘、支气管哮喘、慢性阻塞性肺病、肺炎等疾病。

【不良反应】　少数人可见恶心、头痛、头晕、心悸、手指震颤等。

【注意事项】　剂量过大时，可见心动过速和血压波动。一般减量即恢复，严重时应停药；长期用药亦可形成耐受性，不仅疗效降低，且可能使哮喘加重；β 受体阻滞剂如盐酸普萘洛尔能拮抗本品的支气管扩张作用，故不宜合用；心血管功能不全、高血压和甲状腺功能亢进患者慎用。

硫酸特布他林 （Terbutaline Sulfate）[典]

【商品名称】　伊坦宁、博利康尼、博利康尼都保、喘康速

【药理作用】　本品是一种肾上腺素能激动剂。可选择性激动 β_2 受体，而舒张支气管平滑肌、抑制内源性致痉挛物质的释放及内源性介质引起的水肿，提高支气管黏膜纤毛上皮廓清能力，也可舒张子宫平滑肌。

【适应证】　用于支气管哮喘、喘息性支气管炎和肺气肿等肺疾引起的支气管痉挛。

【不良反应】　偶见震颤、强直性痉挛和心悸，不良反应的程度取决于剂量和给药途径。从小剂量逐渐加至治疗量能减少不良反应。不良反应若出现，大多数在开始用药 1～2 周内自然消失。

【注意事项】　少数病例有手指震颤、头痛、心悸及胃肠障碍。甲状腺功能亢进、冠心病、高血压、糖尿病患者慎用。大剂量应用可使有癫痫病史的患者发生酮症酸中毒。长期应

用可形成耐药，疗效降低。孕妇及哺乳期妇女用药：因可舒张子宫平滑肌，所以可抑制孕妇的子宫活动能力及分娩，应慎用。

盐酸克仑特罗 （Clenbuterol Hydrochloride）[典]

【商品名称】 双氯醇胺、氨双氯喘通、氨必妥、氨哮素、咳喘素、喘立平、双氯喘通

【药理作用】 为选择性 β_2 受体激动剂，其松弛支气管平滑肌作用强而持久，但对心血管系统影响较小。其支气管扩张作用约为沙丁胺醇的 100 倍，故用药量极小。哮喘患者每次口服本品 $30\mu g$，可明显增加每秒肺活量 （FEV1） 和最大呼气流速 （FEF），降低气道阻力。本品尚能增强纤毛运动和促进痰液排出，这也有助于提高平喘疗效。

【适应证】 用于防治支气管哮喘、哮喘型慢性支气管炎、肺气肿等所致的支气管痉挛。

【不良反应】 少数人可有心悸、头痛、头晕等。

【注意事项】 心律失常、高血压和甲状腺功能亢进症患者慎用。运动员慎用。

盐酸丙卡特罗 （Procaterol Hydrochloride）[典]

【商品名称】 美普清、川迪、曼特普、喘克星

【药理作用】 本品为 β_2 受体激动剂，对支气管平滑肌的 β_2 肾上腺素受体有较高的选择性，从而起到舒张支气管平滑肌的作用；还具有一定的抗过敏和促进呼吸道纤毛运动的作用。

【适应证】 支气管扩张剂。适用于支气管哮喘、喘息性支气管炎、伴有支气管反应性增高的急性支气管炎、慢性阻塞性肺部疾病。

【不良反应】 偶有口干、鼻塞、倦怠、恶心、胃部不适、肌颤、头痛、眩晕或耳鸣。亦可发生皮疹、心律失常、心悸、面部潮红等。

【注意事项】 有可能引起心律失常，服用时应予注意。以下患者慎服：甲状腺功能亢进、高血压、心脏病、糖尿病。对本品及肾上腺素受体激动药过敏者禁用。

二、茶碱类

茶碱类药物为甲基黄嘌呤类衍生物，主要通过抑制磷酸二酯酶，减少支气管平滑肌细胞内 cAMP 降解，使 cAMP 含量增加而舒张支气管；还能阻断腺苷受体，拮抗腺苷诱发的支气管平滑肌痉挛；也能抑制过敏性介质释放和降低细胞内 Ca^{2+} 浓度，可解除呼吸道平滑肌痉挛。

茶碱 （Theophylline）[典][基]

【商品名称】 葆乐辉、埃斯玛隆、舒弗美

【药理作用】 本品对呼吸道平滑肌有直接松弛作用。此外，茶碱是嘌呤受体阻滞剂，能对抗腺嘌呤等对呼吸道的收缩作用。茶碱能增强膈肌收缩力，尤其在膈肌收缩无力时作用更显著，因此有益于改善呼吸功能。

【适应证】 适用于支气管哮喘、慢性喘息性支气管炎、慢性阻塞性肺病等缓解喘息症状；也可用于心功能不全和心源性哮喘。

【不良反应】 茶碱的毒性常出现在血清浓度为 $15\sim20\mu g/ml$，特别是在治疗开始，早期多见的有恶心、呕吐、易激动、失眠等，当血清浓度超过 $20\mu g/ml$，可出现心动过速、心律失常，血清中茶碱超过 $40\mu g/ml$，可发生发热、失水、惊厥等症状，严重的甚至引起呼吸、心跳停止致死。

【注意事项】 同氨茶碱。

<h2 style="text-align:center">氨茶碱 （Aminophylline）[典][基]</h2>

【商品名称】 安释定、阿咪康

【药理作用】 本品为茶碱和乙二胺的复合物。具有明显的扩张支气管平滑肌作用。

【适应证】 适用于支气管哮喘、喘息型支气管炎、阻塞性肺气肿等缓解喘息症状；也可用于心源性肺水肿引起的哮喘。

【不良反应】 口服可致恶心，呕吐；静滴过快可引起头晕、心悸等。

【注意事项】 本品不适用于哮喘持续状态或急性支气管痉挛发作的患者。在使用本品期间应定期监测血清茶碱浓度，以保证最大的疗效而不发生血药浓度过高的危险。茶碱制剂可致心律失常或使原有的心律失常恶化。低氧血症、高血压或者消化道溃疡病史的患者慎用本品。本品可通过胎盘屏障，也能分泌入乳汁，随乳汁排出，孕妇、产妇及哺乳期妇女慎用。对本品过敏的患者、活动性消化溃疡和未经控制的惊厥性疾病患者禁用。

三、糖皮质激素类

糖皮质激素类药物因具有抗炎、抗过敏、抑制过敏介质释放及增强支气管平滑肌 β_2 受体反应性作用，是目前治疗支气管哮喘基本药物之一。

<h3 style="text-align:center">丙酸倍氯米松 （Beclometasone Dipropionate）[典]</h3>

【商品名称】 倍氯松

【药理作用】 本品为外用糖皮质激素类药物，抗炎和抗过敏作用强。

【适应证】 外用治疗湿疹、神经性皮炎、接触性皮炎、过敏性皮炎等；气雾剂可用于慢性、过敏性哮喘和过敏性鼻炎等。

【不良反应】 长期吸入给药可引起口腔及咽部白色念珠菌感染。

【注意事项】 气雾剂只用于慢性哮喘。气雾剂对个别患者有刺激感，咽喉部出现白色念珠菌感染，可用局部抗真菌药控制感染。不宜用于皮肤结核、疮疹、水痘、皮肤化脓性感染等。不能用于眼科，孕妇及婴儿须慎用。

<h3 style="text-align:center">布地奈德 （Budesonide）</h3>

【商品名称】 普米克、英福美

【药理作用】 本品是一具有高效局部抗炎作用的糖皮质激素。它能增强内皮细胞、平滑肌细胞和溶酶体膜的稳定性，抑制免疫反应和降低抗体合成，从而使组胺等过敏活性介质的释放减少和活性降低，并能减轻抗原、抗体结合时激发的酶促过程，抑制支气管收缩物质的合成和释放而减轻平滑肌的收缩反应。

【适应证】 用于糖皮质激素依赖性或非依赖性的支气管哮喘和哮喘性慢性支气管炎患者。

【不良反应】 可能发生轻度喉部刺激、咳嗽、声嘶；口咽部念珠菌感染；速发或迟发的变态反应，包括皮疹、接触性皮炎、荨麻疹、血管神经性水肿和支气管痉挛；精神症状，如紧张、不安、抑郁和行为障碍等。

【注意事项】 ①对于本品任一成分过敏者禁用。怀孕期间及哺乳期应慎用。2岁以下小儿应慎用或不用。②不应试图靠吸入本品快速缓解哮喘急性发作，仍需吸入短效支气管扩张药。③一旦哮喘被控制，就应该确定用药剂量至最小有效剂量。肝功能下降可轻度影响本品的清除。肺结核患者使用本品可能需慎重考虑。④在多数情况下，偶尔的过量不会产生任何明显症状，但会降低血浆皮质醇水平，增加血液循环中中性粒细胞的数量和百分比。淋巴细胞和嗜酸性粒细胞数量和百分比会同时降低。习惯性的过量会引起肾上腺皮质功能亢进和下丘脑-垂体-肾上腺抑制。

四、抗过敏性平喘药

抗过敏性平喘药的基本作用是稳定肥大细胞膜，阻止 Ca^{2+} 内流，抑制肥大细胞膜脱颗粒，减少组胺、白三烯等过敏介质释放而发挥平喘作用。临床多用于各型支气管哮喘的预防。

色甘酸钠 （Sodium Cromoglicate）[典]

【商品名称】 咽泰、咳乐钠

【药理作用】 本身不具有抗组胺和抗炎作用，但能稳定肥大细胞，抑制其脱颗粒，阻止组胺、5-羟色胺、慢反应物质、缓激肽等致喘介质的释放。

【适应证】 ①支气管哮喘，对外源性哮喘特别是季节性哮喘有效，对已发作的哮喘无效，也不适用于减轻急性哮喘的症状。②胃肠道变态反应、过敏性结膜炎、过敏性皮炎、季节性枯草热，以及感冒等过敏性疾病的治疗。

【不良反应】 干粉吸入时少数患者可见支气管痉挛、咳嗽、咽部刺激感、胸部紧迫及恶心、鼻腔充血等副作用。

【注意事项】 由于只起预防作用，治疗时不可骤然停药，以免引起哮喘复发。孕妇、哺乳期妇女慎用；肝、肾功能减退者应减量。对牛奶、乳制品过敏者，与本品有交叉过敏。

盐酸吡咯吡胺 （Triprolidine Hydrochloride）

【商品名称】 克敏

【药理作用】 为目前最强的抗组织胺药之一，兼具强效、长效和低毒及无中枢抑制、嗜睡副作用等特点。在体内与组胺竞争效应细胞上的组胺受体，使组胺类物质完全丧失同受体结合的机会，从而抑制机体过敏反应的发生。

【适应证】 临床应用于各种过敏性疾患，包括支气管哮喘、过敏性鼻炎、花粉热、动植物及食物引起的过敏反应等。

【不良反应】 除个别对药物有特异性过敏者忌用外，本品毒性及副作用极小，偶有恶心不适等，减量或停药后症状可自行消失。

【注意事项】 对本品过敏者忌用。

异丙托溴铵 （Ipratropium Bromide）

【商品名称】 爱喘乐、可必特、爱全乐

【药理作用】 本品是阿托品的衍生物，是一种抗 M 胆碱类平喘药。其作用与通常吸入给药的支气管扩张药完全不同，并不抑制引起支气管痉挛的迷走神经。吸入极低剂量，对气道即有局部作用，特异性特别高。因黏膜对其吸收量很低，不会引起全身性副作用，可用于心血管疾病患者。本品还具有控制黏液腺体的分泌及改善纤毛运动的作用，从而减少了痰液阻塞以改善通气，同时痰液的减少也减轻了对支气管的刺激所引起的支气管痉挛。

【适应证】 用于防治支气管哮喘和哮喘型慢性支气管炎，尤适用于因用 β 受体激动剂产生肌肉震颤、心动过速而不能耐受此类药物的患者。本品与 β 受体激动剂合用可相互增强疗效。亦可用于治疗窦性心动过缓。

【不良反应】 不良反应少，常用吸入量不引起全身性反应，少数患者有口干、气管痒感。如使用不当使气雾进入眼内会有轻度可逆性调节障碍。

【注意事项】 闭角型青光眼、前列腺肥大、幽门梗阻的患者禁用。哺乳期妇女、孕妇及儿童慎用。

知识链接

气雾剂的正确使用：无论是哪一种气雾剂，首先要正确地使用，才能确保药物充分发挥作用。如使用定量型气雾剂，如沙丁胺醇、硫酸特布他林、异丙托溴铵、倍氯米松等，先将气雾剂上下摇动数次，然后拿掉开口器上的盖子，深呼吸几次，将肺里的气体尽量吐出后，含住开口器，用口唇包住整个开口，用力深吸气，同时按下药罐，这时罐中的药物会被喷出，将药物深深吸入肺中直到吸不动为止。将气雾剂拿开，闭住嘴，屏气10s后，缓缓将气体从鼻子呼出。有些患者因为处在发作期，呼吸短促无法屏气或深呼吸，可以量力而行，尽量放松呼吸。即使一开始配合得不太理想也不用着急，完全可以通过多次练习，达到最佳的吸入效果。

 课堂互动

活动一　现场参观

通过药品经营企业参观，使学生了解常用呼吸系统药物的分类、通用名称、使用情况等。

活动二　多媒体教学

1. 通过录像等，了解呼吸系统药物的分类及常用药物的适应证。

2. 通过多媒体课件，了解常用呼吸系统药物的药理作用和临床应用。

3. 通过多媒体课件，了解常用呼吸系统药物主要不良反应和用药注意事项。

活动三　病例分析

1. 临床病例分析实例

病例介绍：患者，男，29岁。3天前患者受凉后出现鼻塞、流涕、咽痒、咳嗽、发热，T38.3℃，并感全身不适、乏力、食欲减退，自服"罗红霉素、止咳糖浆"疗效不显著，咳嗽加剧，能咳出少量黏液脓性痰，夜间咳嗽明显。体格检查：T38.3℃、P85次/分、R17次/分、BP120/75mmHg，神志清，咽部充血，扁桃体无肿大，颈部淋巴结无肿大。双肺呼吸音清，右下肺偶可闻及干湿性啰音，有哮鸣音。实验室检查：血常规示：WBC 16.5×10^9/L，N 0.80。X线胸部透视示：心肺无异常。

问题：患者可能医疗诊断是什么？如何处理？

病例分析：患者为青年男性，受凉后起病，开始表现为"上呼吸道感染"症状，如鼻塞、咽痒、流涕、咳嗽。之后咳嗽逐渐加重，伴咳黏液脓性痰。查体：T38.3℃，咽部充血，右下肺偶可闻及干湿性啰音，有哮鸣音。实验室检查：白细胞总数升高。该患者起病类似上呼吸道感染，应注意与流行性感冒、肺部感染性疾病、急性扁桃体炎等疾病相鉴别。患者的初步诊断是：急性气管-支气管炎。该患者出现发热、脓性痰和剧烈咳嗽，可以使用抗生素，如红霉素或阿奇霉素。另外，应采取对症治疗，可以使用祛痰止咳药，如盐酸溴己新或盐酸氨溴索；使用支气管扩张剂，如沙丁胺醇；发热时，可以使用退热剂。此外，应注意休息、多饮水，保暖，补充足够热量等。

活动四　案例分析

例1：张某，男，76岁。因慢性支气管炎、肺源性心脏病、心律失常（房性期前收缩、室性期前收缩）入院。应用氨茶碱0.1g每日3次，长效氨茶碱1片，晚上服，盐酸美西律（慢心律）100mg每日3次。

分析：慢性支气管炎，特别是伴有喘息的患者，临床上常给予氨茶碱，以使支气管平滑肌放松和增加膈肌收缩能力。本例病人有房性期前收缩、室性期前收缩，故同时给予盐酸美西律。因盐酸美西律可降低茶碱在肝脏代谢，特别是老年人，茶碱的消除速率明显减慢，使血茶碱浓度升高，甚至出现过量的危险。临床上应避免在服用茶碱的同时再用盐酸美西律，可改用其他的抗心律失常药物。或在两者合用时，减少氨茶碱用量，尽可能监测茶碱血药浓度，以便及时调整氨茶碱剂量。

例2：李某，男孩，2岁。感冒后咳嗽，多痰。处方给予酚麻美敏液2ml每日3次，盐酸氨溴索溶液2ml每日2次。用药后咳嗽反复，并且出现呼吸困难症状。

分析：酚麻美敏液中含有中枢性镇咳药右美沙芬，通过抑制延髓的咳嗽中枢而发挥镇咳作用。该药不适用于痰多咳嗽的患者，以免痰液不易咳出造成呼吸困难及其他并发症。而盐酸氨溴索溶液能够促使分泌黏滞性低的分泌物，如与中枢性镇咳药右美沙芬同时使用，可因大量被稀化的痰液不能咳出而堵塞气道而加重病情，甚至发生窒息。故此两药不应联合使用。

活动五　药品分类练习

通过实物，对常用呼吸系统药物进行分类。

习题

一、单项选择题

1. 色甘酸钠用于支气管哮喘的机制是（　　）。
   A. 选择性激动 β_2 受体
   B. 抑制磷酸二酯酶，减少细胞内 cAMP 降解
   C. 稳定肥大细胞膜
   D. 增强支气管平滑肌 β_2 受体反应性

2. 氨茶碱治疗支气管哮喘的机制是（　　）。
   A. 选择性激动 β_2 受体
   B. 抑制磷酸二酯酶，减少细胞内 cAMP 降解
   C. 稳定肥大细胞膜
   D. 增强支气管平滑肌 β_2 受体反应性

3. 平喘药不包括以下哪类药（　　）。
   A. 肾上腺素受体阻滞剂
   B. 茶碱类药
   C. 肾上腺皮质激素类药
   D. 肥大细胞膜稳定药

4. 祛痰药包括以下哪种（　　）。
   A. 肾上腺皮质激素类药
   B. 黏痰溶解药
   C. M 受体阻断药
   D. 肥大细胞膜稳定药

5. 下列哪种属于中枢性镇咳药（　　）。
   A. 氨茶碱　　　　B. 氯化铵　　　　C. 枸橼酸喷托维林　　　D. 苯佐那酯

6. 下列何药主要兴奋 β_2 受体（　　）。
   A. 异丙阿托品　　　B. 盐酸麻黄碱　　　C. 沙丁胺醇　　　D. 盐酸异丙肾上腺素

7. 常用于预防外源性哮喘的药物是（　　）。
   A. 色甘酸钠　　　B. 氨茶碱　　　C. 沙丁胺醇　　　D. 异丙阿托品

8. 口服后刺激胃黏膜，反射性地使呼吸道分泌增加、痰液变稀易于咳出的药物是（　　）。
   A. 氯化铵　　　B. 乙酰半胱氨酸　　　C. 咽泰　　　D. 溴己新

9. 沙丁胺醇的平喘特点是（　　）。
   A. 直接松弛支气管平滑肌
   B. 阻断 β 受体
   C. 主要兴奋 β_1 受体
   D. 主要兴奋 β_2 受体

10. 只有预防作用，对已经发作的哮喘无效的药物是（　　）。
   A. 沙丁胺醇　　　B. 色甘酸钠　　　C. 氨茶碱　　　D. 二丙酸氯地米松

二、多项选择题

1. 盐酸溴己新主要用于（　　）。
   A. 慢性支气管炎　　B. 哮喘　　　C. 支气管扩张　　　D. 镇咳

2. 盐酸氨溴索主要适用于以下哪些病症的祛痰治疗（　　）。

A. 慢性支气管炎急性加重　　　　　B. 喘息型支气管炎、肺炎

C. 支气管扩张　　　　　　　　　　D. 支气管哮喘

3. 羧甲司坦的常用剂型包括（　　　）。

A. 片剂　　　　　B. 注射剂　　　　C. 颗粒剂　　　　D. 口服液

4. 祛痰药按其作用方式可分为（　　　）。

A. 恶心性祛痰药　B. 黏液溶解剂　　C. 中枢性祛痰药　　D. 黏液调节剂

5. 中枢性镇咳药包括（　　　）。

A. 咳必清　　　　　　　　　　　　B. 氢溴酸右美沙芬

C. 苯佐那酯　　　　　　　　　　　D. 氨茶碱

6. 茶碱的主要适应证包括（　　　）。

A. 支气管哮喘　　　　　　　　　　B. 慢性喘息性支气管炎

C. 慢性阻塞性肺病等缓解喘息症状　D. 心源性哮喘

7. 下列是选择性 β_2 受体激动剂的平喘药是（　　　）。

A. 硫酸特布他林　B. 沙丁胺醇　　　C. 盐酸克仑特罗　　D. 盐酸丙卡特罗

8. 下列不是抗 M 胆碱类平喘药的是（　　　）。

A. 异丙托溴铵　　B. 盐酸吡咯吡胺　C. 色甘酸钠　　　　D. 布地奈德

三、问答题

1. 常用的抗喘药分几类，每类的代表药是什么？

2. 试述色甘酸钠的作用和用途及注意事项。

3. 试述氨茶碱的药理作用及用途。

4. 常用镇咳药分几类，各类代表药是怎样发挥作用的，临床应用时应注意哪些问题？

5. 祛痰药分几类，代表药名称是什么？

6. 氯化铵是怎样产生祛痰作用的，除用于祛痰外还有何用途？

7. 试述盐酸溴己新的药理作用、适应证。

8. 枸橼酸喷托维林的适应证是什么，常与何种药配伍使用？

第十二章　泌尿系统药物应用

【学习目标】

知识目标：

1. 掌握呋塞米、布美他尼、氢氯噻嗪、螺内酯、氨苯蝶啶、甘露醇、特拉唑嗪的适应证和作用特点。

2. 熟悉以上药物的不良反应和注意事项。

3. 熟悉常用利尿药、良性前列腺增生药物的分类。

4. 了解各代表药物的制剂、氢氯噻嗪的化学结构和化学性质。

能力目标：

1. 能够正确说明各代表药物的应用特点、不良反应和注意事项。

2. 能够应用氢氯噻嗪的化学性质对其进行鉴别。

第一节　利　尿　药

利尿药是一类直接作用于肾脏，促进电解质和水从体内排出、使尿量增多的药物。此类药物直接作用于肾单位，影响肾小球滤过，特别是肾小管、集合管的重吸收和再分泌，影响尿的生成过程，最终产生利尿作用。

大多数利尿药通过增加尿量和加快肾脏对尿的排泄速度，减少血容量，达到抗高血压的治疗目的。此外，利尿药通过使患者排出过多的体液，消除水肿，用于治疗慢性充血性心衰并发的水肿、急性肺水肿以及脑水肿等疾病。

利尿药按其作用部位和强弱分为以下三类。

（1）强效利尿药　主要作用于髓袢升支粗段髓质部和皮质部，产生强大利尿作用。如呋塞米、布美他尼等。

（2）中效利尿药　主要作用于远曲小管近端，产生中等强度的利尿作用。如氢氯噻嗪等苯并噻嗪类利尿药以及氯噻酮等。

（3）弱效利尿药　主要作用于远曲小管末端和集合管，产生弱的利尿作用。如氨苯蝶啶、螺内酯等保钾利尿药以及碳酸酐酶抑制药乙酰唑胺等。

一、强效利尿药

目前常用的强效利尿药有呋塞米、布美他尼、依他尼酸，其化学结构同属于邻氯氨基苯甲酸类，药理作用相似，其中布美他尼作用强、毒性小，可代替呋塞米；而依他尼酸毒性最大。

呋塞米（Furosemide）[典][基]

【商品名称】　速尿、阿西亚、艾格、利尿磺胺

【药理作用】　本品为强效利尿剂，利尿作用迅速、强大而短暂。同时本品能扩张肾皮质血管，因而适应于肾功能衰竭病人。

【适应证】　用于心、肝、肾等病变引起的各种水肿，并可促使上部尿道结石的排出，其利尿作用迅速、强大，多用于其他利尿药无效的患者。静脉给药可治疗急性肺水肿和脑水

肿。药物中毒时可用以加速毒物的排泄。

【不良反应】 可引起低血容量、低钾、低钠、低氯性碱血症及低血压，应及时补钾或合用保钾利尿药，以避免低血钾出现。大剂量静脉注射可引起眩晕、耳鸣、听力下降或暂时性耳聋等耳毒性，应避免与具有耳毒性的氨基糖苷类抗生素合用。口服或静脉注射有时可致恶心、呕吐、腹泻、上腹疼痛等胃肠道反应。可导致高尿酸血症而诱发痛风，严重肝肾功能不全、痛风、糖尿病患者及小儿慎用。

布美他尼 （Bumetanide）[典]

【商品名称】 丁尿胺

【药理作用】 本品利尿作用特点是起效快、作用强、毒性低、用量小（其临床应用剂量仅为呋塞米的 2%）、持续时间短。本品还具有直接扩张肾血管的作用，对急慢性肾功能衰竭患者尤为适宜。

【适应证】 用于各种顽固性水肿和急性肺水肿等。

二、中效利尿药

氢氯噻嗪 （Hydrochlorothiazide）[典][基]

【商品名称】 双氢克尿塞、久保克、复欣、海捷亚、福坦

【药理作用】 本品为中效利尿剂，能抑制肾小管对 Na^+、Cl^- 的重吸收，促进肾脏对 NaCl 的排泄；轻度抑制碳酸酐酶的活性，从而促使 K^+ 和 HCO_3^- 的排出增加，长期或大量服用可引起低血钾症，还可减少尿酸和 Ca^{2+} 的排出；降压作用温和，常和其他降压药合用以增强降压效果。

【适应证】 用于各种水肿、各期高血压及尿崩症。

【不良反应】 长期用药可引起水、电解质紊乱。竞争性抑制尿酸的分泌排出，可引起高尿酸血症，诱发或加剧痛风。可使血糖升高，糖尿病患者宜慎用。可使肾小球滤过率降低，可能引起肾功能不全者血中尿素氮升高和肾功能衰竭，因此肾功能不全者禁用。可透过胎盘，并使胎儿或新生儿产生黄疸、血小板减少症，孕妇和哺乳期妇女不宜服用。本品与磺胺类药物有交叉过敏反应。

【注意事项】 下列情况应慎用：无尿或严重肾损害、糖尿病、痛风史、严重肝功能损害、高钙血症、系统性红斑狼疮、胰腺炎。孕妇和哺乳期妇女不宜服用，如病情确需应用者，应尽量短期使用。

知识链接

氢氯噻嗪的结构和化学性质

氢氯噻嗪的结构式

化学性质：①弱酸性，本品由于分子中含两个磺酰氨基，故具有弱酸性，pK_a 分别为 7.0 和 9.2，2-位氮上的氢酸性较强。②在碱性溶液中的水解，本品在碱性溶液中易发生水解，生成 3-氯-4,6-双磺酰胺苯胺和甲醛。前者含有芳伯氨基，经重氮化后与变色酸偶合，生成红色偶氮化合物；后者用浓硫酸酸化，再加变色酸少许，微热，溶液变成蓝紫色。此性

质可用于鉴别。

三、弱效利尿药

螺内酯 （Spironolactone）[典][基]

【商品名称】 安体舒通、使尔通

【药理作用】 本品为低效利尿药，其化学结构与醛固酮相似，可竞争性地与醛固酮受体结合，拮抗醛固酮的排钾保钠作用，促进 Na^+ 和水的排出，减少 K^+ 排出，是保钾利尿药。此外它还具有促进尿钙分泌的作用。本品利尿作用不强，起效较慢，连续给药一段时间后，其利尿作用将逐步减弱。

【适应证】 用于伴有醛固酮升高的顽固性水肿。

【不良反应】 轻度胃肠道症状如恶心、呕吐、胃痛及腹泻。久用可引起高血钾症，严重肾功能不全和高血钾倾向者禁用。有性激素样副作用，可引起男子乳房发育、妇女多毛症等，停药后可消失。可通过胎盘，且其主要代谢产物存在于乳汁中，故孕妇及哺乳期妇女应避免应用。

氨苯蝶啶 （Triamterene）[典][基]

【药理作用】 本品为排钠保钾利尿剂，常与中效或强效利尿药合用，以增强利尿效果，防止低血钾。并可促进尿酸排泄，适用于痛风患者。

【适应证】 用于心力衰竭、肝硬化腹水、慢性肾炎和其他原因引起的顽固性水肿。

【不良反应】 常见恶心、呕吐等消化系统症状，长期使用可致高血钾症，肾功能不全、糖尿病患者更易发生。有高血钾倾向者禁用，高血压、充血性心衰、糖尿病、严重肝肾功能不全者及孕妇慎用。

知识链接

利尿剂减肥的危害：利尿剂经常会被添加在减肥药或茶之中。这种减肥药是通过促使身体中的尿液大量排出，让体重暂时性下降。虽然短期效果很明显，但利尿药只能减去身体里水的重量，一喝水体重又恢复了，根本不是真正意义上的减肥。长期服用，还会引起电解质代谢紊乱、低血压、脱水等副作用，出现呕吐、头晕、虚弱等症状，引发肾功能损伤的问题。

青少年时期正是长身体的关键时期，切不可为了美丽苗条而盲目地服用减肥药。医学界普遍认为，迄今为止，世界上尚没有发现一种既能有效减肥又对机体没有任何不良反应的药物，因此，最好的瘦身方法是科学饮食加运动健身。

第二节　脱　水　药

脱水药又称渗透性利尿药，多为体内不被代谢，经肾小球滤过，而不被肾小管重吸收的小分子化合物。静脉给药迅速提高血浆和肾小管腔液渗透压，引起组织脱水而利尿。临床主要用于治疗脑水肿、青光眼及预防急性肾衰竭。代表药为甘露醇（见第八章第四节）。

第三节　良性前列腺增生用药

良性前列腺增生症又称前列腺肥大，是老年男性常见的一种慢性疾病。前列腺的尿道周围区细胞的良性腺瘤性增生，挤压尿道，导致一系列排尿障碍症状，如尿频尿急、尿流细弱、尿不尽等，这些症状严重影响患者的生活质量。研究表明，患者体内一种称为双氢睾酮的物质是最主要的诱因。

现今，治疗良性前列腺增生的方法颇多，有药物治疗，也有手术治疗，但一般说来，对于病情不重或高龄不能耐受手术者，药物治疗仍是首选方法。目前，临床治疗良性前列腺增生的药物有以下三类：①α-肾上腺受体阻滞剂，如盐酸哌唑嗪、特拉唑嗪等；②5α-还原酶抑制剂，如非那雄胺；③植物药，如保前列、护前列、通尿灵、普乐安等。

特拉唑嗪（Terazosin）[基]

【商品名称】 高特灵、施艾特、马沙尼、泰乐、派速、罗迪尔、悦克

【药理作用】 为选择性 α_1 受体阻滞剂，对血管平滑肌有舒张作用；降低周围血管阻力，特别是扩张小动脉，从而使血压下降，舒张压降低更显著。松弛膀胱和前列腺平滑肌，解除前列腺增生时由于平滑肌张力增高引起的排尿困难。

【适应证】 用于良性前列腺增生症。单独用药或与其他抗高血压药物合用治疗轻、中度高血压。对于高血压高血脂者的良性前列腺增生患者，选用本品效果更佳。

【不良反应】 可见头痛、头晕、无力、恶心、心悸、体位性低血压等；偶见胃肠道不适、水肿、便秘、瘙痒、皮肤反应、阴茎异常勃起、情绪影响等。

【注意事项】 首次或最初几次服药后可出现体位性低血压，应避免突然改变姿势或参加危险的工作。避免突然停药。孕妇及哺乳期妇女慎用。严重肝、肾功能不全者，12周岁以下的儿童禁用。

普乐安

【商品名称】 前列康

【药理作用】 本品为天然植物的花粉制剂，含有多种维生素、氨基酸、酶和微量元素。花粉有抗雄性激素的作用，并能改善尿道黏膜及其周围组织水肿，能显著缩小前列腺体积。

【适应证】 主要用于治疗前列腺增生症及前列腺炎。

【不良反应】 少数患者用药后有轻度大便溏薄现象。

【注意事项】 ①本品宜饭前服用。②服用本品时忌辛辣、生冷、油腻食物。③感冒发热病人不宜服用。④高血压、心脏病、肝病、糖尿病、肾病等慢性病患者，以及儿童、孕妇应在医师指导下服用。⑤过敏体质者慎用。

 课堂互动

活动一　多媒体教学

通过录像、多媒体课件，了解利尿药的分类及常用利尿药的通用名称、药理作用、适应证和主要不良反应。

活动二　病例分析

1. 通过病例分析，了解利尿药和脱水药的适应证。

2. 临床病例分析实例

病例介绍：患者，女，12岁，患者于3天前无明显诱因情况下，于晨起出现双眼睑水肿，自感面部肿胀，尿液呈洗肉水样，尿量减少，每天约700ml左右，病程中无发热、咳嗽、咳痰，无尿频、尿急、尿痛等。患者曾于2周前出现过发热、乏力、咽痒及咽痛，经对症处理后，目前已痊愈。体格检查：T36.7℃、P82次/分、R18次/分、BP145/90mmHg，发育正常，营养中等，神志清醒，精神可。双眼睑水肿，咽部稍红，扁桃体不大。颈软、无抵抗。双肺呼吸音清晰，心律整齐，未闻及杂音。腹部平软，肝脾肋下未触及，双肾区无叩

击痛。脊柱四肢无畸形。双下肢轻度凹陷性水肿。

问题：患者可能的医疗诊断是什么？如何处理？

病例分析：患者女性，12岁，发病前2周有上呼吸道感染史，此次起病急，出现水肿伴肉眼血尿3天，有高血压。对患者的初步诊断是：急性肾小球肾炎。本病治疗以休息及对症治疗为主，同时注意防治并发症和保护肾功能。具体措施包括如下：清除感染灶，可给予青霉素静脉滴注，时间为10～14天。对症治疗方面：经卧床休息，限制水、钠摄入后，水肿仍不消退者，可给予利尿剂，如氢氯噻嗪、呋塞米，也可联用螺内酯。经限制水、钠摄入及利尿处理后，血压仍高者应给予降压药物。此外患者应注意卧床休息，直到肉眼血尿消失、水肿消退、血压恢复正常。给予低盐饮食，适当限制蛋白质的摄入。注意观察尿量，监测血压，按时复查。

活动三　案例分析

例1：张某，男，46岁。患肝硬化失代偿期，有腹水，糖尿病。住院后医嘱包括低盐糖尿病饮食，长期医嘱中有呋塞米20mg，每日2次，螺内脂（安替舒通）20mg，每日2次。住院共45天，其间未复查血糖及电解质。

分析：慢性肝病患者的葡萄糖耐量试验呈异常者相当多见，可高达50％以上。口服呋塞米可使糖尿病患者对糖类耐受性下降，血糖升高，不宜长期服用，更不能忽视血糖、尿糖，随访。

例2：张某，男，65岁。患慢性支气管炎阻塞性肺气肿多年，因胸闷、气急、两肺哮鸣音及啰音增多入院。治疗包括抗生素（反复用头孢唑啉抗感染）、利尿药（呋塞米、氨苯蝶啶）等。入院后第2天测得血尿素氮17.85mmol/L，肌酐22.1μmol/L，以后未再复查。住院32天死亡，死亡原因未详细分析。死亡诊断为肾功能衰竭、呼吸衰竭。

分析：头孢唑啉有肾毒性，该药在肾近曲小管细胞内浓度较高，可引起肾小管坏死。呋塞米可引起肾小管变性，两药同时应用时肾毒性增加。本病人住院后检查已发现有肾功能减损，不应选用有肾毒性抗菌药物。临床上呋塞米与有肾毒性的抗菌药物，尤其是氨基糖苷类抗生素如硫酸庆大霉素、卡那霉素等同时应用并不少见，对此必须提高警惕，以防止肾毒性、耳毒性的发生。

习题

一、单项选择题

1. 呋塞米利尿作用部位为（　　　）。

　　A. 髓袢升支粗段髓质部　　　　　　　　　　B. 髓袢升支粗段皮质部

　　C. 髓袢升支粗段髓质部和皮质部　　　　　　D. 远曲小管和集合管

2. 呋塞米不宜与哪种药物合用（　　　）。

　　A. β-内酰胺类　　　　B. 氨基糖苷类　　　　C. 螺内酯　　　　D. 甘露醇

3. 关于噻嗪类利尿药，下列所述错误的是（　　　）。

　　A. 痛风患者慎用　　　B. 糖尿病患者慎用　　　C. 具有降压作用　　D. 引起低钙血症

4. 对听力有缺陷及急性肾功能衰竭的患者，宜选用的高效利尿药是（　　　）。

　　A. 氢氯噻嗪　　　　　B. 布美他尼　　　　　C. 氨苯蝶啶　　　　D. 呋塞米

5. 治疗醛固酮增多症的水肿患者，合理的联合用药是（　　　）。

　　A. 螺内酯＋氢氯噻嗪　　　　　　　　　　　B. 螺内酯＋氨苯蝶啶

　　C. 氢氯噻嗪＋呋塞米　　　　　　　　　　　D. 布美他尼＋氨苯蝶啶

二、多项选择题

1. 关于螺内酯的叙述，正确的是（　　　）。

　　A. 与醛固酮化学结构相似，作用相反　　　　B. 利尿作用弱而持久

C. 体内醛固酮水平低时，作用明显　　　　　D. 促进 Na^+-K^+ 交换

2. 关于脱水药的特点，下列叙述正确的是（　　）。

A. 不易从血管进入到组织中去　　　　　　B. 容易经过肾小球滤过

C. 不易被肾小管再吸收　　　　　　　　　D. 必须静脉注射给药发挥脱水作用

三、问答题

1. 呋塞米的药理作用与适应证是什么？

2. 氢氯噻嗪的药理作用和适应证是什么？其稳定性如何？怎样鉴别？

3. 长期应用氢氯噻嗪可能出现哪些不良反应？临床哪些病患者应慎用或禁用？

4. 特拉唑嗪的药理作用与适应证是什么？

5. 临床治疗良性前列腺增生的药物有哪些类型？

第十三章　血液及造血系统药物应用

【学习目标】

知识目标：

1. 掌握硫酸亚铁药理作用、适应证和不良反应。

2. 熟悉叶酸、维生素B$_{12}$、维生素K$_1$、氨甲环酸、肝素钠、华法林钠和尿激酶的药理作用和适应证。

3. 了解右旋糖酐铁、枸橼酸钠、注射用重组链激酶和右旋糖酐的药理作用和适应证。

4. 了解阿司匹林和双嘧达莫的抗血小板作用。

能力目标：

1. 能够根据贫血的不同类型选择适当的抗贫血药物。

2. 能够根据不同的出血类型选择适当的促凝血药物。

3. 能够比较肝素钠、华法林钠、枸橼酸钠和注射用重组链激酶的抗凝血不同特点。

第一节　抗贫血药

贫血是指循环血液中的红细胞数量或血红蛋白含量长期低于正常值的病理现象。贫血的类型很多，常见的如下。

（1）缺铁性贫血　由于机体缺乏铁所导致的贫血，患者红细胞呈小细胞、低色素性。

（2）巨幼红细胞性贫血　由于机体缺乏叶酸或维生素B$_{12}$所导致的贫血，患者红细胞呈大细胞、高色素性。

（3）恶性贫血　由于机体缺乏内因子，维生素B$_{12}$不能被机体吸收而导致红细胞生长成熟障碍。

（4）再生障碍性贫血　由于放疗、药物等因素引起的骨髓造血功能障碍，导致各种血细胞减少。

本节仅讨论抗缺铁性贫血、抗巨幼红细胞性贫血、抗恶性贫血药物，这三类药物主要用于贫血的补充治疗，临床上应根据贫血的类型选择不同的药物，并注意消除病因。

硫酸亚铁（Ferrous Sulfate）〔典〕〔基〕

【商品名称】　福乃得、益源生

【药理作用】　本品为常用铁剂。铁是合成血红蛋白不可缺少的原料，当铁缺乏时，血红蛋白的合成减少、含量降低，红细胞的体积也缩小，导致缺铁性贫血。

【适应证】　用于治疗缺铁性贫血。如：长期慢性失血（月经过多、消化道溃疡出血、痔疮出血）、机体对铁的需求增多而摄入不足（妊娠期、儿童生长发育期）、铁吸收障碍（胃癌、维生素C缺乏）、营养不良等引起的贫血。

【不良反应】　铁剂对胃肠道有刺激性，口服可引起恶心、呕吐、上腹部疼痛等反应，服用本品后可导致黑便等。

【注意事项】　本品宜饭后服用；铁剂在胃肠道的吸收受到胃肠道内容物的影响，胃酸和维生素C能促进其吸收，而钙剂、磷酸盐类、富含鞣酸的药物和浓茶、四环素类和抗酸药等可妨碍铁的吸收。

右旋糖酐铁 （Iron Dextran）[典][基]

【商品名称】 协速升、科莫非

【药理作用】 与硫酸亚铁相同。

【适应证】 本品为可溶性铁，可供注射，适用于不能耐受口服铁剂的缺铁性贫血病人，也用于需要快速纠正缺铁状态者。

【注意事项】 严重肝、肾功能不良者禁用。

以上药物为常用的铁剂，其他铁剂还有：枸橼酸铁铵、富马酸亚铁、葡萄糖酸亚铁、乳酸亚铁等铁制剂。这些药物的作用和用途相似，作为补充疗法治疗缺铁性贫血。

叶酸 （Folic Acid）[典][基]

【商品名称】 斯利安、美天福

【药理作用】 叶酸在体内被还原为四氢叶酸，参与体内核酸和蛋白质的合成，是细胞生长发育和分裂所必需的物质，并与维生素 B_{12} 共同促进红细胞的生长和成熟。当机体缺乏叶酸时，细胞的生长发育受到影响，尤其是增殖旺盛的骨髓最易受到影响，出现巨幼红细胞性贫血。此外，生长迅速的消化道上皮细胞也受到影响，出现舌炎、腹泻等症状。

【适应证】 用于各种原因引起的巨幼红细胞性贫血，尤其是营养不良、婴幼儿生长发育期及妊娠期对叶酸需求增多所致的巨幼红细胞性贫血，与维生素 B_{12} 合用效果更好。对于恶性贫血，叶酸可纠正血象，但不能改善神经症状，治疗时应以维生素 B_{12} 为主。

维生素 B_{12} （Vitamin B_{12}）[典][基]

【商品名称】 威可达、贯新克

【药理作用】 维生素 B_{12} 可促进叶酸的循环利用、参与核酸和蛋白质的合成以及维持神经髓鞘的完整性。它在胃肠道必须与胃黏膜壁细胞所分泌的"内因子"结合，才能免受消化液的破坏而被吸收。当机体"内因子"缺乏时，可引起维生素 B_{12} 的吸收障碍，导致恶性贫血。

【适应证】 用于治疗恶性贫血以及巨幼红细胞性贫血，也用于神经炎和神经萎缩等。

【注意事项】 少数患者出现皮疹等过敏反应。

知识链接

血细胞分为红细胞、白细胞和血小板三类。红细胞是血液中数量最多的血细胞，在数量上有性别差异。正常成年男性血液中的红细胞数量为 $(4.0～5.5)\times10^{12}/L$，女性为 $(3.5～5.0)\times10^{12}/L$。成熟的红细胞无细胞核，细胞内充满血红蛋白。正常成年男性血液中的血红蛋白数量为 $120～160g/L$，女性为 $110～150g/L$。白细胞和血小板在数量上无性别差异，正常成年人血液中白细胞的数量为 $(4～10)\times10^9/L$，血小板的数量为 $(100～300)\times10^9/L$。

第二节 抗血小板药

血小板是血液中的一种血细胞，参与人体的生理止血和血液凝固过程，在血栓的形成过程中起着重要作用。抗血小板药通过抑制血小板的聚集和释放而防止血栓的形成，可用于血栓性疾病的防治。常用的抗血小板药有阿司匹林、双嘧达莫、噻氯匹定等药物。

阿司匹林 （Aspirin）[典][基]

见第七章第一节。

双嘧达莫 （Dipyridamole）[典][基]

【商品名称】 升达、凯乐迪

【药理作用】 本品抑制血小板聚集，防止血栓的形成。

【适应证】 用于血栓性疾病和人工心脏瓣膜置换术后，防止血栓的形成。

知识链接

血小板是由成熟的巨核细胞的胞质脱落而成的，形状呈圆盘状。当小血管损伤破裂后，血小板会释放出收缩血管的物质（如5-羟色胺），促进血管的收缩，减少出血。而流经此处的血小板在受损的血管处会发生黏附聚集，形成松软的血栓堵塞血管创口，起到止血的作用。同时血小板还会释放血小板第3因子，促进血液凝固，迅速形成血凝块，这种比较牢固的血栓堵塞在血管受损处，进一步加强止血。血小板还对血管内皮细胞有支持和营养作用，它们黏附于血管内皮细胞，填补内皮细胞脱落留下的空隙，维持血管内皮的完整。当血小板减少时，毛细血管的通透性增加，并且容易破裂，皮肤和黏膜下可出现出血点和血斑，甚至发生自发性出血。

第三节　促凝血药

促凝血药是指能促进血液凝固或降低毛细血管的通透性而制止出血的药物，在临床上主要用于防治出血性疾病。

维生素 K_1 （Vitamin K_1）[典][基]

【商品名称】 凯乃金

【药理作用】 本品为 K 族维生素。维生素 K 参与肝脏合成凝血因子，从而促进血液凝固。当维生素 K 缺乏时，可导致凝血障碍，引起出血。

【适应证】 用于维生素 K 缺乏引起的出血，如维生素 K 吸收障碍（梗阻性黄疸、慢性腹泻等）、维生素 K 合成障碍（新生儿、早产儿、长期口服广谱抗生素等）。还用于抗凝血药过量引起的出血，如长期或大剂量使用香豆素类或水杨酸类药物所引起的出血。

【不良反应】 静脉注射过快可导致面部潮红、出汗、血压下降，甚至发生虚脱。

【注意事项】 肝功不良者慎用。

氨甲苯酸 （Aminomethylbenzoic Acid）[典][基]

【商品名称】 赫尔康、奥瑞艾

【药理作用】 本品可抑制纤维蛋白的溶解，止血作用强。

【适应证】 用于纤维蛋白溶解过程亢进引起的出血，如肺、肝、脾、前列腺等术后出血，也用于链激酶和尿激酶过量引起的出血。

【不良反应】 过量诱发血栓形成。

知识链接

血液凝固是指血液由流动的液体状态变为不流动的凝胶状态的过程。它是由一系列的凝血因子参与的复杂的生化反应过程，其最终结果是血浆中可溶性的纤维蛋白原转变成了不溶性的纤维蛋白，纤维蛋白交织成网，将众多的血细胞网罗在内，形成血凝块，也就是血栓。参与血液凝固的凝血因子共有12种，以罗马数字进行编号。大多数凝血因子为蛋白质，其中因子 II、VII、IX、X 是在肝脏合成的，并且需要维生素 K 的参与。因此当维生素 K 缺乏或者肝功不良时会导致凝血障碍而发生出血倾向。血凝固过程中产生的纤维蛋白被分解的过程称为纤维蛋白溶解。在生理止血过程中形成的血栓堵塞血管，使得出血得到停止，而当创伤愈合后，血栓中的纤维蛋白又逐渐溶解，被堵塞的血管重新畅通。

第四节　抗凝血药及溶栓药

抗凝血药是阻止血液凝固或促进纤维蛋白溶解，防止血栓形成和扩大的药物，在临床上主要用于预防和治疗血栓栓塞性疾病。

肝素钠（Heparin Sodium）[典][基]

【商品名称】　海普林、齐征

【药理作用】　本品抑制血液凝固过程，在体内和体外均有强大而迅速的抗凝血作用。

【适应证】　用于预防和治疗血栓栓塞性疾病，治疗弥散性血管内凝血及用于其他体内、体外抗凝血。

【不良反应】　过量可引起自发性出血。偶见发热、皮疹、哮喘等过敏反应。

【注意事项】　用药时应严格控制剂量，一旦出血立即停药，严重出血者可用硫酸鱼精白对抗。禁用于肝、肾功能不良，溃疡病，严重高血压，妊娠期以及外科手术后的病人。

华法林钠（Warfarin Sodium）[典]

【商品名称】　可密定

【药理作用】　本品为香豆素类抗凝血药，为维生素 K 的拮抗剂，可阻止维生素 K 的循环利用，影响凝血因子的形成。但对于已经形成的凝血因子无效，因此抗凝作用缓慢持久，且无体外抗凝血作用。

【适应证】　用于防治血栓栓塞性疾病。

【不良反应】　过量引起出血现象，可用维生素 K 对抗。

【注意事项】　禁用于肝、肾功能不良、溃疡病、严重高血压、妊娠期，以及外科手术后的病人。

枸橼酸钠（Sodium Citrate）[典]

【药理作用】　本品中的枸橼酸根离子可与血浆中的钙离子形成不易解离的可溶性络合物，从而降低血钙浓度，防止血液凝固。

【适应证】　用于体外抗凝血，如血液的保存等。

【不良反应】　大量输血或输血速度过快，可引起低血钙，导致肌肉抽搐、心功能不全以及血压降低等。

注射用重组链激酶（Recombinant Streptokinase for Injection）[典]

【商品名称】　思凯通、国大欣通

【药理作用】　本品为纤维蛋白溶解药，可溶解新形成的血栓。

【适应证】　用于急性血栓栓塞性疾病，如急性肺栓塞、深静脉栓塞、脑血管栓塞和心肌梗死早期等。

【不良反应】　本品可引起出血现象，严重出血可用氨甲苯酸对抗；还可引起过敏反应，表现为皮疹、发热等，可用盐酸异丙嗪或醋酸地塞米松预防。

【注意事项】　禁用于出血性疾病、严重高血压、消化道溃疡、伤口愈合期等。

尿激酶（Urokinase）[典]

【商品名称】　洛欣

【药理作用】　本品的药理作用与链激酶相似，可溶解血栓。

【适应证】　与链激酶相似，对脑栓塞疗效好。

【不良反应】　与链激酶相似，有自发性出血倾向。禁忌证同链激酶。

知识链接

在心血管系统中流动的血液发生凝固，形成的血凝块称为血栓。血液中存在凝血和抗凝血两个对立过程，在生理状态下，两者互相制约，保持着动态平衡。这既保证了血液有潜在的可凝固性，又保证了血液成流动状态。在某些病理因素作用下，血液凝固和抗凝血之间的平衡被破坏，触发了凝血过程，血液便可在心血管系统内凝固，形成血栓。除了生理止血外，血栓造成的血管狭窄或者堵塞血管会对机体造成严重影响。例如，冠状动脉血栓会引起心肌梗死；血栓脱落后随血液循环到达相应器官引起脑栓塞、肺栓塞等；微循环中若形成广泛的微血栓，会因大量凝血因子和血小板的消耗而导致广泛出血和休克。

第五节　血容量扩充剂

在大量失血和大面积烧伤等情况下，血容量降低，可引起失血性休克。在抢救时必须迅速恢复血容量，除了使用全血等血液制品外，也可使用血浆代用品以扩充血容量。右旋糖酐为葡萄糖聚合物，是常用的血容量扩充剂。根据葡萄糖分子的数目不同，可分为右旋糖酐70（相对分子质量为70000）、右旋糖酐40（相对分子质量为40000）和右旋糖酐10（相对分子质量为10000）。

右旋糖酐（Dextran）[典] [基]

【商品名称】　福他乐、科莫非

【药理作用】　右旋糖酐70和右旋糖酐40静脉滴注后，可提高血浆胶体渗透压，从而扩充血容量。右旋糖酐40和右旋糖酐10还能抑制红细胞和血小板的聚集，可改善微循环，防止血栓形成。此外还有渗透性利尿作用。

【适应证】　用于低血容量性休克。

【不良反应】　偶见过敏反应，如发热、荨麻疹等；连续使用可导致凝血障碍和出血；偶见血压下降和呼吸困难。

【注意事项】　禁用于出血性疾病和血小板减少症。心功能不全者慎用。

知识链接

人体内血液的总量称为血量。正常成人血量约占自身体重的7％～8％。一个体重60kg的人，全身血量约有4200～4800ml。生理条件下，人体的血量保持相对恒定，维持正常的血压和血流，保证机体各器官、组织和细胞得到充分的血液供应。当成年人一次急性失血不超过全身血量的10％（500ml以下）时，对人体健康无明显影响。当一次急性失血达到血量的20％时，会出现血压下降、脉搏加快、眩晕、乏力等症状，健康受到明显影响。而当一次急性失血超过30％时，会有生命危险，必须立即输血抢救。

 课堂互动

活动一　多媒体教学

通过录像、多媒体课件，了解血液及造血系统药物的分类及常用药物的通用名称、药理作用、适应证和主要不良反应。

活动二　病例分析

1. 通过病例分析，了解血液及造血系统药物的通用名称和适应证。

2. 临床病例分析实例

病例介绍：患者女性，39岁，半年前患者渐感无明显诱因情况下出现头晕、乏力，有时有耳鸣。近一个月症状加重，于活动时感心悸、气急，并出现面色苍白，常常失眠。病程中无发热，大小便正常。既往无胃病史，无药物过敏史，近5个月来月经量较多。体格检查：T36℃，P80次/分，R20次/分，BP115/70mmHg，神志清，贫血貌，皮肤黏膜无出血点，浅表淋巴结不肿大。肺部无异常，心率98次/分，心律整齐。腹部平软，肝脾肋下未触及。其余检查无异常。

问题：患者可能的医疗诊断是什么？如何处理？

病例分析：患者女性，39岁，半年前患者渐感无明显诱因情况下出现头晕、乏力、耳鸣。近一个月症状加重，患者面色苍白，于活动时感心悸、气急，月经量较多，且失眠。查体：贫血貌。提示：慢性贫血。应进一步作血项、骨髓项、铁代谢检查。对该患者的初步诊断为：缺铁性贫血。对于缺铁性贫血的治疗原则是：根除病因，补足储存铁。补铁治疗时，首选口服铁剂治疗，常用的口服铁剂为硫酸亚铁，可以采取每次0.3g，每日3次口服。其他常用口服铁剂有右旋糖酐铁、富马酸亚铁、葡萄糖酸亚铁等。口服铁剂治疗可出现胃肠道反应，在餐时或餐后服用，可以减少消化道反应。当口服铁剂不能耐受、消化道吸收障碍或有严重的消化道疾病等情况下，可以选用注射铁剂，常用右旋糖酐铁注射剂肌内注射。该患者既往无胃病史，可以采用硫酸亚铁或右旋糖酐铁口服，同时，给予维生素C口服，以促进铁剂的吸收。此外，应注意休息，注意进食含铁丰富的食物，增加富含维生素C的水果等摄入。去除缺铁的病因，缺铁性贫血才有可能根治。因此，应积极寻找导致贫血的原因，并予以纠正。

习题

一、单项选择题

1. 叶酸在临床上用于（　　　）。
   A. 缺铁性贫血　　　　B. 巨幼红细胞性贫血　　　C. 再生障碍性贫血　　　D. 溶血性贫血

2. 肝素钠使用过量可引起（　　　）。
   A. 心功能不全　　　　B. 血压下降　　　C. 自发性出血　　　D. 过敏反应

3. 下列关于氨甲苯酸的叙述错误的是（　　　）。
   A. 用于纤溶亢进引起的出血　　　　　　B. 可促进肝脏合成凝血因子
   C. 用于链激酶和尿激酶过量引起的出血　　D. 过量可导致血栓的形成

4. 可用于体内体外抗凝血的是（　　　）。
   A. 肝素钠　　　　B. 华法林钠　　　C. 枸橼酸钠　　　D. 以上都是

5. 下列哪个药物无体外抗凝血作用（　　　）。
   A. 枸橼酸钠　　　　B. 肝素钠　　　C. 华法林钠　　　D. 以上都是

6. 可溶解血栓的药物是（　　　）。
   A. 注射用重组链激酶　　　　　　B. 尿激酶
   C. 两者均有　　　　　　　　　　D. 两者均无

二、问答题

1. 硫酸亚铁的适应证和不良反应是什么？
2. 维生素 K_1 的适应证是什么？其主要不良反应有哪些？
3. 氨甲苯酸的适应证是什么？其主要不良反应有哪些？
4. 肝素钠、华法林钠和枸橼酸钠的药理作用和适应证有何不同？
5. 链激酶和尿激酶的适应证和主要不良反应是什么？

第十四章　激素及调节内分泌功能类药物应用

【学习目标】

知识目标：

1. 掌握氢化可的松、泼尼松、醋酸地塞米松、重组人胰岛素、二甲双胍、格列本脲、格列吡嗪、甲状腺片、甲巯咪唑、丙硫氧嘧啶、丙酸睾酮、甲睾酮、黄体酮、醋酸甲羟孕酮的通用名称、商品名称、适应证、主要不良反应和注意事项。

2. 熟悉泼尼松龙、倍他米松、丙酸倍氯米松、曲安奈德、瑞格列奈、阿卡波糖、罗格列酮、碘和碘化物、苯丙酸诺龙、雌二醇、己烯雌酚的通用名称、适应证、主要不良反应和注意事项。

3. 了解绒促性素、戈舍瑞林的通用名称、商品名称、药理作用、适应证、主要不良反应和注意事项。

能力目标：能够对临床常用的激素及调节内分泌功能类药物进行正确分类。

激素是由内分泌腺或散在的内分泌细胞分泌的一类生物活性物质，在维持机体的正常生理功能和内环境的稳定方面具有重要作用，当机体内激素水平过高或过低时，可导致相应的疾病。激素类药物包括天然激素制剂、人工合成品以及抗激素药物，本类药物在临床上应用较广，既可采用生理剂量补充体内激素水平的不足，又可应用较大剂量发挥药理作用治疗某些非内分泌性疾病。抗激素类药物多用于治疗体内激素水平过高所引起的疾病。

肾上腺皮质激素类药物分为糖皮质激素类药物和盐皮质激素类药物，以糖皮质激素类药物为主，在临床上可用于严重感染、自身免疫性疾病等多种疾病；胰岛素和其他影响血糖药物在临床上主要用于治疗糖尿病；甲状腺激素在临床上主要用于补充甲状腺激素不足引起的呆小症等疾病，而抗甲状腺药物主要用于治疗甲状腺功能亢进症。

第一节　下丘脑垂体激素及其类似物

下丘脑与脑下垂体组成了一个完整的神经内分泌功能系统。此系统的下丘脑-腺垂体系统中，由下丘脑促垂体区分泌的肽类神经激素（释放激素和释放抑制激素）转运到腺垂体，调节相应的腺垂体激素的分泌。下丘脑的释放激素可使相应的腺垂体激素合成及分泌增加，如促甲状腺激素释放激素可促进腺垂体促甲状腺激素的合成和分泌；下丘脑抑制激素能抑制腺垂体相应激素的合成及分泌，如生乳素抑制激素可使腺垂体生乳素合成及分泌减少。

目前已知腺垂体可分泌出 8 种蛋白质激素：①生长激素（GH）　主要生理功能是刺激软骨及软组织增生、促进蛋白质合成，并能产生为其他激素或因子充分发挥作用的生理环境等。②生乳素（PRH）　主要生理功能是调节生殖活动和性行为，促进已发育好的乳腺分泌乳汁等。③促肾上腺皮质激素（ACTH）　主要作用于肾上腺皮质的束状带和网状带，使其细胞增生，并促进糖皮质激素的生物合成和分泌。④促脂激素（LPH）　具有溶脂作用和轻微的黑素细胞的刺激作用。⑤黑素细胞刺激素（MSH）　主要功能是刺激黑素细胞色素体，使之扩散，导致皮肤变黑。⑥糖蛋白质激素［黄体生成素（LH）、卵泡刺激素（FSH）和促甲状腺激素（TSH）］　LH 和 FSH 对性腺均有刺激作用。TSH 主要刺激甲状腺合成和分泌甲状腺激素。

绒促性素（Chorionic Gonadotrophin）〔典〕〔基〕

【商品名称】 波热尼乐

【药理作用】 本品是胎盘滋养层细胞分泌的一种促性腺激素，作用主要与促黄体生成素（LH）相类似，而促卵泡成熟素（FSH）样作用甚微。

【适应证】 用于不孕症、黄体功能不足、功能性子宫出血、隐睾症、男性性腺机能减退症、先兆性流产或习惯性流产等。

【不良反应】 ①用于促排卵时，较多见者为诱发卵巢囊肿或轻到中度的卵巢肿大，伴轻度胃胀、胃痛、盆腔痛，一般可在 2～3 周内消退。②少见乳房肿大、头痛等。③用本品促排卵可增加多胎率或新生儿发育不成熟、早产等。

戈舍瑞林（Goserelin）

【商品名称】 诺雷德

【药理作用】 本药是一种合成的、促黄体生成素释放激素的类似物。

【适应证】 ①用于可用激素治疗的前列腺癌及绝经前和绝经期的乳腺癌。②也用于子宫内膜异位症。

第二节　肾上腺皮质激素类药物

肾上腺皮质激素是肾上腺皮质分泌的各种激素的总称，简称为皮质激素。根据其生理功能分为：①糖皮质激素　包括醋酸可的松和氢化可的松；②盐皮质激素　包括去氧皮质酮和醛固酮；③性激素　主要是雄激素。糖皮质激素的作用广泛而复杂，临床上使用的肾上腺皮质激素类药物主要指糖皮质激素类药物。

糖皮质激素类药物的品种较多，其不同的化学结构决定了其药理作用和适应证。

【药理作用】（1）抗炎作用　本类药物对各种原因引起的炎症和炎症的不同阶段都有强大的抑制作用。在炎症早期通过收缩毛细血管并降低其通透性而减轻炎症部位的渗出、水肿以及白细胞的浸润和吞噬反应，从而缓解红、肿、热、痛的症状。在炎症后期通过抑制成纤维细胞的增生而抑制肉芽组织的形成，从而防止粘连和疤痕的形成，减轻炎症的后遗症。

（2）抗免疫作用　本类药物可抑制免疫过程的多个环节，可减轻过敏性疾病的症状和抑制异体器官移植的排斥反应。

（3）抗毒素作用　本类药物可提高机体对细菌内毒素的耐受力，减轻其对机体的损害，但不能中和内毒素，对细菌外毒素无效。

（4）抗休克作用　超大剂量的糖皮质激素具有抗休克作用，可解除小动脉痉挛，增强心肌收缩力，改善微循环，对感染中毒性休克、心源性休克、低血容量性休克都有对抗作用。

（5）对血液成分的影响　本类药物可使血液中的红细胞、中性粒细胞和血小板的数量增加；使血红蛋白和纤维蛋白原的含量增加，但使血液中的淋巴细胞、嗜酸性粒细胞和嗜碱性粒细胞的数量减少。

（6）其他作用　本类药物还具有提高中枢神经系统的兴奋性、促进胃酸和胃蛋白酶的分泌、升高血糖、促进钠离子和水的重吸收以及促进钾离子的排泄等盐皮质激素样作用。

【适应证】 糖皮质激素类药物在临床上的应用非常广泛，主要用于：

（1）替代疗法　用于肾上腺皮质功能减退症以及肾上腺次全切除术后的激素补充治疗。

（2）治疗严重感染　用于中毒性菌痢、中毒性肺炎、暴发型流脑以及败血症等，可迅速缓解症状，帮助患者度过危险期。但糖皮质激素无抗菌和抗病毒作用，并可降低机体的免疫功能。因此，对细菌感染必须合用足量有效的抗菌药物。对于病毒感染，一般不使用本类药物，但对于危重患者，可酌情使用。

（3）治疗炎症并防止其后遗症　对机体重要部位的炎症，如结核性脑膜炎、心包炎、角膜炎以及烧伤等，使用本类药物可减轻组织粘连和瘢痕等后遗症。

（4）治疗自身免疫性疾病　可缓解风湿热、风湿性及类风湿性关节炎、系统性红斑狼疮和肾病综合征等自身免疫性疾病的症状，但不能根治。

（5）治疗过敏性疾病　可缓解支气管哮喘、过敏性鼻炎、血管神经性水肿、荨麻疹、血清病、过敏性休克以及枯草热等过敏性疾病的症状。

（6）治疗休克　可用于各种原因引起的休克。对感染中毒性休克，须合用足量有效的抗菌药物，及早使用大剂量的本类药物；对过敏性休克，首选肾上腺素，严重者可合用本类药物；对心源性休克和低血容量性休克应结合病因治疗。

（7）治疗某些血液病　可用于急性淋巴细胞性白血病、血小板减少症和再生障碍性贫血等。

（8）局部应用　本类药物的外用制剂用于皮炎、湿疹等皮肤病，但对严重的皮炎仍须全身用药。

【不良反应】　长期大剂量应用糖皮质激素类药物引起的不良反应较多，主要表现为以下几个方面。

① 肾上腺皮质功能亢进综合征　表现为向心性肥胖、水肿、高血压、低血钾等，一般停药后可逐渐消失。用药期间应注意低盐、低糖、高蛋白饮食，适当补钾等。严重高血压、充血性心力衰竭、糖尿病患者禁用。

② 诱发或加重溃疡　消化性溃疡患者禁用。

③ 诱发或加重感染　活动性结核病患者禁用。

④ 引起骨质疏松、延缓伤口愈合、诱发精神失常及癫痫发作，有精神病史和癫痫病史者禁用。

此外，长期使用糖皮质激素类药物，若突然停药会导致停药反应，表现为：

① 医源性肾上腺皮质功能不全　表现为乏力、肌无力、恶心、呕吐、低血糖和低血压等。所以长期使用糖皮质激素类药物应逐渐减量，或在停药前后给予促肾上腺皮质激素药物以促进肾上腺皮质功能的恢复。

② 反跳现象　若长期使用本类药物突然停药会导致原有疾病复发或加重，所以在治疗时，要待症状缓解后逐渐减量至停药。

由于糖皮质激素类药物的不良反应多且严重，在使用时必须严格掌握适应证，并注意其不良反应。

现将临床常用的糖皮质激素类药物介绍如下，由于此类药物的药理作用和适应证以及不良反应类似（见上述内容），在此不再赘述，只作简单介绍。

醋酸地塞米松（Dexamethasone Acetate）[典] [基]

【商品名称】　氟甲强的松龙、氟甲去氢氢化可的松、氟美松、甲氟烯索

【药理作用】　本品为长效激素，具有抗炎、抗免疫、抗毒素、抗休克等作用，其特点是抗炎作用非常强大，而盐皮质激素样活性较低，即水钠潴留作用和促进排钾作用较弱。

【适应证】 用于湿疹、神经性皮炎及过敏性皮肤病。

【不良反应】 长期大剂量使用可继发细菌、真菌感染。长期使用易诱发精神失常及癫痫发作。

【注意事项】 使用本品应严格掌握适应证，避免产生严重不良反应和并发症；尽量避免长期大剂量用药；用于急性细菌性感染时须合用足量有效的抗菌药物；慎用于病毒性感染；长期用药后停药时应逐渐减量，不能骤停；禁用于溃疡病、活动性肺结核、有精神病史或癫痫史患者。其余注意事项参见本类药物概述部分。

氢化可的松 （Hydrocortisone）[典][基]

【商品名称】 氢可的松、皮质醇、可的索

【药理作用】 本品为短效激素。药理作用与醋酸地塞米松类似，但抗炎作用强度不及前者，而盐皮质激素样作用比前者明显。

【适应证】 用于肾上腺皮质功能减退引起的疾病、类风湿关节炎、风湿性发热等。

【不良反应】 恶心、腹痛等胃肠反应。

【注意事项】 有中枢抑制症状或肝功能不全患者慎用；本品醋酸酯注射液含50％乙醇，不能直接静注，只能充分稀释后静滴。其余注意事项参见本类药物概述部分。

泼尼松 （Prednisone）[典][基]

【商品名称】 强的松、去氢可的松

【药理作用】 本品为中效激素，药理作用与醋酸地塞米松类似，但抗炎作用强度不及醋酸地塞米松。

【适应证】 主要用于各种急性严重细菌感染、严重的过敏性疾病、胶原性疾病（红斑狼疮、结节性动脉周围炎等）、风湿病、肾病综合征、严重的支气管哮喘、血小板减少性紫癜、粒细胞减少症、各种肾上腺皮质功能不足症、剥脱性皮炎等。

【不良反应】 与醋酸地塞米松类似。

【注意事项】 本品及醋酸可的松均需经肝脏代谢活化为氢化泼尼松或氢化可的松才有效，故肝功能不良者不宜应用。盐皮质激素活性很弱，故不适用于原发性肾上腺皮质功能不全症。其余注意事项参见本类药物概述部分。

泼尼松龙 （Prednisolone）[典]

【商品名称】 氢化泼尼松、强的松龙

【药理作用】 本品为中效激素，药理作用与泼尼松同，其抗炎作用较强，水盐代谢作用很弱。

【适应证】 同泼尼松。

【不良反应】 同泼尼松。

【注意事项】 同泼尼松。

倍他米松 （Betamethasone）[典]

【商品名称】 贝皮质醇、贝氟美松、得宝松、氟敏松、舒其松

【药理作用】 肾上腺皮质激素类药物。具有抗炎、抗过敏和抑制免疫等多种药理作用。

【适应证】 同泼尼松龙。作用与醋酸地塞米松相同，但抗炎作用较醋酸地塞米松、曲安西龙等均强。多用于治疗活动性风湿病、类风湿性关节炎、红斑性狼疮、严重支气管哮喘、严重皮炎、急性白血病等，也用于某些感染的综合治疗。

【不良反应】 与氢化可的松相似。

【注意事项】 ①本品的抗炎作用较醋酸地塞米松略强，且作用迅速、副作用较少。本品0.3mg疗效与醋酸地塞米松0.75mg、泼尼松5mg或醋酸可的松25mg相当。②本品不宜长期应用，尤其对小儿，因其可抑制生长。③本品潴钠作用微弱，故不宜用于肾上腺皮质功能不全的替代治疗。

丙酸倍氯米松（Beclometasone Dipropionate）[典]

【商品名称】 倍氯松

【药理作用】 本品为外用糖皮质激素类药物，抗炎和抗过敏作用强。

【适应证】 外用治疗湿疹、神经性皮炎、接触性皮炎、过敏性皮炎等；气雾剂可用于慢性、过敏性哮喘和过敏性鼻炎等。

【不良反应】 长期吸入给药可引起口腔及咽部白色念珠菌感染。

【注意事项】 气雾剂只用于慢性哮喘。气雾剂对个别病人有刺激感，咽喉部出现白色念珠菌感染，可用局部抗真菌药控制感染。不宜用于皮肤结核、疮疹、水痘、皮肤化脓性感染等。不能用于眼科，孕妇及婴儿须慎用。

曲安奈德（Triamcinolone Acetonide）[典]

【商品名称】 曲安缩松、去炎松、去炎舒松

【药理作用】 本品的抗炎作用和抗过敏作用较强而持久。

【适应证】 适用于各种皮肤病（如神经性皮炎、湿疹、牛皮癣等）、关节痛、支气管哮喘、肩周围炎、腱鞘炎、急性扭伤、慢性腰腿痛及眼科炎症等。

【不良反应】 可有全身荨麻疹、支气管痉挛、月经紊乱、视力障碍出现。长期眼科应用可引起眼压升高、视力障碍。关节腔内注射可能引起关节损害。

【注意事项】 病毒性、结核性或急性化脓性眼病忌用。孕妇不宜长期使用。

知识链接

糖皮质激素类药物与其他药物的相互作用：

① 与噻嗪类利尿剂、洋地黄类或两性霉素B等合用时，均能促使排钾，可发生低钾血症。与洋地黄合用时，可诱发和加重洋地黄中毒，应注意补钾。

② 与苯妥英钠、苯巴比妥、利福平等肝药酶诱导剂合用时，可使激素代谢加快，血浓度迅速下降，所以合用时应适当加大糖皮质激素用量。

③ 与阿司匹林、消炎痛合用治疗风湿病时，可增加疗效。但二者均有明显的胃肠刺激作用，可引起消化道溃疡或出血。

④ 与降糖药或胰岛素合用因激素可使血糖升高，能减弱口服降糖药或胰岛素的作用，合用时应适当增加降糖药的剂量。

⑤ 与口服抗凝血药合用可使其作用减弱，合用时需适当加大抗凝血药的剂量。

⑥ 与雌激素合用时，雌激素可增强糖皮质激素的作用，两药合用时糖皮质激素应减少原剂量的1/3～1/2。

⑦ 与免疫抑制剂合用，二者均具有免疫抑制作用，使免疫抑制作用增强。激素的酶促作用能增强环磷酰胺在肝脏的氧化，生成免疫作用很强的氯乙基环磷酰胺，故二者常合用治疗白血病、肾病综合征等。

⑧ 与茶碱类合用可使茶碱的代谢加速、血浓度下降，二者合用时可适当增加茶碱类剂量。

⑨ 与扑痫痛酮、卡马西平合用因后二者具有酶促作用，使糖皮质激素代谢加速。

第三节　胰岛素和其他影响血糖药物

一、胰岛素类

胰岛素是由胰岛的 β 细胞分泌的一种激素，其分泌不足导致的疾病称为糖尿病。药用胰岛素可由动物的胰腺提取，还可利用基因工程技术来生产。胰岛素口服易被消化酶破坏，一般采用皮下注射给药。普通胰岛素起效快但维持时间短，在普通胰岛素中加入珠蛋白、精蛋白或锌可延缓胰岛素的吸收而延长其作用时间。

重组人胰岛素 （Recombinant Human Insulin）[典][基]

【商品名称】　优泌林、诺和灵

【药理作用】　本品可降低血糖，促进脂肪和蛋白质的合成而抑制其分解，可促进钾离子进入细胞内。

【适应证】　用于各种类型的糖尿病。与葡萄糖和氯化钾合用可纠正细胞内缺钾，用于心肌梗死早期，可防止心律失常。

【不良反应】　过量可出现头晕、出汗、心悸、震颤等低血糖反应，严重时导致低血糖休克。少数患者用药后出现荨麻疹等过敏反应，须更换药物。注射部位可出现红肿、皮下脂肪萎缩或皮下硬结等。

【注意事项】　用药时应严格控制剂量，一旦出现低血糖症状，立即服用糖水，严重者静脉注射高渗葡萄糖。用药期间应经常更换注射部位。

二、其他影响血糖药物

口服降血糖药物使用方便，但作用弱，仅能用于轻、中型糖尿病，不能完全替代胰岛素。

1. 磺酰脲类

本类药物包括第一代的药物甲苯磺丁脲，第二代的药物格列本脲、格列吡嗪、格列齐特、格列奎酮、格列美脲等。本类药物的作用和用途类似。

格列本脲 （Glibenclamide）[典][基]

【商品名称】　优降糖、达安疗

【药理作用】　本品为口服降糖药，可选择性地作用于胰岛 β 细胞，促进胰岛素的分泌。

【适应证】　用于单凭饮食控制疗效不满意的轻、中度非胰岛素依赖型糖尿病，但病人胰岛 β 细胞须有一定的分泌胰岛素的功能且无严重的并发症。

【不良反应】　可见恶心、呕吐等胃肠反应，大剂量引起肝损害和粒细胞减少，应定期查血象和肝功。

【注意事项】　易产生低血糖反应，对轻度、中度及老年人非胰岛素依赖型糖尿病患者应首先用甲苯磺丁脲或从小剂量开始用本品。孕妇及哺乳期妇女不宜使用。

格列吡嗪 （Glipizide）[典][基]

【商品名称】　美吡达、迪沙、依必达

【药理作用】　本品是第二代磺酰脲类抗糖尿病药。对大多数 II 型糖尿病患者有效，可使空腹及餐后血糖降低，糖化血红蛋白下降 $1\%\sim2\%$。此类药主要作用为刺激胰岛 β 细胞分泌胰岛素，但先决条件是胰岛 β 细胞还有一定的合成和分泌胰岛素的功能。

【适应证】 适用于经饮食控制及体育锻炼疗效不满意的轻、中度Ⅱ型糖尿病患者。

【不良反应】 较常见的为肠胃道症状（如恶心、上腹胀满）、头痛等，减少剂量即可缓解。个别患者可出现皮肤过敏。偶见低血糖，尤其是年老体弱者、活动过度者以及不规则进食、饮酒或肝功能损害者。亦偶见造血系统可逆性变化的报道，如粒细胞减少、血小板减少等。

2. 双胍类

盐酸二甲双胍 （Metformin Hydrochloride）〔典〕〔基〕

【商品名称】 甲福明、降糖片

【药理作用】 本品可促进脂肪组织摄取葡萄糖，增加葡萄糖的利用；减少葡萄糖在消化道的吸收，从而使血糖降低。

【适应证】 用于单纯饮食控制不满意的Ⅱ型糖尿病，因可减轻体重，尤其适用于肥胖患者。

【不良反应】 主要不良反应可有食欲不振、恶心、呕吐、口内金属味，体重减轻、乳酸酸中毒及低血糖等。

【注意事项】 Ⅰ型糖尿病不应单独应用本品（可与胰岛素合用）。用药期间经常检查空腹血糖、尿糖及尿酮体，定期测血肌酐、血乳酸浓度。与胰岛素合用治疗时，防止出现低血糖反应。妊娠及哺乳期妇女不宜使用。

本类药物还有盐酸苯乙双胍（Phenformin Hydrochloride），其作用和用途与盐酸二甲双胍相似。

3. 其他口服降血糖药

瑞格列奈 （Repaglinide）

【商品名称】 诺和龙、孚来迪

【药理作用】 非磺酰脲类促胰岛素分泌剂，促进胰岛素分泌作用快于磺酰脲类，故餐后降血糖作用较快。

【适应证】 用于经饮食控制、降低体重不能有效控制血糖的Ⅱ型糖尿病。

【不良反应】 常见有胃肠反应、视觉异常以及肝功指标暂时升高等。

阿卡波糖 （Acarbose）

【商品名称】 拜唐苹、Glucobay

【药理作用】 本品为口服降血糖药。其降糖作用的机制是抑制小肠壁细胞和寡糖竞争，而与 α-葡萄糖苷酶可逆性地结合，抑制酶的活性，从而延缓碳水化合物的降解，造成肠道葡萄糖的吸收缓慢，降低餐后血糖的升高。

【适应证】 配合饮食控制治疗Ⅱ型糖尿病。

【不良反应】 常有胃肠胀气和肠鸣音，偶有腹泻，极少见有腹痛。个别病例可能出现诸如红斑、皮疹和荨麻疹等皮肤过敏反应。

罗格列酮 （Rosiglitazone）

【商品名称】 太罗、爱能、文迪雅、圣奥

【药理作用】 本品属噻唑烷二酮类抗糖尿病药。通过提高靶组织对胰岛素的敏感性而有效地控制血糖。

【适应证】 用于Ⅱ型糖尿病。单一服用本品，并辅以饮食控制和运动，可控制Ⅱ型糖尿病患者的血糖。对于饮食控制和运动加服本品或单一抗糖尿病药物，而血糖控制不佳的Ⅱ型糖尿病患者，本品可与二甲双胍或磺酰脲类药物联合应用。

【不良反应】 ①本品单独应用甚少引起低血糖（<2％）。②对肝脏影响：在治疗Ⅱ型糖尿病的对比试验中，丙氨酸氨基转移酶（ALT）水平升高的发生率大于正常3倍。③轻至中度浮肿及轻度贫血。

知识链接

（1）Ⅰ型糖尿病及其特征　Ⅰ型糖尿病又称为胰岛素依赖型糖尿病，约占糖尿病病人总数的10％。常发生于儿童和青少年。病因是由于胰岛β细胞受到细胞介导的自身免疫性破坏，自身不能合成和分泌胰岛素。Ⅰ型糖尿病发病时糖尿病症状较明显，容易发生酮症，即有酮症倾向，需依靠外源胰岛素存活，一旦中止胰岛素治疗则威胁生命。

（2）Ⅱ型糖尿病及其特征　Ⅱ型糖尿病又称为非胰岛素依赖型糖尿病，约占糖尿病病人总数的90％。发病年龄多数在35岁以后。胰岛细胞分泌胰岛素或多、或少、或正常，而分泌高峰后移。胰岛素靶细胞上的胰岛素受体或受体后缺陷在发病中占重要地位。多数病人在饮食控制及口服降糖药治疗后可稳定控制血糖；但仍有一些病人，尤其是非常胖的病人需要外源胰岛素控制血糖。Ⅱ型糖尿病有明显的家族遗传性。

（3）妊娠糖尿病及其特征　妊娠妇女原来未发现糖尿病，在妊娠期，通常在妊娠中期或后期才发现的糖尿病，称为妊娠糖尿病。在妊娠中期以后，尤其是在妊娠后期，胎盘分泌多种对抗胰岛素的激素，如胎盘泌乳素等，并且靶细胞膜上胰岛素受体数量减少。对于妊娠糖尿病，应积极控制血糖，以避免高血糖对胎儿造成的不良影响。分娩3个月以后，根据其血糖水平再做糖尿病临床分型，50％～70％的妊娠糖尿病在分娩后表现为Ⅱ型糖尿病，一部分病人糖耐量恢复正常，仅个别病人转变为Ⅰ型糖尿病。

第四节　甲状腺激素及抗甲状腺药

甲状腺激素是由甲状腺合成、贮存、分泌的一类含碘激素，对机体的糖、脂肪、蛋白质三大物质代谢和生长过程具有重大影响。甲状腺激素包括甲状腺素（T_4）和三碘甲状腺原氨酸（T_3）。T_3是主要活性物质，T_4转变为T_3才能发挥作用。

甲状腺激素类药物主要用作甲状腺功能低下的替代补充疗法。用于治疗呆小病、黏液性水肿及单纯性甲状腺肿。但使用过量可引起甲状腺功能亢进的临床表现。使用时，应注意用药高度个体化。老年人和心脏病患者使用时，可能发生心绞痛和心肌梗死，应予注意。

抗甲状腺药能暂时或长期消除甲状腺功能亢进（甲亢）。常用的药物有：①硫脲类，如丙硫氧嘧啶、甲巯咪唑、卡比马唑等；②碘化物，如复方碘溶液；③放射性碘；④β受体阻断药等。

甲状腺片 （Thyroid Tablets）[典][基]

【药理作用】 本品主要成分甲状腺激素，包括甲状腺素（T_4）和三碘甲状腺原氨酸（T_3）两种。有促进分解代谢和合成代谢的作用，对人体正常代谢及生长发育有重要影响，对婴幼儿中枢神经的发育甚为重要。甲状腺激素的基本作用是诱导新生蛋白质包括特殊酶系的合成，调节蛋白质、碳水化合物和脂肪三大物质，以及水、盐和维生素的代谢。

【适应证】 用于各种原因引起的甲状腺功能减退症。

【不良反应】 甲状腺片如用量适当无任何不良反应。使用过量则引起心动过速、心悸、心绞痛、心律失常、头痛、神经质、兴奋、不安、失眠、骨骼肌痉挛、肌无力、震颤、出汗、潮红、怕热、腹泻、呕吐、体重减轻等类似甲状腺功能亢进症的症状。减量或停药可使所有症状消失。

【注意事项】 动脉硬化、心功能不全、糖尿病、高血压患者慎用。心绞痛、冠心病和快速型心律失常者禁用。

甲巯咪唑 （Thiamazole）[典] [基]

【商品名称】 赛治、他巴唑

【药理作用】 甲巯咪唑为硫脲类抗甲状腺药物。其作用机制是抑制甲状腺内过氧化物酶，从而影响酪氨酸的碘化物及缩合，阻碍甲状腺素（T_4）和三碘甲状腺原氨酸（T_3）的合成。

【适应证】 ①甲状腺功能亢进的药物治疗，尤其适用于不伴有或伴有轻度甲状腺增大（甲状腺肿）的患者及年轻患者。②用于各种类型的甲状腺功能亢进的手术前准备。③甲状腺功能亢进患者拟采用放射性碘治疗时的准备用药，以预防治疗后甲状腺毒性危象的发生。④放射碘治疗后间歇期的治疗等。

【不良反应】 常出现的是各种程度的皮肤过敏反应（瘙痒、发红、皮疹），个别病例会出现扩散性皮炎的严重反应。可出现口腔黏膜和咽部炎症、发热、形成疖。

丙硫氧嘧啶 （Propylthiouracil）[典] [基]

【商品名称】 丙基硫氧嘧啶

【药理作用】 本品属硫脲类抗甲状腺药，抑制甲状腺激素的合成，但不影响甲状腺激素的释放，也不对抗甲状腺激素的作用，不阻断甲状腺摄取碘。需待已生成的激素耗竭完以后才发生疗效，故作用发生较慢，一般至少需 3～4 周。抑制甲状腺素（T_4）转换成三碘甲腺原氨酸（T_3），T_3 的生物活性强于 T_4，这一作用在甲状腺功能亢进症危象时可起到减轻病情的即刻效应。有免疫抑制作用。

【适应证】 用于治疗甲状腺激素合成过量的各种甲状腺功能亢进症，以减少甲状腺激素的合成。

【不良反应】 ①肝功能损伤，转氨酶增高。②白细胞减少，中性粒细胞减少。③皮疹。④胃肠道不适。⑤类狼疮样症状。

碘和碘化物 （Iodine and Iodide）[典]

【商品名称】 卢戈液、碘化钾

【药理作用】 碘是合成甲状腺激素的原料。人体缺碘时，甲状腺代偿性肥大，引起地方性甲状腺肿。小剂量的碘可作为供碘原料合成甲状腺素，用于治疗单纯性甲状腺肿，大剂量碘抑制甲状腺素的释放，并抑制甲状腺激素的合成，产生抗甲状腺作用。但作用时间短暂，且服用时间过长，可使病情加重，因此不作为常规用药。

【适应证】 主要用于甲状腺功能亢进的手术前准备以及甲状腺危象的治疗。

【不良反应】 少数对碘过敏者发生急性反应，主要表现为血管神经性水肿、上呼吸道水肿及严重喉头水肿。长期使用出现慢性碘中毒，表现为口腔及咽喉烧灼感、唾液分泌增多、眼刺激症状等。

知识链接

（1）甲状腺功能亢进症 甲状腺功能亢进症简称甲亢，是一种常见的内分泌疾病。一般认为甲亢是一种自身免疫性疾病。精神刺激、感染等应激状态是本病的常见诱因，而家族遗传也有一定关系。西医治疗甲亢有三种方法：药物治疗、手术切除和同位素治疗。服用抗甲状腺药物是主要的治疗手段，但一定要在医生的指导下选用抗甲状腺药物，并按照医生的要求定期到医院检查，以便确定和调整用药的剂量，一般应当坚持服药一年半到两年，患者不要自己随意减少剂量或停药，以免疾病复发。

（2）甲状腺危象　甲状腺危象常因感染、创伤、手术或强烈的情绪激动等诱发。临床表现为原有甲亢症状的急剧加重，体温升高可达 39℃ 以上，脉率可达 160～200 次/min 左右，或伴心房颤动，血压升高，脉压差增大，可至 13.3kPa 左右。病人烦躁不安、大汗淋漓、呕吐腹泻，可导致水与电解质紊乱，进而出现嗜睡或谵妄，乃至昏迷。总之，甲状腺危象起病急，发展快，病情危重，属内科急症，病死率较高。故重症甲亢患者遇有上述诱因时，应高度警惕，剖析预防。一旦发现苗头，要尽快送往医院，以便采取相应的措施。

第五节　雄激素及同化激素

天然的雄激素主要是由睾丸间质细胞分泌的睾丸素，肾上腺皮质、卵巢也有少量分泌。除具有雄激素活性外，也有一定的蛋白同化作用。临床上用于治疗睾丸功能不全、功能性子宫出血、晚期乳腺癌及再生障碍性贫血和其他贫血等。临床常用的雄激素包括甲睾酮、丙酸睾酮（丙酸睾丸素）和苯乙酸睾酮等。

临床应用的雄性激素虽有较强的同化作用，但用于女性或非性腺功能不全的男性，常可出现雄激素作用，而限制了它的临床应用。因此，合成了同化作用较好而雄激素样作用较弱的睾酮的衍生物，即同化激素，如苯丙酸诺龙、羟甲烯龙、司坦唑醇等。本类药物主要用于蛋白质同化或吸收不足，以及蛋白质分解亢进或损失过多等情况，如严重烧伤、手术后慢性消耗性疾病、老年骨质疏松和肿瘤恶液质等病人。

甲睾酮（Methyltestosterone）[典][基]

【商品名称】　甲基睾丸素、甲基睾酮、甲基睾丸酮

【药理作用】　本品作用与天然睾酮相同，能促进男性性器官及副性征的发育、成熟，对抗雌激素，抑制子宫内膜生长及卵巢、垂体功能；促进蛋白质合成及骨质形成；刺激骨髓造血功能，使红细胞和血红蛋白增加。

【适应证】　用于男性性腺机能减退症、无睾症及隐睾症；妇科疾病，如月经过多、子宫肌瘤、子宫内膜异位症；老年性骨质疏松症及小儿再生障碍性贫血等。

【不良反应】　长期用于女性病人可能引起痤疮、多毛、声音变粗、性欲改变等男性化表现。对肝脏有一定毒性，可引起黄疸。舌下给药可致口腔炎，表现为疼痛、流涎等。

【用药指导】　有过敏反应应停药。肝功能不全者慎用。前列腺癌患者、孕妇及哺乳期妇女禁用。

丙酸睾酮（Testosterone Propionate）[典][基]

【商品名称】　丙酸睾丸素、丙酸睾丸酮

【药理作用】　丙酸睾酮能促进蛋白质合成和细胞代谢，促进男性第二性征发育，对成年人除维持第二性征和性功能外，还可抑制内源性促性腺激素的分泌，使睾丸萎缩，并可抑制子宫内膜增生。此外，丙酸睾酮可通过红细胞生成素刺激红细胞的生成和分化。丙酸睾酮对骨髓造血机能的作用是通过刺激肾脏分泌红细胞生成素而间接起作用的，也可能是直接刺激骨髓、促进血红素合成的作用。

【适应证】　主要用于男性内源性雄激素缺乏的替代治疗。也用于绝经后女性乳癌复发、月经过多或再生障碍性贫血及其他骨髓病性贫血。

【不良反应】　妇女长期应用后常会出现男性化表现，如多毛、痤疮、闭经、阴蒂增大、嗓音粗等。成年男性久用会出现性机能减退、无精子产生。

【注意事项】 妊娠及哺乳期妇女、前列腺疾患及男性乳房疾病者禁用。婴幼儿及青春期前儿童慎用，心脏病及肝肾疾患者慎用。青春期前儿童应用时，应每隔6个月测一次骨年龄。

苯丙酸诺龙（Nandrolone Phenylpropionate）〔典〕

【商品名称】 多乐宝灵

【药理作用】 本品为蛋白同化激素。既能增加由氨基酸合成蛋白质，又能抑制氨基酸分解生成尿素，纠正负氮平衡。同化作用较甲基睾酮强大而持久，雄激素作用较弱。可使钙、磷、钾、硫和肌酸蓄积，促进骨骼肌发育、躯体骨骼生长、体重增加。

【适应证】 用于女性晚期乳腺癌姑息性治疗。伴有蛋白分解的消耗性疾病的治疗。

【不良反应】 本品有轻微男性化作用，妇女使用后，可能会长胡须、粉刺增多、出现多毛症、声音变粗、阴蒂肥大、闭经或月经紊乱等反应；男性长期使用可能会有痤疮、精子减少、精液减少等。

知识链接

运动员与兴奋剂：国际奥委会规定的兴奋剂包括刺激剂、麻醉剂、蛋白同化剂、利尿剂、肽类激素及类似物、β阻滞剂和掩蔽剂。

① 刺激剂是一类对中枢神经系统有强烈兴奋作用的药物，如咖啡因、可卡因、盐酸麻黄碱、苯丙胺、沙丁醇胺等，它们可以提高神经系统的兴奋性、增加新陈代谢。但是这些药物能够促进糖和脂肪代谢，加快能量消耗，使人产生一种体力充沛、不疲劳的感觉，而过度兴奋可以掩盖判断能力容易导致受伤，甚至还会导致心率加快、血压升高、产生幻觉等，运动过程中可能引起猝死。

② 麻醉剂包括海洛因、美沙酮、硫酸吗啡、盐酸哌替啶等，使用后能使人产生快感和超越体能的幻觉，降低痛感使运动员感觉不到受伤的危害而造成更大的伤害。严重时可发生呼吸困难，血压升高，肌肉僵硬。

③ 合成类固醇即蛋白同化激素，具有类似雄性激素的生理作用，能够促进蛋白质合成，降低分解代谢，提高肌肉力量，从而促进肌肉增长，是运动员使用频率最高、范围最广的一类。长期使用合成类固醇，直接影响人体激素平衡，对身体造成不利影响。比如抑制自身的激素分泌，导致自身睾酮分泌减少和睾丸萎缩，导致性欲短期增强、长期低下无能，诱发冠心病、高血压，同时引起肝功能异常，诱发肿瘤，引起肌腱、韧带损伤、肌肉痉挛、皮脂腺分泌增多。对女性运动员的损害尤为突出，会出现男性体征、闭经、阴蒂增大、皮肤粗糙等。

④ 利尿剂可以增加排尿，快速减轻体重或逃避兴奋剂检查。有乙酰唑胺、布美他尼、氯噻酮、呋塞米、甘露醇等。利尿剂可造成脱水而降低运动能力，可引起血液缺钾而发生疲劳、痉挛等症状。

⑤ 肽类激素及其类似物具有合成类固醇相似的作用，是一类人体能够自身分泌的物质，包括促肾上腺皮质激素、红细胞生成素、促绒性素、胰岛素、他莫西芬等，会引起巨人症、心脏病、糖尿病、关节炎等。

⑥ β阻滞剂具有镇静的作用，如美托洛尔、心得静、降压乐、氨酰新胺、比索洛尔等。可以稳定运动员的紧张情绪，降低心率，尤其以射击、射箭、高尔夫球等运动员常用。可以抑制心功能引起心力衰竭，以及引起抑郁症和阳痿。

第六节　雌激素及孕激素

雌激素是最早发现的甾体激素，由雌性动物卵泡分泌，天然的雌激素有雌二醇、雌酮和雌三醇，其中雌二醇的活性最强。雌二醇、雌酮在体内可互相转化，最终代谢成雌三醇。

孕激素是雌性动物黄体分泌的激素，因此又称黄体激素，天然孕激素是黄体酮，体内含量极少。临床多用其人工合成品。孕激素临床单独或与雌激素合用于避孕。也与雌激素合用于绝经期后的替代治疗。包括功能性子宫出血、痛经和子宫内膜异位症、先兆流产与习惯性流产。也用于子宫内膜腺癌、前列腺肥大或癌症。

雌二醇 （Estradiol）[典]

【商品名称】 求偶二醇

【药理作用】 本品是体内主要由卵巢成熟滤泡分泌的一种天然雌激素，能促进和调节女性性器官及副性征的正常发育。

【适应证】 临床用于卵巢机能不全或卵巢激素不足引起的各种症状，如功能性子宫出血、原发性闭经、绝经期综合征以及前列腺癌等。

【不良反应】 恶心、呕吐、子宫内膜过度增生、乳房胀痛等。子宫内膜炎和肝、肾功能不全者慎用；哺乳期妇女禁用。

【注意事项】 肝、肾功能不全者忌用。凝胶剂不可口服，忌用于乳房、外阴和阴道黏膜。

己烯雌酚 （Diethylstilbestrol）[典]

【商品名称】 乙蔗酚、人造求偶素

【药理作用】 本品作用类似雌二醇，口服为雌二醇的2～3倍。

【适应证】 临床用于卵巢功能不全或垂体功能异常引起的各种疾病、闭经、子宫发育不全、功能性子宫出血、绝经期综合征、老年性阴道炎及退奶等。也用于前列腺癌。

【不良反应】 可有恶心、呕吐、厌食、头痛等，口服给药多见；长期应用可致子宫内膜增生过度而导致子宫肥大与子宫出血。肝、肾病患者及孕妇禁用。

【注意事项】 应按指定方法服药，中途停药可导致子宫出血。肝、肾病患者及孕妇禁用。

黄体酮 （Progesterone）[典][基]

【商品名称】 丙能泰、琪宁、安琪坦

【药理作用】 黄体酮是由卵巢黄体分泌的一种天然孕激素，在体内对雌激素激发过的子宫内膜有显著形态学影响，为维持妊娠所必需。

其药理作用主要为：①在月经周期后期使子宫黏膜内腺体生长，子宫充血，内膜增厚，为受精卵植入做好准备。受精卵植入后则使之产生胎盘，并减少妊娠子宫的兴奋性，抑制其活动，使胎儿安全生长。②在与雌激素共同作用下，促使乳房充分发育，为产乳作准备。③使子宫颈口闭合，黏液减少变稠，使精子不易穿透，大剂量时通过对下丘脑的负反馈作用，抑制垂体促性腺激素的分泌，产生抑制排卵作用。

【适应证】 主要用于习惯性流产、痛经、经血过多或血崩症、闭经等。口服大剂量也用于黄体酮不足所致疾患，如经前综合征、排卵停止所致月经紊乱、良性乳腺病、绝经前和绝经期等。阴道给药可替代口服，特别对肝病患者。

【不良反应】 可有头晕、头痛、恶心、抑郁、乳房胀痛等。长期应用可引起子宫内膜萎缩、月经量减少，并容易发生阴道霉菌感染。肝病患者不能口服。

【注意事项】 肝病患者不能使用。一日用量过高可能引起嗜睡，减量可避免。

醋酸甲羟孕酮 （Medroxyprogesterone Acetate）[典][基]

【商品名称】 美曲罗、安宫黄体酮、德波

【药理作用】 本品为作用较强的孕激素，无雌激素活性，口服和注射均有效。其主要作用为促进子宫内膜增殖分泌，完成受孕准备，有保护胎体作用。通过对下丘脑的负反馈，抑制垂体前叶促黄体生成激素的释放，抑制卵巢的排卵过程。抗癌作用可能与抗雌激素作用有关。

【适应证】 临床用于痛经、功能性闭经、功能性子宫出血、先兆流产或习惯性流产、子宫内膜异位症等。

【不良反应】 和其他孕酮类药物相似，可能出现乳房痛、溢乳、闭经、子宫颈糜烂或子宫颈分泌改变以及男性乳房女性化。

【注意事项】 部分妇女有不规则的出血。血栓栓塞性疾病、肝肾功能不全、乳腺肿瘤及流产者禁用。

知识链接

女用口服避孕药

1953 年，George Pincus 等发现，孕激素可以抑制排卵，加用雌激素可以改善月经的规律性，由此开始了女用口服避孕药的时代。女用口服避孕药按给药途径、作用时间长短分为短效口服避孕药、速效口服避孕药、长效口服避孕药三类。

① 短效口服避孕药是一种雌激素、孕激素的复方药物，常用的有复方炔诺酮片（口服避孕片1号）、复方甲地孕酮（口服避孕片2号）及复方18-甲基炔诺酮。使用此类避孕药物的优点在于容易控制，如果想怀孕，停药后很快即可妊娠。

② 速效口服避孕药主要依靠炔雌醚在脂肪组织中贮存并逐渐释放而起长效作用。这类药物服法简便，效果较好，但类早孕反应和白带多的副作用较常见。

③ 长效口服避孕药的化学成分与短效口服避孕药类似，可分为雌激素、孕激素及雌孕合剂三种，如左炔诺孕酮炔雌醚片、复方己酸羟孕酮注射液（1号避孕针）、复方甲地孕酮注射液、醋酸甲地孕酮避孕针（狄波-普维拉，狄波盖斯通）等。长效避孕药不可突然停药，必须改服短效避孕药三个月后再停药，使体内激素水平缓慢下降，避免大出血。需要注意的是，由于长效药物需要一次性放入体内，量比较大，停药后可能有一定的蓄积。所以在一般情况下，建议没有生育过的妇女最好不要服用长效避孕药。如果服药后想生孩子，应当停药3个月至半年。

 课堂互动

活动一 多媒体教学

通过多媒体课件，了解常用激素及调节内分泌功能类药物的药理作用、适应证和主要不良反应。

活动二 病例分析

1. 通过病例分析，了解肾上腺糖皮质激素的适应证、主要不良反应和合理用药。

2. 通过病例分析，了解胰岛素和口服降血糖药的药理作用、适应证和主要不良反应。

3. 临床病例分析实例

病例介绍：患者，男，54 岁，2 年前无明显诱因出现夜间口渴，饮水后症状缓解，夜间尿量增多，未加注意。1 个月前患者出现疲乏无力，尤在活动后明显加重，体重减轻，从 1 个月前的 85kg 减轻到目前的 75kg。1 个月来，饭量较前稍增多，偶有饥饿感。母亲有糖尿病和高血压病史。体格检查：T36.5℃、P82 次/min、R18 次/min、BP140/92mmHg，发育正常，营养中等，神志清楚，颈软，气管居中，甲状腺无肿大，双肺呼吸音清，未闻及啰音，心界无扩大，心率82 次/min，律齐，腹平软，肝、脾无肿大，腹部无压痛，脊柱四肢无畸形，双下肢稍凹陷性水肿，生理反射存在，病理反射未引出。

问题：患者可能医疗诊断是什么？如何处理？

病例分析：患者中年男性，有糖尿病和高血压家族史。查体血压高，有典型的"三多一少"病史。进一步实验室检查，血糖增高。患者的初步诊断：Ⅱ型糖尿病、高血压病。目前，对糖尿病的治疗采取综合疗法，强调早期治疗、长期治疗和个体化的原则。治疗建议是：①接受糖尿病教育。②饮食和运动，根据标准体重、肥胖程度和体力活动量计算每日所需热量并换算成食物；低盐、低脂，低蛋白饮食、根据兴趣和爱好选取适宜的运动方式。③可给予双胍类（如二甲双胍）加胰岛素增敏剂，监测血糖，根据血糖调整药物剂量。应用血管紧张素转换酶抑制剂或（和）血管紧张素受体抑制剂。

活动三　案例分析

例1：陈某，男，40岁。有十二指肠球部溃疡史，服药治疗已3～4年，无明显症状。因类风湿性关节炎给予醋酸泼尼松治疗。1个月后突然上消化道出血，胃镜检查发现胃、十二指肠复合溃疡。

分析：糖皮质激素多见的消化系统并发症是诱发胃及十二指肠溃疡，特别是胃溃疡。由于糖皮质激素能增加儿茶酚胺的缩血管反应，收缩胃黏膜血管，使胃壁的血液循环发生障碍，同时能刺激胃酸和胃蛋白水解酶的分泌，并能阻碍对消化道黏膜具保护作用的前列腺素的产生，以及加强蛋白质的分解代谢。这种类固醇激素性溃疡大多无症状而以并发症（如出血、穿孔）作为临床表现，故对有溃疡史者应用糖皮质激素应提高警惕，同时给予抗酸药物或硫糖铝制剂，保护胃黏膜。

例2：某人，男，80岁。糖尿病史10年，近几个月服用格列本脲（2.5mg 每日3次）、格列齐特（80mg 每日2次）。此期间因感冒进食少，入院当日在家中出现头晕跌倒，昏迷2h后送院抢救，查即刻血糖为2.14mmol/L，给予50%葡萄糖溶液40ml静脉推注后苏醒。患者于入院后24h内出现烦躁、头晕、多汗、跌倒、神志不清4次，静脉推注葡萄糖后神志恢复，期间测血糖分别为2.14mmol/L、1.93mmol/L、1.59mmol/L，两次低血糖发生之间查血糖为15.89mmol/L。48h后无类似症状发生，后予优降糖（2.5mg 每日2次）和饮食控制，患者血糖控制良好，病情稳定出院。

分析：格列本脲和格列齐特均为磺脲类降糖药物，两者不宜同时服用，且格列本脲的降糖作用较强，易引起低血糖反应。本患者为高龄，在进食较少情况下更易诱发低血糖。在停用降糖药物后仍反复发生低血糖，可能为糖尿病高糖引起大量胰岛素分泌所致。

例3：王先生患有类风湿性关节炎，一直没有正规治疗。有一次听信游医介绍：强的松（泼尼松）可以治好风湿性关节炎。服药后效果竟出奇地好，于是他如获至宝，一吃就是3年。3年下来，他的体重增加了，血压增高了，胃也痛得厉害，一查胃镜是溃疡。

分析：强的松属于肾上腺糖皮质激素类药物，长期服用可出现肾上腺皮质功能亢进综合征，造成向心性肥胖、水肿、高血压、低血钾等不良反应，并且能够诱发或加重消化性溃疡。王先生没有在医生指导下擅自长期使用了该类药物，因此出现了肥胖、高血压及消化性溃疡等不良反应症状。

例4：黄莉，女，17岁。为了消除脸上的"青春痘"，竟然瞒着父母偷吃避孕药近2个月，"痘"虽然好了一点，但却出现了恶心、呕吐、头晕、乏力、失眠、注意力难以集中、食欲减退以及乳房胀痛等不良反应。

分析：少女由于激素水平的不稳定，雌激素水平低，而孕激素和雄激素水平则相对较高，从而刺激面部皮脂腺大量分泌，造成青春痘多发、频发，一些短期的口服避孕药含有较大量雌激素成分，可迅速达到治疗目的。但避孕药在使用过程中也会产生明显的不良反应，包括恶心、肠胃不适、头痛、乳房压痛、神经紧张、情绪低潮等现象。此外，避孕药也可能会造成癌症，如乳癌、子宫颈癌、肝脏腺瘤。因此，笼统地用避孕药试图达到皮肤光泽、嫩白的美容效果，这种做法是错误的。

习题

一、单项选择题

1. 具有强抗炎作用的药物是（　　）。
    A. 醋酸地塞米松　　　B. 醋酸雌二醇　　　C. 黄体酮　　　D. 苯丙酸诺龙

2. 糖皮质激素用于中毒性休克的治疗是因为它具有（　　）。
    A. 增加毛细血管对缩血管物质的敏感性　　B. 稳定溶酶体膜减少心肌抑制因子形成
    C. 抗免疫作用抑制机体免疫反应　　　　　D. 与以上三者无关

3. 糖皮质激素的用途不包括（　　）。
    A. 各种休克　　　　B. 严重的细菌感染　　C. 骨质疏松　　　D. 重要脏器的炎症

4. 糖皮质激素的不良反应不包括（　　）。
    A. 诱发和加重感染　　　　　　　　　B. 诱发和加重溃疡
    C. 医源性肾上腺皮质功能亢进综合征　D. 中枢抑制

5. 下列哪项不是胰岛素的适应证（　　）。
    A. Ⅰ型糖尿病　　　　　　　　　B. 酮症酸中毒
    C. Ⅱ型糖尿病口服药未控制者　　D. 低血钾症

6. 磺酰脲类的适应证是（　　）。
    A. 胰岛功能完全丧失者　　　　B. 酮症酸中毒
    C. 糖尿病并发妊娠　　　　　　D. 中轻型糖尿病

7. 甲巯咪唑的适应证是（　　）。
    A. 甲状腺功能亢进　　　　　　B. 糖尿病
    C. 感染性疾病　　　　　　　　D. 过敏性疾病

8. 下列哪一项不是甲睾酮的药理作用（　　）。
    A. 对抗雌激素　　　　　　　　B. 促进子宫内膜生长
    C. 刺激骨髓造血功能　　　　　D. 促进蛋白质合成及骨质形成

二、多项选择题

1. 下列药物哪些不属于雄激素类（　　）。
    A. 醋酸地塞米松　　　B. 黄体酮　　　C. 雌二醇　　　D. 甲睾酮

2. 严重感染用糖皮质激素的目的是（　　）。
    A. 提高机体的免疫　　　　　　　　　　B. 降低病毒的扩散速度
    C. 利用糖皮质激素的抗炎作用
    D. 增强机体对有害刺激的耐受力，参与应激反应

3. 糖尿病常见分型包括（　　）。
    A. Ⅰ型糖尿病　　　B. Ⅱ型糖尿病　　　C. Ⅲ型糖尿病　　　D. 妊娠型糖尿病

4. 长期使用糖皮质激素类药物，若突然停药则可发生（　　）。
    A. 高血压　　　　　　　　　　　B. 低血糖
    C. 原有病情复发或加重　　　　　D. 诱发感染

5. 对醋酸地塞米松描述正确的是（　　）。
    A. 长效糖皮质激素　　　　　　　B. 抗炎作用非常强大
    C. 盐皮质激素样活性较低　　　　D. 长期使用易诱发精神失常及癫痫发作

6. 对氢化可的松描述正确的是（　　）。

A. 短效糖皮质激素   B. 抗炎作用强度不及醋酸地塞米松

C. 盐皮质激素样作用比醋酸地塞米松明显   D. 没有外用剂型

7. 对泼尼松描述正确的是 （　　　）。

A. 为中效糖皮质激素   B. 抗炎作用强度比醋酸地塞米松强

C. 须经肝脏代谢活化为氢化泼尼松才有效   D. 可制成眼膏剂

8. 胰岛素的药理作用包括 （　　　）。

A. 降低血糖   B. 影响脂肪代谢

C. 影响蛋白质代谢   D. 促进钾离子进入细胞内

第十五章　维生素类与矿物质类药物应用

【学习目标】

知识目标：

1. 掌握葡萄糖酸钙的药理作用、适应证、不良反应和注意事项。

2. 熟悉常用维生素类药物维生素 B_1、维生素 B_6、维生素 C、维生素 A、维生素 E 的适应证、不良反应和注意事项。

3. 了解维生素 C、维生素 A、维生素 E 的剂型。

4. 了解维生素类药物的分类。

能力目标：

1. 能够将临床常用的维生素药物进行分类。

2. 能够根据典型病例推荐合适的维生素药物。

维生素是一类维持机体正常代谢所必需的低分子有机化合物，在调节体内物质代谢中具有很重要的作用。维生素除少数在体内合成或由肠道细菌合成外大部分由植物或动物性食品中摄取。维生素广泛存在于各类食物中，人体每日正常需求量不多，在一般情况下不会缺乏，但是当机体对维生素的摄取不足，有吸收或利用障碍，就会引起维生素缺乏症，如缺乏维生素 A 可导致夜盲症，小儿缺乏维生素 D 可导致佝偻病等。对各种维生素缺乏症可以通过补充相应的维生素来调节，但正常人不能把维生素当作营养品长期大量服用，这不仅是一种浪费，而且某些维生素过量还会导致中毒。

目前发现的维生素已有 60 多种，可分为脂溶性维生素和水溶性维生素两大类。常用的水溶性维生素类药物有维生素 B_1、维生素 B_2、维生素 B_6、维生素 C、维生素 B_{12}、烟酸、烟酰胺、叶酸等；常用的脂溶性维生素类药物有维生素 A、维生素 D_2、维生素 D_3、维生素 E、维生素 K 等。维生素类药物在临床上主要用于防治相应的维生素缺乏症以及某些疾病的辅助性治疗。

第一节　水溶性维生素

水溶性维生素易溶于水，在体内主要分布于细胞外液，易从尿中排出，在体内存储量少，当从食物中摄取不足时较易引起维生素缺乏症。与脂溶性维生素相比，应用时不宜引起蓄积性中毒。但当大量长期使用时，仍然有不良反应，不可滥用。

维生素 B_1　（Vitamin B_1）[典][基]

【药理作用】　本品在体内参与糖代谢，维持神经系统、心血管系统及消化系统正常功能，缺乏时可引起食欲不振、心脏肥大、肌力下降、心悸、周围水肿、感觉异常等症状。

【适应证】　用于防治因缺乏维生素 B_1 所导致的脚气病及各种疾病的辅助治疗，如全身感染、高热、糖尿病、甲亢及妊娠期的维生素 B_1 补充等。

【不良反应】　注射时偶见变态反应。

【注意事项】　本品与碱性药物同服可引起变质失效，不宜与碱性药物配伍使用。

维生素 B_2　（Vitamin B_2）[典][基]

【药理作用】　参与体内的生物氧化，缺乏本品时导致口、眼、外生殖器部位的炎症。

【适应证】 用于防治因缺乏维生素 B_2 导致的口角炎、舌炎、口角溃疡、结膜炎、阴囊炎、脂溢性皮炎等。

【注意事项】 不宜与碱性药物配伍使用，宜饭后使用，服药期间患者的尿液呈黄绿色。

维生素 B_6（Vitamin B_6）[典][基]

【商品名称】 申凯能、洁傲、昊强、菲力古

【药理作用】 参与体内的氨基酸和脂肪代谢。

【适应证】 用于预防和治疗维生素 B_6 缺乏症，也用于防治异烟肼引起的周围神经炎，还可用于减轻放疗、抗癌药物等原因引起的恶心、呕吐等胃肠反应，与烟酰胺合用可治疗糙皮病及其他 B 族维生素治疗无效的脂溢性皮炎。

【不良反应】 偶见变态反应。

【注意事项】 长期大剂量使用可引起严重周围神经炎，孕妇大剂量长期使用可能引起新生儿维生素 B_6 依赖综合征。

维生素 C（Vitamin C）[典][基]

【商品名称】 力度伸、高喜、果维康、果味 VC

【药理作用】 本品参与氨基酸代谢、神经递质的合成、组织细胞间质的合成，能降低毛细血管的脆性，刺激凝血功能，加速红细胞的生长。并能促进体内抗体生成，增强机体的解毒功能及抵抗力。具有阻止致癌物质的生成、促使铁在肠内的吸收、解毒和抗组胺作用。

【适应证】 用于坏血病的预防和治疗，增强机体抵抗力。

【不良反应】 ①长期大量使用，可引起泌尿系统尿酸盐、半胱氨酸或草酸盐结石。②过量服用（一日 1g 以上）可引起腹泻、皮肤红而亮、头痛、尿频、恶心、呕吐等。

【注意事项】 ①不宜与碱性药品配伍使用。②长期大量服用后不可突然停药，宜逐渐减量停药，否则引起停药后坏血病。③可破坏食物中维生素 B_{12} 与食物中的铜、锌离子络合，阻碍其吸收，而产生维生素 B_{12} 及铜、锌缺乏症。④孕妇服用过量，可诱发新生儿坏血病。

知识链接

维生素 C 的结构和化学性质：

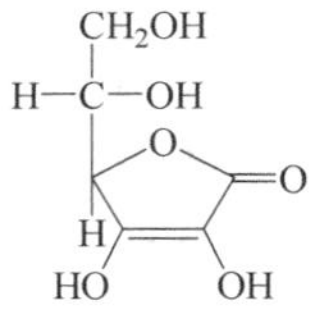

维生素 C 的结构式

化学性质：酸性，具有较强的还原性，加热或在溶液中易氧化分解，在碱性条件下更易被氧化。

第二节　脂溶性维生素

脂溶性维生素不溶于水，易溶于有机溶剂。在食物中常与脂类共存，脂类吸收不良时其吸收也减少，甚至发生缺乏症。被机体吸收后存储于肝脏，自体内排出较慢，长期大量服用易导致蓄积中毒。

维生素 A（Vitamin A）[典]

【药理作用】 本品能促进生长，维持上皮组织结构完整，参与视紫红质的合成，增强视网膜感光能力。并参与体内许多氧化过程，尤其是不饱和脂肪酸的氧化。维生素 A 缺乏时，生长停止，骨骼成长不良，生殖功能衰退，皮肤粗糙、干燥，角膜软化，并发生干燥性眼炎及夜盲症等。

【适应证】 用于维生素 A 缺乏症，如夜盲症、干眼病、角膜软化症和皮肤粗糙等。也可用于补充需要，如妊娠期、哺乳期、婴儿期及长期发热、营养不良等所导致的维生素 A 缺乏。

【不良反应】 长期大剂量使用可引起维生素 A 过多症，甚至发生急性或慢性中毒，应立即停药。急性中毒表现为异常激动、头晕、嗜睡、复视、呕吐、腹泻等，慢性中毒表现为食欲不振、皮肤发痒、毛发干枯、脱发、口唇破裂、易激动等。

【注意事项】 妊娠期间用量一日不超过 5000 万单位，过量服用有潜在的致畸作用，哺乳期妇女慎用；肾功能减退者慎用；影响脂肪吸收的因素，均影响本品药物吸收。

维生素 D（Vitamin D）[典]〔基〕

【药理作用】 维生素 D 对钙磷代谢及小儿骨骼生长有重要影响，能促进钙、磷的吸收和储存，调节血浆中钙、磷水平，并促进骨骼的正常钙化。维生素 D 缺乏时，成骨作用受阻，甚至骨盐再溶解。在儿童称佝偻病，在成人称骨软化症。

【适应证】 本品主要用于预防和治疗佝偻病、骨软化症及婴儿手足抽搐等。

【不良反应】 ①大剂量长期使用，可引起高血钙、食欲不振、呕吐甚至软组织异常钙化，肾功能下降，出现多尿、蛋白尿等。②孕妇使用过量，可致新生儿长期低血糖抽搐，应予注意。

【注意事项】 服用期间应同时补充钙剂；动脉硬化、心功能不全、高胆固醇血症、高磷患者慎用；市售鱼肝油制剂中，含大量维生素 A，长期大量使用，易引起维生素 A 慢性中毒，故用于治疗佝偻病时宜用纯维生素 D 制剂。注射比口服易中毒。

维生素 E（Vitamin E）[典]

【药理作用】 维生素 E 对生殖功能、脂质代谢均有影响。并有抗氧化作用，可增强皮肤毛细血管抵抗力，改善血流循环及抗衰老，缺乏时，可影响动物生殖功能，不易受精或引起习惯性流产。

【适应证】 用于早产儿溶血性贫血、进行性肌营养不良、习惯性流产、不孕症等的辅助治疗，也用于冠心病、动脉硬化、肌痉挛、红斑狼疮等。

【不良反应】 长期大剂量服用，易引起血小板聚集和血栓形成，也有恶心、头痛、疲劳、眩晕、月经过多等反应，个别病人出现皮肤皲裂、口角炎、胃肠功能紊乱、肌无力等，停药后可逐渐消失。

【注意事项】 ①如食物中硒、维生素 A、含硫氨基酸不足或含有大量不饱和脂肪酸时，维生素 E 需要量增加，应注意及时补充。②可促进维生素 A 的吸收、利用和储存，应注意防止维生素 A 过多症。

第三节　矿物质类药物

矿物质是维持人体正常生理机能和机体所必需的无机化合物。有些矿物质需要量很大，在人体组织中占有较大比重，如钙、钾、磷、钠、镁和氯。有些需用量则较少，其含量占人体比重也很小，称为微量元素，如铁、锌、硒、锰、碘、铜等，但同样对人体有重要作用。

钙有多种生理作用，如钙参与骨骼的形成与骨折后骨组织的再建，参与肌肉收缩、神经传递、腺体分泌、视觉生理和凝血等。钙缺乏时，儿童易患佝偻病，青少年导致骨骼生长不良，中老年人易出现骨质疏松、骨质增生等。

锌是人体必不可少的微量元素之一。机体的多种生化活动都有锌的参与，锌有免疫调节作用，同时也是核酸、碳水化合物和维生素 A 利用所必需。缺锌时，儿童出现生长发育迟缓、味觉异常等。

葡萄糖酸钙（Calcium Gluconate）[典][基]

本品为补钙剂。用于预防和治疗钙缺乏症，如骨质疏松、手足抽搐症、骨发育不全、佝偻病等，以及妊娠和哺乳期妇女、绝经期妇女钙的补充等。

葡萄糖酸锌（Zinc Gluconate）[典]

本品为补锌药。主要用于小儿及青少年缺锌引起的生长发育迟缓、营养不良、厌食症、复发性口腔溃疡、皮肤痤疮等；亦可用于老年缺锌者，增强其免疫功能。

第四节　肠外营养药

肠外营养药是用完全的营养要素由胃肠外途径直接输入到血液中，供给机体足够的蛋白质（氨基酸）、脂肪、糖类、维生素、微量元素、电解质和水分。20 世纪 60 年代以来的实验研究和临床应用，已证实此种营养方式可使不能正常进食或危重病人维持一般营养状态，促进伤口愈合，提高抵抗力和存活率。

肠外营养药种类繁多，主要有氨基酸输液、静脉脂肪乳剂、微量元素和维生素制剂等。

复方氨基酸 18AA（Compound Amino Acid 18AA）[基]

【药理作用】　氨基酸输液在能量供给充足的情况下，可进入组织细胞，参与蛋白质的合成代谢，获得正氮平衡，并生成酶类、激素、抗体、结构蛋白，促进组织愈合，恢复正常生理功能。

【适应证】　氨基酸类药。用于蛋白质摄入不足、吸收障碍等氨基酸不能满足机体代谢需要的患者。亦用于改善手术后病人的营养状况。

【不良反应】　本品可致疹样过敏反应，一旦发生应停止用药。偶有恶心、呕吐、胸闷、心悸、发冷、发热或头痛等。

 课堂互动

活动一　多媒体教学

通过多媒体课件，了解维生素类药物的分类及常用药物的适应证和主要不良反应。

活动二　实验操作

1. 通过维生素 C 的性质反应，了解维生素 C 的结构和主要性质。

2. 分别取青菜、橘子、橙子等蔬果的汁液各 1ml 于试管中，各加 6 滴淀粉碘酒溶液，观察蓝色的退色程度，比较维生素 C 的含量大小。

习题

一、单项选择题

1. 用于预防和治疗坏血病的维生素是（　　　　）。

A. 维生素 A   B. 维生素 C   C. 维生素 D   D. 维生素 E

2. 能促进钙和磷的吸收，提高血钙和血磷的含量，并促进骨骼的正常钙化，对儿童的骨骼生长具有重要作用的维生素是（   ）。

     A. 维生素 A   B. 维生素 C   C. 维生素 D   D. 维生素 E

3. 下列维生素中不宜与碱性药物配伍使用的是（   ）。

     A. 维生素 A   B. 维生素 C   C. 维生素 D   D. 维生素 E

4. 下列维生素中参与视紫红质合成的是（   ）。

     A. 维生素 A   B. 维生素 C   C. 维生素 D   D. 维生素 E

5. 缺乏下列哪种维生素会导致手足抽搐（   ）。

     A. 维生素 A   B. 维生素 C   C. 维生素 D   D. 维生素 E

6. 缺乏下列哪种维生素会导致脚气病、神经炎的是（   ）。

     A. 维生素 D   B. 维生素 C   C. 维生素 B_1 D. 维生素 B_2

7. 儿童缺乏下列哪种维生素可导致佝偻病（   ）。

     A. 维生素 A   B. 维生素 C   C. 维生素 D   D. 维生素 E

8. 缺乏下列哪种维生素会导致成人骨软化病（   ）。

     A. 维生素 A   B. 维生素 C   C. 维生素 D   D. 维生素 E

9. 缺乏下列哪种维生素会导致恶性贫血（   ）。

     A. 维生素 D_2 B. 维生素 B_6 C. 维生素 B_{12} D. 维生素 B_1

10. 下列属于肠外营养药的是（   ）。

     A. 葡萄糖酸钙   B. 葡萄糖酸锌   C. 复方氨基酸   D. 维生素 A

第十六章　糖类、盐类与酸碱平衡调节药物应用

【学习目标】

知识目标：

1. 熟悉口服补液盐的组成、药理作用和适应证。

2. 了解葡萄糖、氯化钾、氯化钠、碳酸氢钠的药理作用和适应证。

能力目标：能正确使用口服补液盐。

第一节　糖　　类

糖类化合物又被叫做碳水化合物，它是自然界中存在最多、分布最广的一类重要有机化合物。糖类能供给人体生理活动的能源物质，供给人类生理活动的能量。

葡萄糖（Glucose）[典][基]

葡萄糖是人体主要的热量来源之一。每 1 克葡萄糖可产 4 大卡（16.7kJ）热能，故被用来补充热量，治疗低血糖症。当葡萄糖和胰岛素一起静脉滴注时，糖原的合成需利用钾离子，从而钾离子进入细胞内，使血钾浓度下降，故被用来治疗高钾血症。高渗葡萄糖注射液快速静脉推注有组织脱水作用，可作组织脱水剂。本品能促进肝脏的解毒功能，对肝脏有保护作用。

葡萄糖作为非处方药用于身体虚弱、营养不良等以补充营养，或用于血糖过低者。口服补液盐制剂用于出汗、呕吐、腹泻引起的体液丢失。

第二节　盐　　类

盐类是人体的重要组成成分之一，对人类生命的延续，对维持人类的正常生命活动均有着重要意义。

盐类有的是维持人体正常生理机能的重要物质，有的则是构成人体的重要组成成分。钠能维持细胞外液的渗透压，保持水钠平衡；氯则对形成胃酸、维持渗透压起重要作用；钾能维持细胞内液的渗透压，并参与糖类和蛋白质的代谢；钙和磷是牙齿和骨骼的主要成分；铁参与组成血红蛋白。

盐类还有调节人体活动的作用，人体如果缺少钠会头晕，缺少锌就长不高，甚至影响脑的发育。

氯化钾（Potassium Chloride）[典][基]

【商品名称】　补达透

【药理作用】　本品是一种电解质补充药物。钾是维持细胞内液渗透压的重要成分，在细胞代谢、酸碱平衡、神经冲动的传递、肌肉收缩、心肌兴奋性、传导性及正常脏器功能的维持等方面都起着重要作用。

【适应证】　①治疗各种原因引起的低钾血症。②预防低钾血症。③洋地黄中毒引起的频发性、多源性早搏或快速心律失常。

【不良反应】 ①口服可有胃肠道刺激症状，如恶心、呕吐、咽部不适、胸痛（食管刺激）、腹痛、腹泻，甚至消化性溃疡及出血。在空腹、剂量较大及原有胃肠道疾病者更易发生。②原有肾功能损害时应注意发生高钾血症。

氯化钠 （Sodium Chloride）[典][基]

【药理作用】 本品是一种电解质补充药物。钠和氯是机体重要的电解质，主要存在于细胞外液，对维持正常的血液和细胞外液的容量及渗透压起着非常重要的作用。

【适应证】 ①用于各种原因所致的失水。②中毒及严重的低钠血症。

【不良反应】 ①输液过多、过快，可致水钠潴留，引起水肿、血压升高、心率加快、胸闷、呼吸困难。②不适当地给予高渗氯化钠可致高钠血症。

复方氯化钠注射液 （Compound Sodium Chloride Injection）[典][基]

【药理作用】 复方氯化钠注射液是一种体液补充药物。内含用于补充体液的离子。上述离子是体液中重要的电解质，对维持正常的血液和细胞外液的容量及渗透压起着非常重要的作用。

【适应证】 各种原因所致的失水及低氯性代谢性碱中毒。

葡萄糖氯化钠注射液 （Glucose and Sodium Chloride Injection）[典][基]

【药理作用】 葡萄糖是人体主要的热量来源之一。钠和氯是机体内重要的电解质，主要存在于细胞外液，对维持人体正常的血液和细胞外液的容量及渗透压起着非常重要的作用。

【适应证】 补充热能和体液。用于各种原因引起的进食不足或大量体液丢失。

知识链接

高钾血症：病人一般无特异症状，主要是钾对心肌和骨骼肌的毒性作用。抑制心肌收缩，出现心率缓慢，心律不齐，严重时心室颤动、心脏停搏于舒张状态。高血钾心电图的特征性改变是：早期 T 波高而尖、Q-T 间期延长，随后出现 QRS 波群增宽，PR 间期延长。神经肌肉症状：早期常有四肢及口周感觉麻木，极度疲乏，肌肉酸疼，肢体苍白、湿冷。血钾浓度达 7mmol/L 时，四肢麻木，软瘫，先为躯干，后为四肢，最后影响到呼吸肌，发生窒息。一位法医曾接触过这样一个案例，一位医生的夫人突然死亡，尸检未见明显异常，后在死者的肘部静脉处发现一个细小的针眼，将针眼附近的皮肤取样，进行检验，发现局部皮肤的钾离子超标，后经审讯，医生承认是其将氯化钾注射液注入其妻子体内，将其谋杀。

第三节 酸碱平衡调节药

人体内各种体液必须具有适宜的酸碱度，这是维持正常生理活动的重要条件之一。组织细胞在代谢过程中不断产生酸性和碱性物质；还有一定数量的酸性和碱性物质随食物进入人体内。机体发挥自身的调节作用将多余的酸性或碱性物质排出体外，保持体内的酸碱平衡。在严重的疾病中，机体内产生或丢失的酸碱过多而超过机体的调节能力，或机体自身的酸碱调节机制出现障碍时，可导致酸碱平衡失调。

碳酸氢钠 （Sodium Bicarbonate）[典][基]

【药理作用】 本品使血浆内碳酸根离子浓度升高，中和氢离子，从而纠正酸中毒；由于尿液中碳酸根离子浓度增加后 pH 值升高，使尿酸、磺胺类药物与血红蛋白等不易在尿中形成结晶或聚集从而碱化尿液；口服能迅速中和或缓冲胃酸，而不直接影响胃酸分泌。因而胃内 pH 迅速升高缓解高胃酸引起的症状。

【适应证】 ①治疗代谢性酸中毒。②碱化尿液。③作为制酸药治疗胃酸过多引起的症状。④静脉滴注对某些药物中毒有非特异性的治疗作用，如巴比妥类、水杨酸类药物及甲醇等中毒。

乳酸钠林格注射液（Sodium Lactate Ringer's Injection)[典][基]

【药理作用】 本品为调节体液、电解质及酸碱平衡药，可纠正代谢性酸中毒。高钾血症伴酸中毒时，乳酸钠可纠正酸中毒并使钾离子自血及细胞外液进入细胞内。

【适应证】 用于代谢性酸中毒或有代谢性酸中毒的脱水。

第四节 其 他

口服补液盐Ⅰ（Oral Rehydration Salts I)[典][基]

【药物组成】 氯化钠 1750g，碳酸氢钠 1250g，氯化钾 750g，葡萄糖 11000g，制成 1000 包。

【药理作用】 口服本品水溶液可以治疗和预防急性腹泻造成的脱水，称为口服补液疗法。

【适应证】 ①预防和治疗体内失水，对腹泻、呕吐、经皮肤和呼吸道等液体丢失引起的轻、中度失水的防治，可补充水、钾和钠。重度失水需静脉补液。②治疗腹泻时体液丢失。

【不良反应】 偶有消化道刺激。

口服补液盐Ⅱ（Oral Rehydration Salts Ⅱ)[典][基]

【药物组成】 氯化钠 1750g，枸橼酸钠 1450g，氯化钾 750g，无水葡萄糖 10000g，制成 1000 包。

【药理作用】 补充水、钠和钾，因本品含有葡萄糖，肠黏膜吸收葡萄糖的同时可吸收一定量的钠离子，从而使肠黏膜对肠液的吸收增加，对急性腹泻有治疗作用。

【适应证】 ①用于预防和治疗体内失水，对腹泻、呕吐、经皮肤和呼吸道等液体丢失引起的轻、中度失水的防治可补充水、钾和钠；重度失水需静脉补液。②治疗腹泻时体液丢失。

【不良反应】 ①高钠血症；②水过多；出现上述两种情况应立即停药。③呕吐，多为轻度。常发生于开始服用时，此时可分次少量服用。

【注意事项】 ①一般不用于早产儿。②使用时应随访检查血压、体重、电解质、失水体征、粪便量等。③严重失水或应用本品后失水无明显纠正者需改为静脉补液。

知识链接

(1) 口服补盐液的使用方法 秋季腹泻引起的脱水 90% 以上属于轻度和中度脱水，首选用口服补液盐（缩写 ORS，各医院及药店均有售）进行口服补液。使用时每袋加水 1000ml。轻度脱水 50～60ml/kg，4h 喂入；中度脱水 70～100ml/kg，6h 喂入；要少量多次服用，最好每 2～3min 喂 1 次，每次 10～20ml。以上用量喂完后如仍有腹泻，用 ORS 液每袋加水 1500ml，丢失多少就要补充多少。

(2) 判断幼儿脱水程度的几项指标 ①体重迅速减轻，轻度脱水体重减轻 3%～5%；中度脱水体重减轻 5%～10%；重度脱水体重减轻 10% 以上 。②尿量减少，其减少程度与脱水程度成正比。③前囟、眼窝凹陷，轻中度脱水眼泪减少，重度脱水哭而无泪。④口干、口渴。⑤皮肤弹性下降。

活动一　病例分析

1. 临床病例分析实例

病例介绍：患者男性，18岁，3天前吃火锅后2h觉上腹部胀痛，呕吐为内容物6次，2天前发热达38℃，腹泻，为水样便，每天6～7次，伴排便前脐周痛，排便后缓解。诉口干、乏力、食欲差，自服"氟哌酸"未见好转。体格检查：T38℃、P110次/min、R18次/min、BP88/60mmHg，急性痛苦病容，腹软，上腹及脐周压痛，肠鸣音8～10次/min。

问题：患者可能的医疗诊断是什么？如何处理？

病例分析：患者为青年男性，起病急骤，表现为发热、呕吐、腹痛、腹泻，疑有不洁食物摄入史，查体：体温升高，脉搏快，血压偏低，腹部压痛，肠鸣音亢进，结合实验室检查，急性胃肠炎诊断成立，同时存在脱水及电解质紊乱。对本例患者可以通过积极补液、纠正水电解质失衡，给予抗生素及抑酸、对症治疗。

活动二　案例分析

例1：刘某，男，68岁。患慢性支气管炎、阻塞性肺气肿10余年，因呼吸道感染收治。住院后给予抗菌药物，每日静脉输葡萄糖盐水500ml、5％～10％葡萄糖液1500ml、氯化钾2g。第4天出现嗜睡、精神恍惚。测血钠为120mmol/L、尿钠34mmol/L、血钾3.2mmol/L。住院前一天曾测过血钠为136mmol/L。静脉输液量减少乃至停用后，精神症状消失。住院第10天复查血钠上升至135mmol/L。

分析：本例患者在治疗过程中出现精神症状，显然与低血钠有关。结合临床用药概况及血钠低而尿钠不低的测定结果提示为"稀释性低钠"，与静脉补液量相对过多有关。

例2：史某，男，54岁，患"充血性心肌病"。入院时测血钾为3.8mmol/L。治疗包括地高辛0.25mg/d，利尿剂氢氯噻嗪、呋塞米、糖皮质激素（醋酸地塞米松5～10mg/d）。经治疗后尿量增多，7d后复查血电解质，血钾降至2.4mmol/L。第10天猝死。

分析：利尿剂及糖皮质激素均排钾，在尿量增多的情况下排钾更多，造成低钾血症。对有心肌损害的患者，低血钾可促发各种心律紊乱甚至猝死。

例3：黄某，2岁，确诊为轮状病毒感染，每天大便四至五次，颜色黄、水样，口渴，口服药有思密达、妈咪爱、利巴韦林，口服补液盐治疗五天后症状缓急，七天痊愈。

分析：患者有腹泻症状比较严重，且口渴。脱水症状较明显，口服补盐液可以预防和减轻脱水症状，用在这里非常正确。妈咪爱可以补充肠道有益菌，利巴韦林可抗病毒。三者结合对轮状病毒引起的腹泻效果很好。

例4：张某，男，68岁，患Ⅱ型糖尿病7年，现每天服用磺脲类降糖药物。一天午后散步时，突然面色苍白、心慌、全身冒冷汗，凭以往的经验，他意识到自己又犯低血糖了。立即吃了一块随身携带的小蛋糕，但还是产生了较严重的低血糖反应，送到医院立即注射了葡萄糖才得以好转。

分析：患者在低血糖时吃了块小蛋糕，这是正确的，但是蛋糕中的糖分由双糖和多糖及其他成分组成，食入人体受胃酸和消化酶的作用，转变为葡萄糖后才能被人体吸收，升糖速度较慢。如果吃的是饼干或巧克力，这些食物中不仅含有双糖、多糖、脂肪，还含有咖啡因、小苏打，不仅升糖慢，而且还会引起反跳性的高血糖。所以食物中的糖分含量无法确定，对摄入多少量也就无法掌控。为在处理低血糖时，使低血糖简单、易控，我们应该在发生低血糖时口服葡萄糖片。

习题

一、单项选择题

1. 氯化钾是维持细胞内什么的重要成分（　　　　）。

A. 电解质   B. pH 值   C. 渗透压
D. 电离度   E. 交换度

2. 氯化钾用于洋地黄中毒引起的阵发性（　　）。
A. 心动过速   B. 频发房性期前收缩
C. 心律减慢   D. 心房颤动
E. 心室颤动

3. 高渗葡萄糖具有（　　）。
A. 利尿作用   B. 对肾有保护作用   C. 增加胰岛素的分泌
D. 升高眼压   E. 保护心功能作用

4. 常用于代谢性酸中毒的药物是（　　）。
A. 葡萄糖   B. 氯化钾   C. 碳酸氢钠
D. 口服补盐液   E. 复方氯化钠注射液

二、问答题

1. 试述葡萄糖的药理作用。
2. 常用的盐类药物有哪些？简述药理作用和适应证。

第十七章　专科药物应用

【学习目标】

知识目标：

1. 熟悉外用药红霉素、阿昔洛韦、咪康唑、尿素的药理作用、不良反应和注意事项。

2. 熟悉眼科用药氯霉素、左氧氟沙星、阿昔洛韦、硝酸毛果芸香碱的药理作用、不良反应和注意事项。

3. 熟悉五官科用药盐酸麻黄碱、氧氟沙星的药理作用、不良反应和注意事项。

4. 了解计划生育用药复方左炔诺孕酮片、复方炔诺酮片、左炔诺孕酮的药理作用、不良反应和注意事项。

能力目标：

1. 能够对常见的皮肤感染、手足皲裂、口腔溃疡、牙痛进行用药指导。

2. 能够对眼科用药和耳鼻用药患者进行用药方法指导。

3. 能够介绍常用的避孕方法。

第一节　皮肤科用药

皮肤科用药是一类作用和治疗皮肤疾病的药物。皮肤科用药包括外用和内服两个途径，其中外用药物可直接接触到皮肤的损害部位而发挥作用，局部药物浓度高，效果明显，也可避免口服用药的体内过程不良反应，故其用量大。皮肤科外用药物主要分为四类：①抗感染药，如红霉素、阿昔洛韦、硝酸咪康唑等；②角质溶解药，如尿素、鱼石脂、水杨酸等；③肾上腺皮质激素类药，如氢化可的松等；④其他，如维A酸。内用药物有抗真菌药、抗组胺药等。

一、抗感染药

由细菌感染引起的皮肤细菌病，如皮肤表面小面积的感染、单个或多个毛囊炎，可用皮肤病用抗生素药，如红霉素。由病毒感染引起的病毒性皮肤病，如单纯疱疹、带状疱疹，使用抗病毒药，如阿昔洛韦。由真菌感染引起的皮肤真菌病，如手、足、头癣，用抗真菌药，如咪康唑。

醋酸咪康唑（Miconazole Nitrate）[典][基]

【商品名称】　达克宁、乐蔚、拜尼多

【药理作用】　广谱抗真菌药，对表皮真菌、白色念珠菌、革兰阳性球菌和杆菌等具有抑制和杀灭作用。

【适应证】　用于由表皮真菌、酵母菌等引起的体股癣、手足癣、头癣和甲癣等，由念珠菌引起的口角炎和外耳炎。

【不良反应】　极少数有灼烧和刺激感。

【注意事项】　涂布部位如有烧灼感、瘙痒、红肿等，应停止用药，洗净。

红霉素外用软膏剂用于脓疱疮等化脓性皮肤病、小面积烧伤、溃疡面的感染和寻常痤疮。不良反应偶见刺激症状和过敏反应。孕妇及哺乳期妇女慎用。过敏者禁用。

阿昔洛韦外用软膏剂用于单纯疱疹或带状疱疹感染，不良反应有疼痛、灼痛、刺痛、瘙痒以及皮疹等。如局部有灼烧感、瘙痒、红肿等应停止用药，洗净。

灼伤气雾剂用于一度及浅二度灼伤，创伤、日光晒伤及虫咬等。不良反应偶有局部刺激症状。保存时勿受热，避免撞击，置阴凉处。使用喷射时避明光，以防爆炸。

二、角质溶解药

手足皲裂是由于各种原因引起的手足部皮肤干燥和开裂，是体力劳动者的冬季常见皮肤病。常用药物有角质溶解药，如尿素。疖是人体皮肤表面单个毛囊及周围组织的急性化脓性感染，俗称"白头老"，易发于头面、颈背、腋下、腹股沟、小腿及会阴等处。常用鱼石脂治疗。

尿素 （Urea）[典][基]

【药理作用】　使角质蛋白溶解变性，增进角质层水合作用，从而使皮肤柔软，防止干裂。

【适应证】　用于手足皲裂；角化型手足癣所引起的皲裂。

【不良反应】　偶见皮肤刺激和过敏反应。

【注意事项】　局部有烧灼感、瘙痒、红肿等情况应停药，并将局部药物洗净。

鱼石脂 （Ichthammol）[典][基]

【药理作用】　消毒防腐药，具有温和刺激性和消炎、防腐及消肿作用。

【适应证】　用于疖肿。

【不良反应】　偶见皮肤刺激和过敏反应。

【注意事项】　不得用于皮肤破溃处。避免接触眼睛和其他黏膜（如口、鼻等）。用药部位如有烧灼感、红肿等情况应停药，并将局部药物洗净。

水杨酸 （Salicylic Acid）[典][基]

【商品名称】　多瑞、联邦清风

【药理作用】　具有局部止痛、止痒作用。

【适应证】　用于银屑病、皮肤浅部真菌病、脂溢性皮炎、痤疮、鸡眼、疣和胼胝等的治疗。

【不良反应】　引起接触性皮炎。

【注意事项】　有糖尿病、四肢周围血管疾患使用高浓度软膏慎重。避免在生殖器部位、黏膜、眼睛和非病区（如疣周围）皮肤应用。炎症和感染的皮肤损伤勿使用。

三、肾上腺皮质激素类药

氢化可的松 （Hydrocortisone）[典][基]

【商品名称】　尤卓尔

【药理作用】　抗炎、抗过敏、止痒及减少渗出作用；减轻和防止组织对炎症的反应；免疫抑制作用。

【适应证】　用于过敏性皮炎、湿疹、神经性皮炎、脂溢性皮炎及瘙痒症等。

【不良反应】　长期使用引起局部皮肤萎缩，毛细血管扩张、色素沉着、毛囊炎、口周皮炎以及继发感染。

【注意事项】　不宜长期使用，并避免全身大面积使用。涂布部位如有灼烧感、瘙痒、红肿等，应停止用药，并将局部药物清洗干净。

四、其他

维A酸（Tretinoin）[典][基]

【商品名称】 丽英、唯爱、爱思洁、芙晴

【药理作用】 促进表皮细胞更新，促进上皮角细胞的生长和角质层的脱落。

【适应证】 用于寻常痤疮及角化异常性疾病。

【不良反应】 局部刺激，用药部位可能发生红斑、肿胀、脱屑、结痂、色素增加或减退。

【注意事项】 过敏者禁用。急性皮炎、湿疹类皮炎、湿疹类疾病禁用。用药期间勿用其他可导致皮肤刺激及破损的药物、化妆品或清洁剂。

表 17-1 所列为皮肤科常用药物应用。

表 17-1 皮肤科常用药物应用

药　物	应　用	备　注
高锰酸钾	为强氧化剂，用于杀菌、消毒，且有收敛作用	消毒剂
过氧乙酸	为强氧化剂，消毒杀菌	消毒剂
乙醇	75%用于灭菌消毒。50%稀醇用于防褥疮	消毒剂
硼酸	皮肤损害的清洁剂，可用于伴大量渗液的急性湿疹、脓疱疮	消毒剂
碘伏	手术部位的皮肤消毒；治疗烫伤；治疗滴虫性阴道炎、化脓性皮肤炎症及皮肤真菌感染	消毒剂
过氧化氢	为强氧化剂，具有消毒、防腐、除臭及清洁作用，用于清洗创面、溃疡、脓窦、耳内脓液	消毒剂
苯扎溴铵	能杀灭多种细菌及真菌，用于手、皮肤黏膜、泌尿科、妇产科、耳鼻喉各种消毒	消毒剂
汞溴红	溶液通常称红药水，用于皮肤、小创面消毒	消毒剂
甲紫	溶液通常称紫药水（含甲紫1%），为消毒防腐药，用于浅表创面、溃疡及皮肤感染	消毒剂
呋喃西林	具有抑菌及杀菌作用。0.02%水溶液，用于溃疡、化脓性皮炎及烧伤等皮肤消毒。0.2%软膏，用于皮肤及黏膜感染的涂敷	消毒剂
聚维酮碘	用于化脓性皮炎、皮肤真菌感染、小面积轻度烧烫伤以及小面积皮肤、黏膜创口的消毒	皮肤科用药
莫匹罗星（百多邦）	局部外用抗生素，适用于革兰阳性球菌引起的皮肤感染	皮肤科用药
复方醋酸地塞米松乳膏（三九皮炎平）	用于过敏性和自身免疫性炎症性疾病。如局限性瘙痒症、神经性皮炎、接触性皮炎、脂溢性皮炎、慢性湿疹等	皮肤科用药
复方硝酸益康唑乳膏（派瑞松）	用于炎症性皮肤真菌病、湿疹样皮炎、甲沟炎、念珠菌性口角炎、尿布皮炎	皮肤科用药
酮康唑	用于皮肤浅表真菌感染，如手癣、足癣、体癣、股癣等	皮肤科用药

知识链接

手、足癣：俗称"手气"、"脚气"。皮肤癣菌感染手指屈面、指间及手掌侧皮肤称手癣；感染足趾、足底、足跟、足侧缘称足癣。根据临床表现，一般将其分为三型，即水疱型、浸渍型、角化过度型。水疱型，多发于指（趾）、掌趾及侧缘。表现为米粒大小的水疱，壁较厚、不易破裂，内容液清澈，水疱自行干燥后形成白色点状或环形脱屑，自觉瘙痒。浸渍糜烂型，较常见。主要分布在趾间，皮肤浸渍发白，去除表皮后露出鲜红色糜烂面。自觉瘙痒，常易激发细菌感染而有恶臭。角化过度型，多发于手掌、足趾及足跟等处。主要表现为皮肤角化增厚及脱屑，触之有粗糙感，冬季常有皲裂。局部治疗是根据皮损的不同类型选用不同剂型的外用抗真菌药。

第二节　眼科用药

眼科用药是指用于治疗眼部疾病的药物。眼科用药主要采用局部滴液。滴眼剂是最常用眼科用药剂型，具有局部药物浓度高、使用方便等优点，应用广泛。

一、抗感染药

结膜炎是发生在结膜的炎症或感染，当结膜受到各种刺激后，将出现水肿、眼红，因此结膜炎又称为"红眼病"，可累及单眼或双眼。使用眼部抗感染药，如氯霉素、左氧氟沙星、阿昔洛韦、红霉素等。

氯霉素 （Chloramphenicol）〔典〕〔基〕

【商品名称】 润舒

【药理作用】 广谱抗微生物作用，包括需氧革兰阴性菌及革兰阳性菌、厌氧菌、立克次体属、螺旋体和衣原体属。

【适应证】 治疗沙眼、结膜炎、角膜炎、眼睑缘炎等。

【不良反应】 有眼部刺激、过敏反应等。

【注意事项】 大剂量长期使用（超过3个月）可引起视神经炎或视神经乳头炎（特别是小儿）。

左氧氟沙星滴眼剂用于细菌性结膜炎、角膜炎、角膜溃疡、泪囊炎，偶有过敏反应，对本品有过敏史者禁用。

阿昔洛韦滴眼剂用于单纯疱疹性角膜炎、带状疱疹病毒引起的眼部感染和结膜炎。不良反应有轻微短暂刺痛感。使用时药液若析出结晶或浑浊，置热水中溶解后使用。

红霉素眼膏剂用于敏感菌引起的眼部感染，如眼眶蜂窝组织炎、结膜炎、角膜炎、眼睑炎及沙眼衣原体引起的沙眼。不良反应偶见眼睛疼痛，视力改变，持续性发红或刺激感等过敏反应。用药部位如有烧灼感、瘙痒、红肿等情况应停药，并将局部药物洗净。

二、青光眼用药

青光眼是一种表现为眼内压升高，视神经和视功能损害的眼病。外引流通道开放的称为开放型青光眼。外引流通道被虹膜阻塞则被称为闭角型青光眼。治疗青光眼药物有硝酸毛果芸香碱、马来酸噻吗洛尔、乙酰唑胺。

硝酸毛果芸香碱 （Pilocarpine Nitrate）〔典〕〔基〕

【商品名称】 真瑞

【药理作用】 拟胆碱药，可缩瞳、降低眼压、调节痉挛，用于治疗青光眼。

【适应证】 用于急性闭角型青光眼，慢性闭角型青光眼，开角型青光眼，继发性青光眼等。

【不良反应】 眼刺痛，烧灼感，结膜充血引起睫状体痉挛，浅表角膜炎，颞侧或眼周头痛，诱发近视。长期使用可出现晶状体浑浊。

【注意事项】 瞳孔缩小引起暗适应困难，在夜间开车或从事照明不好的危险职业的患者慎用。定期检查眼压。滴眼后需用手指压迫泪囊部1～2min。

马来酸噻吗洛尔 （Timolol Maleate）〔基〕

【药理作用】 非选择性β-肾上腺能受体阻滞剂，有降低眼内压作用。

【适应证】 治疗原发性开角型青光眼。

【不良反应】 眼烧灼感及刺痛。

【注意事项】 过敏者及心动过缓者忌用。哮喘和心力衰竭者慎用。滴眼时可被吸收而产生全身作用，不宜与其他β阻滞剂合用。

乙酰唑胺 （Acetazolamide）〔典〕〔基〕

【药理作用】 碳酸酐酶抑制剂，能抑制房水生成，降低眼压。

【适应证】 治疗各种类型的青光眼。

【不良反应】 四肢麻木及刺痛感，可出现暂时性近视，也可发生磺胺样皮疹、剥脱性皮炎。

【注意事项】 不能耐受磺胺类药物或其他磺胺衍生物利尿药的患者禁用。糖尿病患者、酸中毒及肝、肾功能不全者慎用。

三、其他

硫酸阿托品 （Atropine Sulfate）〔典〕〔基〕

【药理作用】 硫酸阿托品阻断 M 胆碱受体，使瞳孔括约肌和睫状肌松弛，导致去甲肾上腺素能神经支配的瞳孔扩大肌的功能占优势，从而使瞳孔散大。

【适应证】 用于散瞳，虹膜睫状体炎。

【不良反应】 眼部用药后可能产生视力模糊，短暂的眼部烧灼感和刺痛、畏光，因全身吸收出现口干，皮肤、黏膜干燥，发热，面部潮红，心动过速等现象。

【注意事项】 眼压异常或窄角、浅前房眼患者和 40 岁以上的病人禁用。出现眼睑过敏反应或接触性皮炎立即停药。角膜穿孔或者即将穿孔的角膜溃疡患者慎用。用药后视力模糊，应该避免开车、使用机器和进行其他任何有危险的活动。用药后瞳孔散大畏光，可在阳光和强烈灯光下戴太阳眼镜。

醋酸可的松 （Cortisone Acetate）〔典〕〔基〕

【药理作用】 本品为糖皮质激素类药物。具有抗炎、抗过敏作用。

【适应证】 用于过敏性结膜炎。

【不良反应】 长期或大量使用可致眼压升高或青光眼、视神经损害、视野缺损以及白内障；过量使用还可引起全身性不良反应；长期使用可导致继发性眼部感染。

【注意事项】 过敏者禁用。青光眼患者慎用。不宜长期使用，连用不得超过 2 周，若症状未缓解应停药就医。若眼部有感染时，应在医师或药师的指导下与抗菌药物合用。

表 17-2 所列为眼科常用药物应用。

表 17-2　眼科常用药物应用

药　　物	应　　用
利福平	滴眼剂用于敏感细菌引起的眼部感染
盐酸阿糖胞苷	用于病毒性眼病如树枝状角膜炎、角膜虹膜炎、流行性角膜结膜炎等
色苷酸钠	用于预防春季过敏性结膜炎
氧氟沙星（迪可罗）	治疗细菌性结膜炎、角膜炎、角膜溃疡、泪囊炎、术后感染等外眼感染
盐酸林可霉素	用于敏感菌感染所致结膜炎，角膜炎等
金霉素	用于细菌性结膜炎、麦粒肿及细菌性眼睑炎
三氮唑核苷	用于病毒性眼科疾病，如单疱性角膜炎、表层点状角膜炎
利巴韦林	用于单纯疱疹病毒性角膜炎
吡诺克辛钠	治疗初期老年性白内障、轻度糖尿病性白内障等
四味珍层冰硼滴眼液（珍视明）	明目去翳，清热解痉。用于治疗青光眼，防治青少年假性近视眼，并可作为眼的保健用药
珍珠明目液	清热泻火，养肝明目，用于肝虚火旺引起视力疲劳症和慢性结膜炎。长期使用可以保护视力
萘敏维（艾唯多）	用于缓解眼睛疲劳、结膜充血及眼睛发痒等症状
复方门冬泛甘（新乐敦）	用于抗眼疲劳，减轻结膜充血症状
复方硫酸软骨素（润洁）	用于视疲劳，干眼症

知识链接

急性结膜炎：急性结膜炎俗称"红眼病"，是由细菌或病毒引起的眼结膜急性炎症。表现为眼部异物感、烧灼感、发痒、流泪，结膜充血、分泌物增多。治疗一般以局部治疗为主。局部用药方法：①滴眼液点眼是最基本的途径，急性期应用抗生素或抗病毒滴眼液，1～2h 一次，好转后酌情减少次数。②睡觉前眼膏涂眼。③冲洗结膜，宜用生理盐水冲洗分泌物，每天 1～2 次。

第三节　五官科用药

一、耳鼻喉科用药

主要作用于耳部、鼻部、咽喉部药物统称为耳鼻喉科用药。防治鼻炎使用鼻腔用药，如盐酸麻黄碱。耳道或外耳道感染使用耳部用药，如氧氟沙星。咽喉部感染使用咽喉部用药。

盐酸麻黄碱（Ephedrine Hydrochloride）[典][基]

【药理作用】　可直接激动血管平滑肌的 α、β 受体，使皮肤、黏膜以及内脏血管收缩。用于鼻部可作为鼻腔减充血剂，缓解因感冒等引起的鼻塞症状。

【适应证】　用于急慢性鼻炎及感冒鼻塞等。

【不良反应】　偶见一过性轻微烧灼感，干燥感，头痛，头晕，心率加快。

【注意事项】　对本品过敏者禁用。小儿、孕妇慎用。连续使用时间过长，可产生"反跳"现象，出现更为严重的鼻塞。冠心病、高血压、甲状腺功能亢进、糖尿病、窄角型青光眼患者慎用。

氧氟沙星（Ofloxacin）[典][基]

【药理作用】　本品通过抑制细菌的 DNA 螺旋酶从而抑制 DNA 复制而发挥作用。对革兰阳性菌、阴性菌群均有较强的抗菌作用。

【适应证】　治疗敏感细菌引起的中耳炎、外耳道炎和鼓膜炎。

【不良反应】　耳痛及瘙痒感。

【注意事项】　对本品有过敏史者禁用；炎症波及到鼓膜时慎用。点耳时药液温度宜接近体温，温度过低可引起眩晕。

盐酸地芬尼多（Difenidol Hydrochloride）[典][基]

【商品名称】　眩晕停

【药理作用】　改善椎底动脉供血，调节前庭系统功能，抑制呕吐中枢，有抗眩晕及镇吐作用。

【适应证】　防治多种原因或疾病引起的眩晕、恶心、呕吐，如乘车、船、飞机时的晕动病等。

【不良反应】　常见有口干、心悸、头昏、头痛、嗜睡、不安和轻度胃肠不适，停药后即可消失。偶有幻听、幻视、定向力障碍、精神错乱、忧郁等。偶见皮疹、一过性低血压反应。

【注意事项】　青光眼、胃肠道或泌尿道梗阻性疾病以及心动过速患者、孕妇慎用。

二、口腔科用药

口腔溃疡，又称为"口疮"，是发生在口腔黏膜上的表浅性溃疡，大小可从米粒至黄豆大小，呈圆形或卵圆形，溃疡面为凹、周围充血，可因刺激性食物引发疼痛，一般一至两个星期可以自愈。口腔溃疡成周期性反复发生，医学上称"复发性口腔溃疡"。可一年发病数次，也可以一个月发病几次，甚至新旧病变交替出现。可用氯己定含片或含漱剂进行治疗。

醋酸氯己定（Chlorhexidine Acetate）[典]

【商品名称】 醋酸洗必泰

【药理作用】 为双胍类高效、广谱杀菌剂，通过增加、改变细菌胞浆膜通透性而起杀菌作用。对革兰阳性细菌作用强于革兰阴性菌，对铜绿假单胞菌、真菌也有效。

【适应证】 用于咽峡炎、口腔溃疡、齿龈炎及口腔感染。

【注意事项】 不宜与肥皂、洗衣粉等阴离子表面活性剂合用。

牙 周 康

【药理作用】 含有甲硝唑、布洛芬，前者对厌氧菌及脆弱拟杆菌等有强大杀灭作用，且不易产生耐药性；后者为长效非甾体抗炎镇痛药。

【适应证】 用于溃疡性牙龈炎、牙周炎、牙周脓肿、牙髓炎及口臭，预防牙科术后感染。

【不良反应】 高剂量时可引起癫痫发作和周围神经病变，后者主要表现为肢端麻木和感觉异常。长期用药时可产生持续周围神经病变。

【注意事项】 偶会有中枢神经系统不良反应。

表 17-3 所列为五官科常用药物应用。

表 17-3　五官科常用药物应用

药　　物	应　　用
华素片	用于慢性咽喉炎、慢性牙周炎、牙龈炎、复发性口腔溃疡
桂林西瓜霜	清热解毒，消肿止痛
复方草珊瑚含片	疏风清热，消肿止痛，清利咽喉
咽立爽口含滴丸	用于急性咽炎，症见咽喉肿痛、咽干、口臭等症状
清喉利咽颗粒（慢严舒柠）	用于急慢性咽炎，扁桃体炎，咽喉发干，声音嘶哑
金果饮	养阴生津，清热利咽，润肺开音。用于急慢性咽喉炎
鼻渊舒口服液	通利鼻窍。用于因感冒引起的鼻塞不通、急慢性鼻炎
甲硝唑口颊片	用于牙龈炎、牙周炎、冠周炎及口腔溃疡
金嗓子喉片	用于改善急性咽炎所致的咽喉肿痛，干燥灼热，声音嘶哑
罗汉果银花含片	疏风清热，解毒利咽。用于改善急性咽炎引起的咽痛、灼热、干燥不适
通达滴鼻剂	疏风宣肺，芳香通窍。可改善急性鼻炎所致的鼻塞

知识链接

（1）口腔溃疡的预防　①注意口腔卫生，避免损伤口腔黏膜，避免辛辣性食物和局部刺激。②保持心情舒畅，乐观开朗。③保证充足的睡眠时间，避免过度疲劳。④注意生活规律性和营养均衡性，养成一定的排便习惯，防止便秘。

（2）口腔溃疡局部治疗　主要目的是消炎、止痛、促进溃疡愈合：①含漱剂，0.25%金霉素溶液、、1:5000氯己定洗必泰溶液、1:5000呋喃西林溶液等；②含片，溶菌酶含片、氯己定含片；③散剂，冰硼散、锡类散、黄连散等是中医传统治疗口腔溃疡的主要药；④药膜，其基质中含有抗生素及醋酸可的松等药物，用时先将溃疡处擦干，剪下与病变面积大小相近的药膜，贴于溃疡上，有减轻疼痛、保护溃疡面、促进愈合的作用。

（3）耳鼻咽喉部用药方法　①耳部用药方法，使用滴耳剂时，病人头微侧，一般每次滴入滴耳剂5～10滴，每日2次。②鼻腔用药方法，鼻腔又深又窄，滴鼻时应头往后仰，适当吸气，使药液尽量到达较深部位。鼻黏膜比较娇嫩，滴鼻剂必须对黏膜无刺激或较少刺激。该类药品不能连续使用超过 3 天，过度频繁使用或延长使用时间可引起鼻塞症状反复。通常每天 3～4 次，每次 1～2 滴。③咽喉部用药，注意在治疗期间要多休息、多饮水、戒除烟酒，不吃刺激性大的饮食。

第四节　妇产科用药

妇产科用药包括产科用药和妇科用药。产科用药最常见的为子宫收缩和引产药，能选择性地兴奋子宫平滑肌，使子宫产生节律性收缩，用于引产或分娩时的催产。常用的子宫兴奋药有：①缩宫素（催产素），如缩宫素、垂体后叶素；②麦角制剂，如马来酸麦角新碱；③前列腺素，如卡前列甲酯。妇科用药大多属抗感染药、外科洗剂及阴道用栓剂等，适用于女性盆腔炎、阴道或外阴感染。如滴虫性阴道炎常用甲硝唑、替硝唑；念珠菌性阴道炎常用酮康唑、制霉菌素等治疗；宫颈炎、盆腔炎常选用抗生素或抗厌氧药治疗。

一、子宫收缩药

缩宫素注射液 （Oxytocin Injection）[典][基]

【药理作用】　子宫收缩药，与子宫平滑肌上的催产素受体结合，使子宫兴奋，收缩力加强。

【适应证】　用于引产、催产及各种原因的子宫出血。

【不良反应】　偶有恶心、呕吐、心率增快或心律失常。

【注意事项】　骨盆过窄，产道受阻，明显头盆不称及横位产者禁用。有剖腹产史、子宫肌瘤剔除术史及臀位产者慎用。

马来酸麦角新碱 （Ergometrine Maleate）[典][基]

【药理作用】　子宫收缩药。可直接作用于子宫平滑肌，作用强而持久。

【适应证】　产后或流产后预防和治疗由于子宫收缩无力或缩复不良所致子宫出血。

【不良反应】　静脉给药时，可出现头痛、头晕、耳鸣、腹痛、恶心、呕吐。麦角中毒，表现为持久腹泻、手足和下肢皮肤苍白的发冷、心跳弱、持续呕吐、惊厥。

【注意事项】　冠心病、肝功能损害、严重的高血压、低血钙、肾功能损害者慎用。

垂体后叶注射液 （Posterior Pituitary Injection）[基]

【药理作用】　对平滑肌有强烈收缩作用，尤以对血管及子宫之基层作用更强，由于剂量不同，可引起子宫节律收缩至强直收缩。

【适应证】　用于肺、支气管出血（如咯血），消化道出血（呕血、便血），并适用于产科催产及产后收缩子宫、止血等。对于腹腔手术后肠道麻痹等也有功效。

【注意事项】　用药后如出现面色苍白、出汗、心悸、胸闷、腹痛、过敏性休克等，应立即停药。

二、其他

甲硝唑（详见第三章第二节）

表 17-4 所列为妇产科常用药物应用。

表 17-4　妇产科常用药物应用

药　　物	应　　用
利托君	抑制子宫平滑肌收缩,减少子宫活动而延长妊娠期
替硝唑	对厌氧微生物有杀灭作用,具有抗厌氧菌作用。有杀灭滴虫作用
酮康唑	用于局部治疗外阴阴道念珠菌病和革兰阳性细菌引起的双重感染
硝酸益康唑	抗真菌药,用于念珠菌性阴道炎
制霉素	抗真菌药,用于霉菌感染的念珠菌性阴道炎或滴虫感染
聚甲酚磺醛	用于局部治疗宫颈、阴道炎症及感染

知识链接

滴虫性阴道炎治疗：滴虫性阴道炎是由阴道毛滴虫引起，表现为外阴瘙痒，以阴道口及外阴为重，有时有灼热、疼痛感及泌尿系统感染症状。阴道分泌物增多，多为泡沫状，质稀薄，可有臭味。有灰黄或灰白色，或有黄绿色脓性分泌物。治疗原则：①局部用药，每晚用 1% 的乳酸液或 0.5% 醋酸液冲洗外阴、阴道后，再用甲硝唑塞入阴道深部，10 次/疗程。②全身用药，甲硝唑口服。性伴侣同时服用。③加强预防及随访，做到：a. 注意个人卫生，保持外阴清洁，穿纯棉内裤。b. 治疗期间夫妻同时服药。第一疗程结束后，于下次月经干净后夫妇双方同时复查，如为阴性，再巩固 1 疗程。再次复查为阴性方为治愈。c. 注意厕所、浴具等物品的卫生，防止交叉感染。

第五节　计划生育用药

实行计划生育是我国的一项基本国策。使用避孕药是目前一种安全、有效、方便的避孕方法。避孕药是指能阻止受孕或防止妊娠的药物。包括女性甾体激素，如复方炔诺酮片；女性用阴道杀精药，如任苯醇醚。

一、女性甾体激素

1. 短效口服避孕药

复方左炔诺孕酮片 （Compound Levonorgestrel Tablets）[典][基]

【药理作用】　本品中的左炔诺孕酮能阻止孕卵着床，并使宫颈黏液黏稠度增加，阻止精子穿透。炔雌醇能抑制促性腺激素分泌，从而抑制卵巢排卵。两种成分配伍，增强避孕作用，又减少了不良反应。

【适应证】　用于女性口服避孕。

【不良反应】　恶心、呕吐、困倦等类早孕反应。突破性出血（多发生在漏服药时，必要时可每晚加服炔雌醇 0.01mg）。闭经、精神压抑、头痛、疲乏、体重增加、面部色素沉着。

【注意事项】　每年进行体检。出现怀疑妊娠、血栓栓塞并视觉障碍、高血压等症状时应停药。一旦发生漏服，除按常规服药外，应在 24h 内加服 1 片。

复方炔诺酮片 （口服避孕片 1 号）（Compound Norethisterone Tablets）[典][基]

【药理作用】　本品中的炔诺酮能阻止孕卵着床，并使宫颈黏液稠度增加，阻止精子穿透。炔雌醇能抑制促性腺激素分泌，从而抑制卵巢排卵。两种成分配伍，增强避孕作用，又减少了不良反应。

【适应证】　用于女性口服避孕。

【不良反应】　出现恶心、呕吐、困倦等类早孕反应。漏服药时会出现突破性出血、闭经。

【注意事项】 每年进行体检。怀疑妊娠、血栓栓塞并视觉障碍、高血压等症状时停药。哺乳期妇女应于产后半年开始服用。

2. 长效口服避孕药

左炔诺孕酮炔雌醚片 （Levonorgestrel and Quinestrol Tablets）[典]

【商品名称】 悦可婷

【药理作用】 基于长效雌激素（炔雌醚）的抗生育作用配伍孕激素而制成，长效雌激素口服后很快被吸收入血，并被贮存于脂肪组织中，缓慢释放后代谢为炔雌醇发挥效用，每月只需服用一次。

【适应证】 适宜于长期同居夫妇避孕。

【不良反应】 类早孕反应、白带增多、初次服药后 10～15 天可能发生阴道出血，开始服药的两次月经周期也可能缩短，一般不需处理。服药期间少数妇女可发生不规则阴道出血。少数人发生月经增多或闭经，有胃痛、浮肿、乳房胀痛、头痛等。

【注意事项】 午饭后服药可减轻类早孕反应。初次服药者，可能 10～15 天来一次月经；开始服药的两次月经周期缩短，一般第三次月经转为正常。部分对象随着服药时间延长，月经量可能逐渐减少。若是怀孕，应及早终止妊娠。停药半年后再妊娠为宜。服药期限一般为3～5 年为宜。急慢性肝，肾疾病，高血压，糖尿病、哺乳期妇女禁服。

3. 长效注射用避孕药

复方甲地孕酮注射液 （Compound Acetate Injection）[基]

【药理作用】 雌激素、孕激素配伍的长效避孕药。具有抑制排卵作用。影响卵子的受精和受精卵的着床过程。

【适应证】 女用长效避孕药。

【不良反应】 恶心、呕吐、头昏，有乳房胀痛、乏力、疲乏等反应。个别可发生高血压，停药后多可恢复正常。使用过程中，出现乳房肿块，应即停止；个别可有过敏反应，不可再注射。

【注意事项】 需按时注射。定期体检，包括乳腺、肝功能、血压和宫颈刮片的检查，发现异常者应即停药。子宫肌瘤、高血压患者慎用。注射后，一般维持 14 天左右月经来潮，如注射后闭经，可隔 28 天再注射一次。如闭经达 2 月，应停止注射，等待月经来潮，闭经期间要采用其他方法避孕，待月经来后再按第一次方法，重新开始注射。

4. 事后避孕药

左炔诺孕酮 （Levonorgestrel Tablets）[典] [基]

【商品名称】 毓婷、安婷

【药理作用】 显著抑制排卵和阻止孕卵着床，并使宫颈黏液稠度增加，精子穿透阻力增大，从而发挥速效避孕作用。

【适应证】 用于女性紧急避孕，即在无防护措施或其他避孕方法偶然失误时使用。

【不良反应】 偶有轻度恶心、呕吐。

【注意事项】 用于避孕失误的紧急补救避孕药，不是引产药。不宜作为常规避孕药，服药后至下次月经前应采取可靠的避孕措施。如服药后 2 h 内发生呕吐反应，应立即补服 1片。可能使下次月经提前或延期，如逾期 1 周月经仍未来潮，应立即到医院检查，以排除妊娠。

5. 探亲避孕药（速效避孕药）

醋酸甲地孕酮（探亲避孕片 1 号）（Megestrol Acetate Tablets）[典][基]

【商品名称】　佳迪、宜利治、爱克

【药理作用】　为孕激素，对垂体促性腺激素的释放有一定的抑制作用。

【适应证】　月经不调、功能性子宫出血、子宫内膜异位症；晚期乳腺癌和子宫内膜腺癌。

【不良反应】　主要为恶心、头晕、倦怠；突破性出血；孕期服用有比较明确的增加女性后代男性化的作用。

【注意事项】　有子宫肌瘤，血栓病史及高血压、糖尿病、精神抑郁患者慎用。长期用药注意检查肝功能以及进行乳房检查。

炔诺酮（探亲避孕片）（Norethisterone）[典]

【药理作用】　孕激素类药物，具有抑制排卵作用。

【适应证】　用于女性探亲时短效避孕。

【不良反应】　偶见过敏反应。食欲缺乏、恶心等胃肠道反应。阴道不规则出血。

【注意事项】　探亲避孕药，如同居超过 14 天，应改用短效口服避孕药；且一年内服用本品不得超过两个周期。

二、女性用阴道杀精药

壬苯醇醚（Nonoxinol Suppositories）[典][基]

【商品名称】　爱侣栓、妻之爱、合欢

【药理作用】　非离子型表面活性剂，通过降低精子细胞膜表面活性，改变精子渗透性而杀死精子或使它们不能游动，难于穿过宫颈口而无法使卵受精，从而达到避孕效果。

【适应证】　女性外用短期避孕。

【不良反应】　偶见过敏反应，可使女性外阴或阴道，甚至男性阴茎发生较严重的刺激症状，如局部瘙痒、疼痛等。少数患者局部有轻度刺激症状，阴道分泌物增多。

【注意事项】　必须放入阴道深处，否则易导致避孕失败。放入约 5min 后，方可进行房事；若放入 30min 内未进行房事，再进行房事时，必须再次放药；重复房事者，需再次放药。房事后 6h 方可冲洗。阴道给药，切忌口服。给药时应洗净双手或戴指套或手套。

三、计划生育常用药物的应用

计划生育常用药物的应用见表 17-5。

表 17-5　计划生育常用药物应用

药　物	应　用	分　类
三相避孕片	女性口服避孕	短效口服避孕药
复方醋酸甲地孕酮	女性口服避孕	短效口服避孕药
去氧孕烯炔雌醇片（妈富隆）	女性口服避孕	短效口服避孕药
复方孕二烯酮片（敏定偶）	女性口服避孕	短效口服避孕药
复方醋酸甲地孕酮片（口服避孕片 2 号）	女性口服避孕	短效口服避孕药
口服避孕片 0 号	女性口服避孕	短效口服避孕药
复方 16 次甲基氯地孕酮月服片	女性口服避孕	长效口服避孕药
复方 16 次甲基氯地孕酮月服片（复方次甲氯地孕酮片）	女性口服避孕	长效口服避孕药
复方炔雌酮月服片（复方氯地孕酮片）	女性口服避孕	长效口服避孕药
米非司酮（弗乃尔）	性事后 72h 内只需服用一片	事后避孕药
左炔诺孕酮硅胶棒	育龄妇女，要求长期避孕者	外用避孕药

知识链接

（1）避孕的方法　避孕的方法有口服避孕药、避孕套避孕、宫内节育器、女性输卵管结扎、男性输精管结扎等。

（2）宫内节育器　宫内节育器是一种放置在子宫腔内的避孕器具，属于长效避孕节育措施。由于早期的宫内节育器为金属环形物，故宫内节育器又叫"节育环"，放置宫内节育器又叫"上环"或"带环"，追踪检查宫内节育器的放置情况又叫"查环"。

 课堂互动

活动一　现场参观

通过药店调查，了解常用的皮肤科用药、眼科用药、五官科用药、妇科用药及避孕药。

活动二　多媒体教学

通过多媒体课件，了解避孕方法。

习题

一、单项选择题

1. 手足皲裂是由于各种原因引起的手足部皮肤干燥和开裂，可用于治疗的药物是（　）。

    A. 硝酸咪康唑　　　　B. 红霉素　　　　　　C. 阿昔洛韦　　　　D. 尿素

2. 百多邦的通用名是（　　）。

    A. 莫匹罗星　　　　　　　　　　　　　B. 复方醋酸地塞米松乳膏

    C. 复方硝酸益康唑乳膏　　　　　　　　D. 水杨酸

3. 下列药物中用于治疗老年性白内障的是（　　）。

    A. 乙酰唑胺滴眼液　　　　　　　　　　B. 色苷酸钠滴眼液

    C. 吡诺克辛钠滴眼液　　　　　　　　　D. 利巴韦林滴眼液

4. 下列用于散瞳的是（　　）。

    A. 硫酸阿托品　　　　B. 醋酸可的松　　　　C. 利福平　　　　D. 爱维多

5. 晕动病可选用的药物有（　　）。

    A. 盐酸地芬尼多　　　B. 盐酸麻黄碱　　　　C. 华素片　　　　D. 氯己定

6. 下列可以治疗口腔溃疡的药物是（　　）。

    A. 盐酸地芬尼多　　　B. 醋酸可的松　　　　C. 盐酸麻黄碱　　　D. 氯己定

7. 属于兴奋子宫的药物是（　　）。

    A. 马来酸麦角新碱　　B. 醋酸可的松　　　　C. 乙酰唑胺　　　　D. 氯己定

8. 下列用于治疗滴虫性阴道炎的药物是（　　）。

    A. 甲硝唑　　　　　　B. 卡前列甲酯　　　　C. 阿昔洛韦　　　　D. 鱼石脂

9. 下列是事后避孕药的是（　　）。

    A. 妈富隆　　　　　　B. 三相避孕片　　　　C. 毓婷　　　　　　D. 敏定偶

10. 探亲避孕片1号是指（　　）。

    A. 左炔诺孕酮　　　　　　　　　　　　B. 复方左炔诺孕酮片

    C. 复方甲地孕酮注射液　　　　　　　　D. 醋酸甲地孕酮

二、多项选择题

1. 下列用于治疗真菌感染性皮肤病的药物是（　　）。

    A. 尤卓尔　　　　　　B. 派瑞松　　　　　　C. 硝酸咪康唑　　　D. 优芙宁

2. 下列属于皮肤消毒剂的是（　　）。

    A. 过氧化氢　　　　　B. 呋喃西林　　　　　C. 硼酸　　　　　　D. 苯扎溴铵

3. 下列具有止痒作用的药物是（　　）。
    A. 水杨酸　　　　　　　B. 尤卓尔　　　　　　C. 芙晴　　　　　　D. 鱼石脂
4. 下列属于抗眼部疲劳的药物是（　　）。
    A. 艾唯多　　　　　　　B. 润舒　　　　　　　C. 新乐敦　　　　　D. 润洁
5. 下列属于眼科抗感染药的是（　　）。
    A. 复方硫酸软骨素滴眼液　　　　　　B. 红霉素眼膏
    C. 阿昔洛韦滴眼液　　　　　　　　　D. 利巴韦林滴眼液
6. 下列可以治疗口腔溃疡的药物有（　　）。
    A. 华素片　　　　　　　B. 氯己定　　　　　　C. 醋酸可的松　　　D. 盐酸麻黄碱
7. 下列可以用于治疗咽炎的药物有（　　）。
    A. 华素片　　　　　　　B. 金果饮　　　　　　C. 金嗓子喉片　　　D. 罗汉果银花含片
8. 下列属于兴奋子宫的药物有（　　）。
    A. 缩宫素注射液　　　　　　　　　　B. 垂体后叶素
    C. 马来酸麦角新碱　　　　　　　　　D. 盐酸麻黄碱
9. 下列对于滴虫性阴道炎，说法正确的是（　　）。
    A. 由阴道毛滴虫引起
    B. 表现为外阴瘙痒，有时有灼热、疼痛感
    C. 可用甲硝唑治疗
    D. 夫妻双方同时治疗
10. 下列属于短效避孕药的药物有（　　）。
    A. 复方左炔诺孕酮片　　　　　　　　B. 妈富隆
    C. 复方次甲氯地孕酮片　　　　　　　D. 口服避孕片 1 号
11. 下列属于长效避孕药的是（　　）。
    A. 悦可婷　　　　　　　　　　　　　B. 三相避孕片
    C. 口服避孕片 0 号　　　　　　　　　D. 复方氯地孕酮片

三、问答题

1. 手、足癣病是由什么感染引起的？请列举一种常用的药物，并说明药物不良反应和用药注意事项。
2. 简述急性结膜炎的局部治疗方法。
3. 什么是青光眼？请列举治疗青光眼的药物。
4. 口腔溃疡可以用哪些药物进行治疗，如何预防？
5. 简述耳部用药方法、鼻腔用药方法。
6. 常用的避孕方法有哪些？什么是宫内节育器？

第十八章　解毒药应用

【学习目标】

知识目标：

1. 熟悉有机磷酸酯类中毒及其解毒药物。

2. 了解氰化物中毒及其解毒药。

3. 了解其他解毒药的应用。

中毒是指进入人体的化学物质在效应部位积累到一定量而引起损害的全身性疾病。引起中毒的化学物质称为毒物。毒物引起中毒的最小剂量称为中毒量，引起中毒死亡的最小剂量称为致死量。根据毒物的来源和用途可以分为：①工业性毒物；②药物；③农药；④有毒动植物。毒物可以通过皮肤黏膜、呼吸道、消化道、静脉注射等途径进入人体，也可以通过眼、耳、尿道或创口等部位进入人体，对机体产生损害。

根据中毒的原因，可以将中毒分为职业性中毒和生活性中毒。职业性中毒是指在生产过程中，某些原料、中间产物、成品是有毒的，由于不注意劳动安全保护或不严格遵守操作规程，与毒物密切接触，致使毒物进入人体而发生中毒；在有毒物品的运输、保管、使用过程中违反安全防护制度，也可能发生中毒。生活性中毒是指在误食或意外接触有毒物质、用药过量、药物成瘾、自杀或他杀等情况下，致使过量毒物进入人体而引起的非职业性中毒。

根据接触毒物的毒性、量和时间的不同，可以将中毒分为急性中毒和慢性中毒两类。急性中毒是由于在短时间内接触大量毒物而引起，起病急、病情重、变化快，如果不及时诊断和处理，可以危及生命。慢性中毒是由于长时间或多次接触小量毒物而引起，起病慢、病程长，多数病人缺乏特异性诊断依据，容易造成误诊、漏诊。

在解救中毒性疾病中，解毒药起着重要作用。解毒药是指能够直接对抗毒物或解除毒物所致毒性反应的药物。解毒药分为非特异性解毒药和特异性解毒药。非特异性解毒药由于没有特异性和专属性，解毒疗效低。特异性解毒药的特异性强，是针对某些毒物的专属性解毒药，解毒疗效高，能够发挥对因治疗作用。急性中毒的一般处理原则是：①迅速脱离毒源，促进毒物排出，如催吐、洗胃、导泻、灌肠、利尿等；②紧急抢救生命，维持生命体征平稳；③给予特效解毒药；④尽早采取对症治疗，积极预防并发症。

临床常用的特异性解毒药主要包括：①氰化物中毒解毒药，如硫代硫酸钠等；②有机磷酸酯类中毒解毒药，如氯解磷定等；③亚硝酸盐中毒解毒药，如亚甲蓝等；④阿片类中毒解毒药，如纳洛酮等；⑤鼠药解毒药，如乙酰胺等；⑥其他解毒药。

第一节　氰化物中毒解毒药

氰化物可以分为无机氰化物和有机氰化物两类。无机氰化物，如氢氰酸、氰化钾、氰化钠等，有机氰化物，如丙烯腈、丙酮氰醇等，均能在机体内很快析出氰离子（CN^-），均属高毒类。工业生产中使用氰化物非常广泛，如从事电镀、油漆、染料、橡胶等行业人员接触的机会较多。日常生活中，桃仁、苦杏仁、枇杷仁、木薯等均含有氰苷，水解后产生氢氰酸，其中以苦杏仁含量最高。职业性氰化物中毒主要是通过呼吸道，其次在高浓度下也能通过皮肤吸收。生活性氰化物中毒以口服为主，口腔黏膜和消化道能充分吸收。此外，硝普钠过量，也可以引起氰化物中毒。

氰化物的中毒机制是：氰化物进入机体后，很快释放出具有毒性的氰离子（CN^-），氰离子很容易与含高铁（Fe^{3+}）的酶（如细胞色素氧化酶、过氧化氢酶）结合形成复合物。其中尤以细胞色素氧化酶对氰离子较为敏感。氰离子能迅速与细胞色素氧化酶中的三价铁结合，阻止其还原成二价铁，形成氰化高铁细胞色素氧化酶，从而使细胞色素氧化酶失活，失去在细胞生物氧化过程中传递电子的作用，使组织呼吸链中断，导致组织细胞不能利用血液中的氧而造成细胞缺氧窒息，致使机体中毒，严重者死亡。氰化物的中毒机制如图18-1所示。

$$CN^- + 细胞色素氧化酶（Fe^{3+}）\longrightarrow \begin{array}{l} 氰化细胞色素氧化酶 \\ （酶失活，细胞缺氧窒息）\end{array}$$

图 18-1 氰化物的中毒机制示意

吸入高浓度氰化氢气体或吞服致死量的氰化钠（钾），可于 $10\sim60s$ 突然发出尖叫而晕厥、意识丧失、瞳孔散大、呼吸困难、发绀，出现强直性和阵发性痉挛，甚至角弓反张。并于 $2\sim3min$ 内呼吸停止，呈"闪电样"猝死。非猝死型患者可因中毒量的不同，分别表现为呼吸困难，并有胸闷、头痛、心悸、心率加快，皮肤黏膜呈樱桃红色等。经口服而中毒的患者可以有消化道症状，如恶心、呕吐、腹泻等。随即发生昏迷、血压下降、呼吸抑制、发绀、强直性和阵发性痉挛。如不及时抢救，可迅速死亡。

对氰化物中毒患者的治疗目的是迅速恢复细胞色素氧化酶的活性，促使氰化物转化为无毒或低毒物质，并最终排出体外。由于急性氰化物中毒的病情发展迅速，故抢救应分秒必争，强调现场应用特效解毒药。常用的解毒药可以分为两类：①高铁血红蛋白形成药，如亚硝酸钠等；②供硫药，如硫代硫酸钠等。在解救氰化物中毒患者时，需要联合使用高铁血红蛋白形成药和供硫药，常采用亚硝酸盐-硫代硫酸钠序贯治疗方法，首先静注亚硝酸钠，再静注硫代硫酸钠，二者不能混合静注。氰化物中毒的解毒机制如图18-2所示。

① 高铁血红蛋白形成药

a. 正常血红蛋白 $\xrightarrow{亚硝酸盐}$ 高铁血红蛋白

b. 高铁血红蛋白＋CN^-＋氰化细胞色素氧化酶 $\longrightarrow$ 氰化正铁血红蛋白 ＋细胞色素氧化酶（酶复活）

② 供硫药

硫代硫酸钠 ＋ CN^- ＋ 氰化细胞色素氧化酶 ＋ 氰化高铁血红蛋白 $\longrightarrow$ 细胞色素氧化酶（酶复活） ＋ 高铁血红蛋白 ＋ 亚硫酸钠 ＋ 硫氰酸钠

图 18-2 氰化物中毒的解毒机制示意

硫代硫酸钠 （Sodium Thiosulfate）〔典〕〔基〕

【商品名称】 大苏打、海波

【药理作用】 本药具有活泼的硫原子，在体内转硫酶的作用下，可游离出硫原子，与 CN^- 相结合，变为毒性较低的硫氰酸盐（SCN^-），随尿液排出体外，使细胞色素氧化酶得以复活而解毒。此外，硫代硫酸钠具有还原性，能够与砷、汞、铅、铋、碘等结合，所以也可以用于这些物质的解毒。

【适应证】 本药是治疗氰化物中毒的首选药，也可用于治疗砷、汞、铅、铋、碘等中毒。

【不良反应】 不良反应少见，偶有头晕、乏力、恶心、呕吐等。

【注意事项】 静注过快可以使血压下降，宜缓慢静注。

第二节　有机磷酸酯类中毒解毒药

有机磷酸酯类化合物具有杀虫效率高，使用成本低，对农作物、果树毒害小等优点，被广泛应用于农业和林业。按照其毒性强弱分为：①剧毒类，如甲拌磷（3911）、对硫磷（1605）、内吸磷（1059）等；②高毒类，如甲基对硫磷、甲胺磷、氧乐果、敌敌畏等；③中毒类，如乐果、敌百虫、乙硫磷等；④低毒类，如马拉硫磷、辛硫磷、氯硫磷等。绝大多数有机磷酸酯类难溶于水，易溶于有机溶剂中，多具有刺激性蒜味，一般在酸性溶液中较稳定，在碱性溶液中易分解而失去毒力。而敌百虫则较例外，易溶于水，在碱性溶液中变为毒性更大的敌敌畏。

有机磷酸酯类可以通过消化道、呼吸道、皮肤及黏膜等途径吸收，进入人体后即分布全身引起中毒，一般呼吸道和消化道吸收较皮肤吸收更为迅速而完全。职业性中毒常常是由于生产、运输、使用过程中不遵守操作规程或个人防护不当所致，以皮肤和呼吸道吸收为主。生活性中毒多由于误服、误用引起，如进食被污染的瓜果、蔬菜或水源等；此外还有服毒自杀及投毒谋杀而中毒者。

在人体正常情况下，胆碱能神经兴奋时释放的神经递质——乙酰胆碱，被胆碱酯酶水解为乙酸与胆碱而失去活性。当有机磷酸酯类进入人体后，与体内胆碱酯酶迅速结合，形成磷酰化胆碱酯酶而失去催化水解乙酰胆碱的能力，导致乙酰胆碱在体内大量蓄积，造成交感、副交感及运动神经系统传导功能障碍而引起中毒，出现一系列中毒症状，先表现为兴奋，最后转为抑制。有机磷酸酯类的中毒机制如图18-3所示。

有机磷酸酯类 ＋ 胆碱酯酶——→磷酰化胆碱酯酶——→乙酰胆碱堆积

——→过度激动 M、N 受体——→中毒症状 { M 样症状 / N 样症状 / 中枢症状 }

图 18-3　有机磷酸酯类的中毒机制示意

一般轻度中毒以 M 样症状为主，中度中毒同时出现 M 样症状和 N 样症状，重度中毒除 M 样症状和 N 样症状加重外，还出现明显的中枢症状（见表18-1）。死亡原因主要是呼吸衰竭及循环衰竭。

表 18-1　有机磷酸酯类的中毒表现

作　　用		中　毒　表　现	
M 样作用	瞳孔括约肌收缩	M 样症状	瞳孔缩小、视力模糊
	促进腺体分泌		流涎、口吐白沫、出汗、流泪、流涕、呼吸道分泌物增加
	兴奋平滑肌		恶心、呕吐、腹痛、腹泻、大小便失禁、支气管痉挛、呼吸困难
	抑制心肌		心动过缓
	扩张血管		血压下降
N 样作用	兴奋神经节	N 样症状	血压升高、心动过速或其他心律失常
	兴奋骨骼肌		肌束颤动、抽搐，严重者出现肌无力，甚至肌麻痹
中枢神经系统反应	先兴奋后抑制	中枢神经系统症状	躁动不安、失眠、谵妄、昏迷、呼吸抑制、循环衰竭

常用的有机磷酸酯类中毒解毒药为：①抗胆碱药，如硫酸阿托品、氢溴酸山莨菪碱、氢

溴酸东莨菪碱等，以硫酸阿托品最常用；②胆碱酯酶复活药，如氯解磷定、碘解磷定、双复磷和双解磷等，氯解磷定为目前胆碱酯酶复活药中首选药物。由于胆碱酯酶复活药不能解除在中毒过程中已经蓄积的乙酰胆碱的作用，必须与硫酸阿托品配合使用，特别是除双复磷以外的大部分胆碱酯酶复活药都不能透过血-脑屏障，因此，对脑组织中的胆碱酯酶复活能力较差。所以，合用硫酸阿托品来消除因脑组织中乙酰胆碱蓄积所致的脑神经症状，是解救有机磷酸酯类中毒的重要环节。硫酸阿托品能够迅速解除 M 样症状和部分中枢症状，但不能消除 N 样症状，也不能使失活的胆碱酯酶复活。胆碱酯酶复活药能够恢复胆碱酯酶的活性，迅速解除 N 样症状。所以，对于轻度中毒者可以单独应用胆碱酯酶复活药或硫酸阿托品以控制症状；对于中度和重度中毒者必须合用胆碱酯酶复活药与硫酸阿托品。若胆碱酯酶发生"老化"或慢性中毒时，胆碱酯酶复活药无效。因此，解救有机磷酸酯类中毒，除了迅速清除毒物和对症处理外，必须早期、足量、反复使用硫酸阿托品和胆碱酯酶复活药，达到阿托品化后改用维持量。

氯解磷定 （Pralidoxime Chloride）[基]

【商品名称】　氯磷定

【药理作用】　氯解磷定具有恢复胆碱酯酶活性及直接解毒作用。氯解磷定能与磷酰化胆碱酯酶作用，形成磷酰化氯解磷定，同时游离出胆碱酯酶，胆碱酯酶恢复其水解乙酰胆碱的作用。此外，氯解磷定也能直接与体内游离的有机磷酸酯类结合，形成无毒的磷酰化氯解磷定由肾脏排出。

【适应证】　用于解救多种有机磷酸酯类中毒。对各种有机磷酸酯类中毒疗效有差异：对内吸磷、对硫磷、乙硫磷等中毒的疗效较好；对敌百虫、敌敌畏、马拉硫磷中毒的疗效较差；对乐果中毒无效。

【不良反应】　不良反应较少，偶有嗜睡、眩晕、恶心、视物模糊等，用量过大或注射过快可致呼吸抑制、抽搐。

【注意事项】　氯解磷定在碱性溶液中易水解为氰化物，故禁与碱性药物混合使用。

知识链接

阿托品化与阿托品中毒：抢救有机磷酸酯类中毒时，使用硫酸阿托品剂量应根据中毒程度适当掌握。硫酸阿托品能够阻断乙酰胆碱对副交感神经和中枢神经系统的 M 受体作用，缓解 M 样症状，兴奋呼吸中枢，但无对抗 N 受体的作用。因此，一方面要注意应用硫酸阿托品至 M 样症状消除或出现"阿托品化"后即应减量，延长给药间隔时间。阿托品化的指标为：瞳孔较前扩大不再缩小、颜面潮红、口干、皮肤干燥、心率加快、肺部湿啰音消失等。另一方面要注意避免硫酸阿托品过量引起中毒。如果出现瞳孔散大、颜面潮红、皮肤干燥、高热、意识模糊、狂躁不安、幻觉、谵妄、昏迷和尿潴留等症状，提示可能硫酸阿托品中毒，应立即停药观察和补液，以促进毒物的排出，必要时应用硝酸毛果芸香碱解毒。

第三节　亚硝酸盐中毒解毒药

亚硝酸盐是一种工业原料，也用于食品加工。一般情况下引起亚硝酸盐中毒的原因是由于食入含有大量硝酸盐、亚硝酸盐的食品所致。食入亚硝酸盐，其来源主要有以下几个方面：①贮存过久的新鲜蔬菜、腐烂蔬菜及放置过久的煮熟蔬菜；②没有腌透的咸菜、酸菜；③有些地区饮用水中含有较多的硝酸盐、亚硝酸盐，当用该水煮粥、做饭，并盛放在不洁的容器中放置过夜，硝酸盐在细菌作用下还原为亚硝酸盐，致使亚硝酸盐含量过高；④食用蔬菜（特别是叶菜）过多时，大量硝酸盐进入肠道，如果消化功能欠佳，则肠道内的细菌可以将蔬菜中的硝酸盐还原为亚硝酸盐，且在肠道内过多过快地形成以至来不及分解，导致大量亚硝酸盐进入血液导致中毒，出现青紫，称为"肠源性青紫症"；⑤硝酸盐、亚硝酸盐是食品添加剂的一种，作为发色剂，广泛用于熟肉类、灌肠类、罐头等动物性食品，如果使用量过大，可使食品中含有过量的硝酸盐和亚硝酸盐；⑥误将亚硝酸盐当作食用盐加入食品等。

亚硝酸盐中毒机制是：亚硝酸盐是强氧化剂，进入人体后，短期内能够使血液中正常携氧的低铁血红蛋白氧化成高铁血红蛋白，从而失去输送氧的功能，造成机体组织缺氧，出现青紫等一系列中毒症状。亚硝酸盐中毒发病迅速，潜伏期一般1～3h，误食大量亚硝酸盐者仅十几分钟即可发病。主要症状为口唇、舌尖、指甲及全身皮肤出现紫绀，伴有头痛、头晕、乏力、胸闷、心率加快、恶心、呕吐等症状。严重者可以出现昏迷、抽搐、大小便失禁，常因呼吸衰竭而死亡。亚硝酸盐中毒的特效解毒药是亚甲蓝。

亚甲蓝（Methylthioninium Chloride）[典][基]

【商品名称】 美蓝

【药理作用】 亚甲蓝为氧化还原剂，其作用和用途与剂量大小关系密切。

（1）还原作用 小剂量（1～2mg/kg体重）亚甲蓝在还原型辅酶Ⅰ脱氢酶（NADPH）的作用下，还原为还原型亚甲蓝，后者可使高铁血红蛋白还原为血红蛋白，使其恢复携氧能力，故可以用于治疗高铁血红蛋白血症，如亚硝酸盐、苯胺、非那西丁、硝酸甘油、磷酸伯氨喹等中毒所致的高铁血红蛋白血症。

（2）氧化作用 大剂量（5～10mg/kg）亚甲蓝可直接使血红蛋白氧化为高铁血红蛋白，可以用于治疗轻度氰化物中毒。

【适应证】 小剂量（1～2mg/kg）亚甲蓝用于治疗亚硝酸盐中毒。大剂量（5～10mg/kg）亚甲蓝可以用于轻度氰化物中毒的解救。

【不良反应】 本药静脉注射过快，可以引起头晕、胸闷、恶心、呕吐、腹痛等。剂量过大，除上述症状加剧外，还出现头痛、大汗、心率增快和意识障碍。

【注意事项】 本药禁忌皮下、肌内和鞘内注射。严重肾功能不全者慎用。治疗亚硝酸盐中毒时，只有在小剂量（1～2mg/kg体重）时才有效，故应严格控制亚甲蓝的剂量及注射速度，否则会使症状加重。

知识链接

全国食品卫生宣传周的来历：1995年10月30日，《中华人民共和国食品卫生法》经第八届全国人民代表大会常委会第十六次会议正式审议通过并颁布施行。为搞好《食品卫生法》宣传活动，卫生部决定从1996年起，每年11月第一周为全国《食品卫生法》宣传周。每年宣传一个主题，重点解决一个群众关心的食品卫生问题，向全社会宣传食品卫生知识，普及食品卫生法律规范，同时公布食品卫生信息，加大对食品卫生问题的曝光力度，通报食物中毒发生情况，公布食品卫生监督举报投诉电话，发动群众参与对食品卫生的社会监督，认真接受和调查群众举报的违法案件，打击违法行为。我国《食品卫生法》宣传周近些年的活动主题介绍包括：食品安全需要消费者参与、《食品卫生法》就在你身边、食品安全我们在行动、关注农民工的食品安全、保障食品卫生，构建和谐社会、保障农村食品卫生，维护农民健康权益、关注餐饮卫生，预防食物中毒、遵守食品安全标准，履行食品安全义务等。

第四节 阿片类中毒解毒药

阿片类药物有多种，主要包括硫酸吗啡、盐酸哌替啶、可代因、海洛因、美沙酮、枸橼酸芬太尼、舒芬太尼等。此类药物是阿片受体激动剂，通过激动中枢和外周的阿片受体，抑制突触神经递质而产生效应。阿片类药物兴奋 μ 和 κ 受体后产生镇痛、呼吸抑制、欣快、成瘾和瞳孔缩小等效应；兴奋 δ 受体后表现为焦虑、幻觉及精神异常；影响 λ 受体可以表现为精神愉快、镇痛和惊厥等反应。阿片类药物属于国家管制的镇痛麻醉药品，应严格控制使用，多限于剧烈疼痛，尤其是急性剧痛的短期使用或晚期癌性疼痛的使用。

阿片类药物可以通过口服、鼻吸入及注射等途径吸收，起效时间随进入人体的途径不同而各异，其快慢顺序是：静脉注射＞静脉滴注＞鼻黏膜吸入＞肌内注射＞口服。阿片类药物中毒是临床较常见的中毒之一。阿片类药物中毒的原因主要有以下两个方面。

（1）医源性原因　有的医务人员在治疗疾病时，为了减轻某些症状所带来的痛苦，在应用阿片类药物时，不严格掌握其剂量，频繁、过量使用导致成瘾、中毒。

（2）故意性原因　一种是有的人由于诸多原因，采取服用阿片类药物的方式自杀；另一种是有的人故意吸食阿片类药物，以满足已经酿成的毒瘾。

阿片类药物急性中毒主要表现为：①中枢神经系统方面，轻者出现困倦、淡漠，重者昏迷；有的患者可以出现躁动不安、幻觉、谵妄、惊厥等。②出现呼吸抑制，主要表现为呼吸频率减慢、发绀，是导致患者死亡的主要原因。③出现针尖样瞳孔。④可以出现低血压、休克、心动过缓、恶心、呕吐、体温下降等其他表现。其中，昏迷、针尖样瞳孔和呼吸抑制是阿片类药物急性中毒的典型表现。阿片类药物中毒的首选解毒药是纳洛酮。

盐酸纳洛酮（Naloxone Hydrochloride）[典][基]

【商品名称】　苏诺、吉可欣

【药理作用】　纳洛酮为纯粹的阿片受体拮抗药，本身无内在活性，但能竞争性拮抗各类阿片受体，起效迅速，拮抗作用强，对阿片受体拮抗作用强度依次为 $\mu ＞ \kappa ＞ \delta$ 受体。此外，纳洛酮还具有抗休克作用，可增强心肌收缩力，升高动脉压，改善血供。纳洛酮小剂量（0.4～0.8mg）注射后，2min 内可以迅速逆转阿片激动剂的所有作用，并诱发阿片类成瘾者的戒断症状。大剂量（12mg）注射可使血压升高。

【适应证】　纳洛酮主要用于阿片类药物急性中毒的解救。

①用于阿片类药物中毒。②解除阿片类药物麻醉的术后呼吸抑制。③阿片类药物成瘾者（吸毒者）的鉴别诊断。④可用于乙醇急性中毒的救治。⑤用于中毒性休克（恢复血压）。

【不良反应】　本药一般无不良反应，偶可出现恶心、呕吐、嗜睡、心动过速、血压升高和烦躁不安等。

【注意事项】　①由于此药作用持续时间短，常需要重复给药，以维持药效。②心功能不全和高血压患者慎用。

知识链接

（1）国际禁毒日的来历　由于20世纪80年代以来，吸毒在全世界日趋泛滥，毒品走私日益严重。面对这一严峻形势，1987年6月12日至26日，联合国在维也纳召开由138个国家的3000多名代表参加的麻醉品滥用和非法贩运问题部长级会议。会议提出了"爱生命，不吸毒"的口号。与会代表一致同意将每年6月26日定为"国际禁毒日"，以引起世界各国对毒品问题的重视，号召全球人民共同来抵御毒品的危害。同年12月，第42届联合国大会通过决议，决定把每年的6月26日定为"反麻醉品的滥用和非法贩运国际日"（即"国际禁毒日"）。

（2）毒品的分类方法：毒品的种类很多，范围很广，分类方法也不尽相同。根据毒品的来源，可以分为天然毒品、半合成毒品和合成毒品三大类。根据毒品对人体中枢神经的作用，可以分为镇静剂、兴奋剂和致幻剂三大类。根据毒品的自然属性，可以分为麻醉药品和精神药品两大类。

第五节　鼠药解毒药

灭鼠药有氟乙酰胺、氟乙酸钠、毒鼠强、甘氟等。虽因毒性太大多已禁用，但临床仍见灭鼠药中毒病例，临床上常见的灭鼠药中毒是氟乙酰胺、氟乙酸钠、毒鼠强中毒等。中毒的主要原因是意外中毒、投毒和服毒自杀等。意外中毒是由于误食了含有灭鼠药的灭鼠诱饵粮，或者是由于将灭鼠药与食品混放，误将灭鼠药作为调味料，或者是灭鼠时不慎将灭鼠药撒落入食物中等原因所引起，也有进食被灭鼠药毒死的鸡、鸭、禽等而引起中毒的报道。

有机氟类农药如氟乙酰胺和氟乙酸钠都是剧毒的急性灭鼠剂。有机氟类农药的中毒机制主要是破坏机体的三羧酸循环所致。氟乙酰胺在机体内可以水解产生氟乙酸，氟乙酸与辅酶A作用形成氟乙酰辅酶A，再与柠檬酸结合形成氟柠檬酸，使三羧酸循环中断，影响机体氧化磷酸化过程，造成神经系统和心肌损害。有机氟类灭鼠药中毒的特效解毒药是乙酰胺。毒鼠强也是对人、畜都具有剧毒的急性灭鼠剂，目前尚缺乏明确的特效解毒药，主要采取对症支持疗法。

乙酰胺　（Acetamide）[基]

【商品名称】　解氟灵

【药理作用】　由于乙酰胺的化学结构和氟乙酰胺相似，能竞争性抑制某些酶（如酰胺酶），使不产生氟乙酸，从而消除氟乙酸对机体三羧酸循环的毒性作用，具有延长中毒潜伏期，减轻临床中毒症状或制止发病的作用。

【适应证】　乙酰胺是氟乙酰胺、氟乙酸钠及甘氟中毒的特效解毒药。

【不良反应】　乙酰胺注射时可以引起局部疼痛，可以通过注射时加入盐酸普鲁卡因20～40mg混合使用，以减轻疼痛。剂量过大可引起血尿。

【注意事项】　所有氟乙酰胺中毒病人，包括可疑中毒者，不管发病与否，都应及时给予本药，尤其在早期，应给予足量。

知识链接

三羧酸循环：三羧酸循环是一个由一系列酶促反应构成的循环反应系统，在该反应过程中，首先由乙酰辅酶A（主要来自于三大营养物质的分解代谢）与草酰乙酸缩合生成含3个羧基的柠檬酸，再经过4次脱氢、2次脱羧，重新生成草酰乙酸，每经过一次三羧酸循环可以产生12个ATP。三羧酸循环是机体获取能量的主要方式，是糖、脂肪和蛋白质在体内彻底氧化的共同代谢途径，也是糖、脂肪和蛋白质代谢相互联系与转化的枢纽。

 课堂互动

活动一　多媒体教学

1. 通过观看录像及讨论，了解有机磷酸酯类农药中毒及抢救。

2. 通过观看录像及讨论，了解阿片类中毒的临床特点及其纳洛酮的疗效。

习题

一、单项选择题

1. 有机磷酸酯类中毒用硫酸阿托品解救时，不能解除的症状是（　　　）。

　　A. 支气管痉挛　　　　　B. 肌肉震颤　　　　　C. 腺体分泌过多　　　　　D. 心脏抑制

2. 有机磷酸酯类急性中毒出现口吐白沫、严重的恶心、呕吐和呼吸困难时，应立即注射的药物是（　　　）。

A. 硫酸阿托品　　　　　B. 纳洛铜　　　　　C. 氯解磷定　　　　　D. 肾上腺素

　3. 使磷酰化胆碱酯酶复活的药物是（　　）。

　　A. 硫酸阿托品　　　　　B. 溴新斯的明　　　　C. 去甲肾上腺素　　　D. 氯解磷定

　4. 鼠药中毒的特效解毒药是（　　）。

　　A. 溴新斯的明　　　　　B. 解磷定　　　　　　C. 盐酸纳洛酮　　　　D. 乙酰胺

　5. 氯解磷定对以下哪一药物中毒解救无效（　　）。

　　A. 敌敌畏　　　　　　　B. 敌百虫　　　　　　C. 乐果　　　　　　　D. 马拉硫磷

　6. 下列何药属于胆碱酯酶复活药（　　）。

　　A. 尼可刹米　　　　　　B. 去甲肾上腺素　　　C. 氯解磷定　　　　　D. 硫酸阿托品

　7. 特效解毒药使用时应注意（　　）。

　　A. 尽量少用解毒药，避免解毒药引起中毒

　　B. 应先观察病情，不宜过早使用解毒药

　　C. 解毒药剂量越大越好

　　D. 了解解毒药的适应证和禁忌证，根据不同情况掌握使用

　8. 氰化物中毒的特效解毒药是（　　）。

　　A. 硫代硫酸钠　　　　　　　　　　　　　　　B. 亚硝酸钠

　　C. 细胞色素 C　　　　　　　　　　　　　　　D. 亚硝酸钠-硫代硫酸钠

　9. 亚硝酸盐中毒的特效解毒药是（　　）。

　　A. 硫酸阿托品　　　　　B. 亚甲蓝　　　　　　C. 二巯基丙醇　　　　D. 硫代硫酸钠

　10. 阿片类麻醉性镇痛剂中毒，其特效解毒药是（　　）

　　A. 硫酸阿托品　　　　　B. 盐酸普鲁卡因　　　C. 盐酸纳洛酮　　　　D. 亚甲蓝

二、多项选择题

　1. 胆碱酯酶复活药用于解救有机磷酸酯类中毒时的作用特点有（　　）。

　　A. 能使被抑制的胆碱酯酶复活

　　B. 作用迅速而持久，一般用药一次即可

　　C. 不能直接对抗蓄积的乙酰胆碱

　　D. 能与游离的有机磷酯类结合，使其失去毒性

　2. 敌敌畏中毒的解救药物是（　　）。

　　A. 氯解磷定　　　　　　B. 硫酸阿托品　　　　C. 肾上腺素　　　　　D. 盐酸纳洛酮

三、问答题

　1. 简述急性中毒的一般处理原则。

　2. 为什么中度或重度有机磷酸酯类中毒时，必须合用硫酸阿托品和氯解磷定？

第十九章　生物制品应用

【学习目标】

知识目标：

1. 熟悉常用大流行流感病毒天活疫苗、流感病毒裂解疫苗、皮内注射用卡介苗、破伤风抗毒素、白喉抗毒素、抗狂犬病血清、抗蛇毒血清和抗炭疽血清的适应证。

2. 熟悉乙型肝炎人免疫球蛋白、注射用重组链激酶、辅酶 A 的药理作用。

3. 了解冻干静注人免疫球蛋白（pH4）、乙型肝炎人免疫球蛋白，注射用重组人干扰素α2b、重组人促红素的适应证和不良反应。

4. 了解疫苗与预防相关疾病。

生物制品是以微生物、细胞、动物或人源组织和体液等为原料，应用传统技术或现代生物技术制成，用于人类疾病的预防、治疗和诊断。人用生物制品包括：细菌类疫苗（含类毒素）、病毒类疫苗、抗毒素及抗血清、血液制品、细胞因子、生长因子、酶、体内及体外诊断制品，以及其他生物活性制剂，如毒素、抗原、变态反应原、单克隆抗体、抗原抗体复合物、免疫调节剂及微生态制剂等。

一、预防类生物制品

大流行流感病毒灭活疫苗（人用禽流感疫苗）［Pandemic Influenza Vaccine (inactivated，adjuvanted)］

【商品名称】　盼尔来福

【适应证】　在大流行流感发生时或紧急情况下，由国家启动用于大流行流感的预防接种。

【不良反应】　常见注射部位的疼痛、红、肿、硬结、瘙痒，全身出现乏力、发热、头痛、头晕、咽痛、恶心、食欲不振、腹痛、腹泻、肌肉痛、关节痛、咳嗽。偶见皮疹、呕吐、淋巴结炎。季节性流感疫苗还有罕见的不良反应，如休克、血管炎伴一过性肾功能受损；神经系统疾病，例如脑脊髓炎、神经炎、惊厥、格林-巴利综合征等。

【禁忌证】　①大流行流感发生时无禁忌。②季节性流感疫苗的禁忌证：发热、患急性疾病及感冒者；慢性疾病急性发作者；有格林-巴利综合征病史者；对鸡蛋或疫苗中任何其他成分，特别是卵清蛋白过敏者。

【注意事项】　①本品严禁静脉注射。②注射现场应备有肾上腺素等药物和其他抢救措施，以备偶有发生严重过敏反应时急救使用。接受注射者在注射后应在现场休息 30min。

流感病毒裂解疫苗［Influenza Vaccine (Split Virion)，Inactivated］[典]

【商品名称】　凡尔灵

【适应证】　用于成人和 6 个月以上儿童预防流感。

【不良反应】　少数疫苗接种者出现局部疼痛、发红和肿胀，低热和不适。这些症状可自行缓解。

【禁忌证】　①发热、急性疾病及感冒者。②慢性疾病急性发作者。③对鸡蛋过敏者。④孕妇禁用。

【注意事项】　①遇有摇不散沉淀块的不可使用。②玻瓶有裂纹、标签不清及有异物均不能使用。③备肾上腺素，供偶有发生休克时急用。

皮内注射用卡介苗 （BCG Vaccine for Intradermal Injection）〔典〕

【药理作用】 结核菌是细胞内寄生菌，因此人体抗结核的特异性免疫主要是细胞免疫。接种卡介苗是用无毒卡介菌（结核菌）人工接种进行初次感染，经过巨噬细胞的加工处理，将其抗原信息传递给免疫活性细胞，使 T 细胞分化增殖，形成致敏淋巴细胞，当机体再遇到结核菌感染时，巨噬细胞和致敏淋巴细胞迅速被激活，执行免疫功能，引起特异性免疫反应。

【适应证】 预防结核病，接种对象为出生 3 个月以内的婴儿或用旧结核菌素试验阴性的儿童。

【不良反应】 接种 2 周左右出现局部红肿、浸润、化脓，并形成小溃疡，严重者宜采取适当治疗处理。接种中偶可发生下列反应，如淋巴结炎症、类狼疮反应、疤痕。

【注意事项】 患有结核病、急性传染病、心肾脑等疾病、极度营养不良、湿疹及其他皮肤病、HIV 感染者不予接种。使用前须先作结核菌素皮试，呈阴性者方可接种。

知识链接

结核病是由结核杆菌感染引起的慢性传染病。结核菌可能侵入人体全身各种器官，但主要侵犯肺脏，称为肺结核病。结核病又称为"痨病"和"白色瘟疫"，是一种古老的传染病，自有人类以来就有结核病。卡介苗主要是为了预防儿童容易得的粟粒性肺结核和结核性脑膜炎两种传染病。

二、治疗类生物制品

破伤风抗毒素 （Tetanus Antitoxin）〔典〕〔基〕

【药理作用】 本品含特异性抗体，具有中和破伤风毒素的作用，可用于破伤风梭菌感染的预防和治疗。

【适应证】 用于预防和治疗破伤风。已出现破伤风或其可疑症状时，应在进行外科处理及其他疗法的同时，及时使用抗毒素治疗。开放性外伤（特别是创口深、污染严重者）有感染破伤风的危险时，应及时进行预防。凡已接受过破伤风类毒素免疫注射者，应在受伤后再注射 1 针类毒素加强免疫，不必注射抗毒素；未接受过类毒素免疫或免疫史不清者，须注射抗毒素预防，但也应同时开始类毒素预防注射，以获得持久免疫。

【不良反应】 ①过敏休克，可在注射中或注射后数分钟至数十分钟内突然发生。患者突然表现沉郁或烦躁、脸色苍白或潮红、胸闷或气喘、出冷汗、恶心或腹痛、脉搏细速、血压下降、重者神志昏迷虚脱，如不及时抢救可以迅速死亡。②血清病，主要症状为荨麻疹、发热、淋巴结肿大、局部浮肿，偶有蛋白尿、呕吐、关节痛，注射部位可出现红斑、瘙痒及水肿。

知识链接

破伤风是由破伤风杆菌侵入人体伤口、生长繁殖、产生毒素而引起的一种急性特异性感染。破伤风杆菌及其毒素不能侵入正常的皮肤和黏膜，故破伤风都发生在伤后。一切开放性损伤，均有发生破伤风的可能。

白喉抗毒素 （Diphtheria Antitoxin）〔典〕

【药理作用】 本品含特异性抗体，具有中和白喉毒素的作用，可用于白喉杆菌感染的预防和治疗。

【适应证】 用于预防和治疗白喉。对已出现白喉症状者应及早注射抗毒素治疗。未经白喉类毒素免疫注射或免疫史不清者，如与白喉患者有密切接触，可注射抗毒素进行紧急预防，但也应同时进行白喉类毒素预防注射，以获得持久免疫。

【不良反应】 同破伤风抗毒素。

知识链接

白喉是由白喉杆菌引起的急性呼吸道传染病，以咽、喉等处黏膜充血、肿胀并有灰白色伪膜形成为突出临床特征，严重者可引起心肌炎与末梢神经麻痹。

抗狂犬病血清 （Rabies Antiserum）[典][基]

【药理作用】 本品系由狂犬病固定病毒免疫的马的血浆、经胃酶消化后用硫酸铵盐析法制得的免疫球蛋白制剂，能中和人体液中游离状态的狂犬病毒素，和狂犬病疫苗合用，用于已知或怀疑接触狂犬病毒者预防注射。对已确知曾接受过狂犬病疫苗的全程免疫，其中抗体阳性者，则无需本品。

【适应证】 仅用于配合狂犬病疫苗对被疯动物严重咬伤，如头、脸、颈部或多部位咬伤者进行预防注射。

【不良反应】 本品可引起过敏反应，过敏性休克多于注射后数十分钟内发生，故门诊病人注射后须观察30min后方可离开，另外可引起血清病，表现为荨麻疹、发热、淋巴结肿大、关节痛、蛋白尿等，一般于注射后7~14d内发生。

知识链接

狂犬病即疯狗症，又名恐水症，是一种侵害中枢神经系统的急性病毒性传染病，所有恒温动物包括人类，都可能被感染。它多由染病的动物咬人而得。一般认为被口边出白色泡沫的疯狗咬到后传染，其实猫、白鼬、浣熊、臭鼬、狐狸或蝙蝠也可能患病并传染。患病的动物经常变得非常野蛮，在唾液里的病毒从咬破的伤口进入下一个病人。

抗蛇毒血清 （Snake Antivenins）[典][基]

【药理作用】 本品含有特异性抗体，具有中和相应蛇毒的作用。

【适应证】 用于蛇咬伤者的治疗。蛇咬伤后，应迅速注射本品，愈早愈好。

【不良反应】 同破伤风抗毒素。

抗炭疽血清 （Anthrax Antiserum）[典]

【药理作用】 本品含有特异性抗体，具有中和炭疽杆菌的作用，可用于炭疽杆菌的治疗和预防。

【适应证】 炭疽病人和有炭疽感染危险者。

【不良反应】 同破伤风抗毒素。

知识链接

炭疽病是由炭疽杆菌引起食草动物的急性传染病，是一种人畜共患的急性传染病。人因接触病畜及其产品或食用病畜的肉类而发生感染。临床上主要表现为皮肤坏死溃疡、焦痂和周围组织广泛水肿及毒血症症状，偶尔引致肺、肠和脑膜的急性感染，并可伴发败血症。

冻干静注人免疫球蛋白 （pH4） [Human Immunoglobulin （pH4） for Intravenous Injection，Freeze-dried][典]

【药理作用】 本品含有广谱抗病毒、细菌或其他病原体的 IgG 抗体，另外免疫球蛋白的独特型和独特型抗体形成复杂的免疫网络，所以具有免疫替代和免疫调节的双重治疗作用。经静脉输注后，能迅速提高受者血液中的 IgG 水平，增强机体的抗感染能力和免疫调节功能。

【适应证】 ①原发性免疫球蛋白缺乏症，如 X 联锁低免疫球蛋白血症、常见变异性免疫缺陷病、免疫球蛋白 G 亚型缺陷病等。②继发性免疫球蛋白缺陷病，如重症感染、新生儿败血症等。③自身免疫性疾病，如原发性血小板减少性紫癜、川崎病。

【不良反应】 一般无不良反应，极个别病人在输注时出现一过性头痛、心慌、恶心等不良反应，可能与输注速度过快或个体差异有关。

【禁忌证】 ①对人免疫球蛋白过敏或有其他严重过敏史者。②有抗 IgA 抗体的选择性 IgA 缺乏者。

乙型肝炎人免疫球蛋白（Human Hepatitis B Immunoglobulin）[典]

【药理作用】 本品含有高效价的乙型肝炎表面抗体，能与相应抗原专一结合起到被动免疫的作用。

【适应证】 主要用于乙型肝炎预防。适用于乙型肝炎表面抗原（HBsAg）阳性的母亲及所生的婴儿、意外感染的人群及与乙型肝炎患者和乙型肝炎病毒携带者密切接触者。

【不良反应】 一般不会出现不良反应，少数人有红肿、疼痛感，无需特殊处理，可自行恢复。

【禁忌证】 ①对人免疫球蛋白过敏或有其他严重过敏史者。②有 IgA 抗体的选择性 IgA 缺乏者。

知识链接

（1）乙型病毒性肝炎 是由乙型肝炎病毒（HBV）引起的一种世界性疾病。全世界无症状乙肝病毒携带者（HBsAg 携带者）超过 2.8 亿，我国约占 1.3 亿。多数无症状，其中 1/3 出现肝损害的临床表现。目前我国有乙肝患者 3000 万。乙肝的特点为起病较缓，以亚临床型及慢性型较常见。无黄疸型 HBsAg 持续阳性者易慢性化。本病主要通过血液、体液、母婴和性接触进行传播。乙肝疫苗的应用是预防和控制乙型肝炎的根本措施。

（2）甲型病毒性肝炎 简称甲型肝炎，是由甲型肝炎病毒（HAV）引起的一种急性传染病。临床上表现为急性起病，有畏寒、发热、食欲减退、恶心、疲乏、肝肿大及肝功能异常。部分病例出现黄疸，无症状感染病例较常见，一般不转为慢性和病原携带状态。

注射用重组人干扰素 α-2b（Recombinant Human Interferon α-2b for Injection）[典]

【商品名称】 安达芬

【药理作用】 本品具有抗病毒、抑制肿瘤细胞增殖以及提高人体免疫功能等作用。后者包括增强巨噬细胞的吞噬功能，增强细胞毒 T 细胞的杀伤作用和天然杀伤性细胞的功能。对慢性乙型肝炎及其他各类肝炎、疱疹、尖锐湿疣、感冒、结膜炎等病毒性疾病、白血病以及多种肿瘤的治疗有确切的疗效。

【适应证】 可用于急慢性病毒性肝炎（乙型、丙型等）、尖锐湿疣、毛细胞白血病、慢性粒细胞白血病、多发性骨髓瘤、卡波济肉瘤、恶性黑色素瘤。

【不良反应】 常见有发热、头痛、疲劳、不适，但停药 2～3 天后恢复正常。偶见有呕吐等功能紊乱。如出现严重头痛等不良反应，可在注射本制剂前半小时服用扑热息痛 0.5～1.0g。

【禁忌证】 对本品过敏者禁用。严重心脏病患者、肾功能障碍者、癫痫、中枢神经功能紊乱者或有其他严重疾病而不能耐受本品者，不宜使用。

【注意事项】 本品应在有经验的临床医生的指导下使用。本品溶解时可轻摇，不能剧烈振动，溶解后应为透明液，如有浑浊等异常现象则不可使用。

重组人促红素注射液 （Recombinant Human Erythropoietin Injection）[典]

【适应证】 ①肾功能不全所致贫血，包括透析及非透析病人。②外科围手术期的红细胞动员。③治疗非骨髓恶性肿瘤应用化疗引起的贫血。

【不良反应】 ①少数病人用药初期可出现头痛、低热、乏力等，个别病人可出现肌痛、关节痛等。②极少数患者用药后可能出现皮疹或荨麻疹等过敏反应。③血液系统：随着红细胞压积增高，血液黏度可明显增高，因此应注意防止血栓形成。④可见恶心、呕吐、食欲不振、腹泻等胃肠道反应。

【注意事项】 ①本品用药期间应定期检查红细胞压积，注意避免过度的红细胞生成。②对有心肌梗死、肺梗死、脑梗死患者，有药物过敏症病史的患者及有过敏倾向的患者应慎重给药。③运动员慎用。

辅酶 A ［Coen zyme A（CoA）］

【药理作用】 本品为体内乙酰化反应的辅酶。参与体内乙酰化反应，对糖、脂肪和蛋白质的代谢起着重要作用，如三羧酸循环、肝糖原积存、乙酰胆碱合成、降低胆固醇量、调节血脂含量及合成甾体物质等，均与本品有密切关系。

【适应证】 用于白细胞减少症、原发性血小板减少性紫癜及功能性低热的辅助治疗。

【不良反应】 尚不明确。

【禁忌证】 急性心肌梗死病人禁用。对本品过敏者禁用。

注射用重组链激酶 （Recombinant Streptokinase for Injection）[典]

【药理作用】 本品具有促进体内纤维蛋白溶解系统活性的作用。能使纤维蛋白溶酶原激活因子前体物转变为激活因子，后者再使纤维蛋白溶酶原转变为有活性的纤维蛋白溶酶，使血栓溶解。

【适应证】 用于治疗血栓栓塞性疾病，如深部静脉栓塞、周围动脉栓塞、急性肺栓塞、血管外科手术后的血栓形成、导管给药所致血栓形成、新鲜心肌梗死、中央视网膜动静脉栓塞等。

【不良反应】 ①出血为主要并发症，一般为注射部位出现血肿。②本品是从溶血性链球菌培养液中提取的冻干制品，具有抗原性，易引起过敏反应。③少数患者可出现发热、寒战、头痛和低血压。

胃蛋白酶 （见第十章第二节）

表 19-1 所列为疫苗与预防相关疾病。

表 19-1 疫苗与预防相关疾病

疫苗名称	预防疾病	疫苗名称	预防疾病
肺炎球菌疫苗	肺炎球菌肺炎	乙肝疫苗	乙型肝炎
麻风腮疫苗	麻疹、风疹、流腮	甲肝疫苗	甲型肝炎
风疹疫苗	风疹	流感疫苗	流行性感冒（病毒）
流腮疫苗	流行性腮腺炎	出血热疫苗	出血热
水痘疫苗	水痘	兰菌净	气管炎
狂犬疫苗	狂犬病	卡介苗	结核病
抗狂犬血清	狂犬病	脊髓灰质炎疫苗	脊髓灰质炎疫苗
轮状病毒疫苗	小儿秋季腹泻	百白破疫苗	百日咳、白喉、破伤风
HIB 疫苗	小儿脑膜炎、肺炎	炭疽疫苗	炭疽病
气管炎疫苗	气管炎	钩体疫苗	钩端螺旋体病

知识链接

13 种国家免疫规划疫苗：2008 年《扩大国家免疫规划实施方案》规定，在现行全国范围内使用的乙肝疫苗、卡介苗、脊髓灰质炎疫苗、百白破疫苗、白破疫苗和麻疹疫苗等 6 种国家免疫规划疫苗的基础上，将甲肝疫苗、流脑疫苗、乙脑疫苗、麻腮风疫苗、出血热疫苗、炭疽疫苗和钩体疫苗等 7 种疫苗也纳入国家免疫规划。

课堂互动

活动一　多媒体教学

通过多媒体课件，了解生物制品的分类和疫苗的作用。

习题

一、单项选择题

1. 流感疫苗用于预防（　　）。
  A. 肺炎球菌引起的流感　　　　　　　B. 流感杆菌引起的流感
  C. 流感病毒引起的流感　　　　　　　D. 支原体引起的肺炎

2. 轮状病毒疫苗用于预防（　　）。
  A. 气管炎　　　　　B. 小儿秋季腹泻　　　　C. 水痘　　　　D. 肺炎

3. 抗毒素的使用最常见的不良反应是（　　）。
  A. 过敏反应　　　　B. 胃肠道反应　　　　C. 耳毒性　　　　D. 对肝肾的损害

4. 钩体疫苗可用于预防（　　）。
  A. 钩虫病　　　　B. 钩端螺旋体病　　　　C. 出血热　　　　D. 结核

二、多项选择题

1. 麻风腮疫苗用于预防（　　）。
  A. 麻疹　　　　B. 麻风　　　　C. 风疹　　　　D. 腮腺炎

2. 百白破疫苗用于预防（　　）。
  A. 百日咳　　　　B. 白喉　　　　C. 白癜风　　　　D. 破伤风

3. 重组人促红素可用于（　　）。
  A. 治疗非骨髓恶性肿瘤应用化疗引起的贫血
  B. 肾功能不全所致贫血
  C. 缺铁性贫血
  D. 巨幼红细胞性贫血

4. 三磷酸腺苷二钠是一种辅酶，参与体内（　　）的代谢。
  A. 脂肪　　　　B. 蛋白质　　　　C. 糖　　　　D. 核酸

三、问答题

1. 辅酶 A 的药理作用是什么？
2. 注射用重组链激酶的适应证包括哪些？
3. 乙型肝炎人免疫球蛋白的药理作用是什么？

第二十章　特殊管理的药物

【学习目标】

知识目标：了解麻醉药品、精神药品、医疗用毒性药品、放射性药品的定义及品种。

麻醉药品、精神药品、医疗用毒性药品和放射性药品属特殊管理药物，其生产、销售、使用必须按照国务院颁布的《麻醉药品和精神药品管理条例》、《医疗用毒性药品管理办法》以及《放射性药品管理办法》执行。

一、麻醉药品

麻醉药品是指具有依赖性潜力的药品，滥用或不合理使用易产生身体依赖性和精神依赖性。国家食品药品监督管理局、公安部、卫生部联合公布2007年版《麻醉药品品种目录》。麻醉药品共123种，其中我国生产和使用的麻醉药品共有枸橼酸芬太尼、可卡因、美沙酮、福尔可定等25种。

麻醉药品品种目录（2007年版）

醋托啡、乙酰阿法甲基芬太尼、醋美沙朵、阿芬太尼、烯丙罗定、阿醋美沙朵、阿法美罗定、阿法美沙朵、阿法甲基芬太尼、阿法甲基硫代芬太尼、阿法罗定*、阿尼利定、苄替啶、苄吗啡、倍醋美沙朵、倍他羟基芬太尼、倍他羟基-3-甲基芬太尼、倍他美罗定、倍他美沙朵、倍他罗定、贝齐米特、大麻与大麻树脂、氯尼他秦、古柯叶、可卡因*、可多克辛、罂粟秆浓缩物*、地索吗啡、右吗拉胺、地恩丙胺、二乙噻丁、地芬诺辛、二氢埃托啡*、双氢吗啡、地美沙朵、地美庚醇、二甲噻丁、吗苯丁酯、地芬诺酯*、地匹哌酮、羟蒂巴酚、芽子碱、乙甲噻丁、依托尼秦、埃托啡、依托利定、枸橼酸芬太尼*、呋替啶、海洛因、氢可酮*、氢吗啡醇、氢吗啡酮、羟哌替啶、异美沙酮、凯托米酮、左美沙芬、左吗拉胺、左芬啡烷、左啡诺、美他佐辛、美沙酮*、美沙酮中间体、甲地索啡、甲二氢吗啡、3-甲基芬太尼、3-甲基硫代芬太尼、美托酮、吗拉胺中间体、吗哌利定、硫酸吗啡*、吗啡甲溴化物及其他五价氮吗啡衍生物、吗啡-N-氧化物、1-甲基-4-苯基-4-哌啶丙酸酯、麦罗啡、尼可吗啡、诺美沙朵、去甲左啡诺、去甲美沙酮、去甲吗啡、诺匹哌酮、阿片*、羟考酮*、羟吗啡酮、对氟芬太尼、1-苯乙基-4-苯基-4-哌啶乙酸酯、盐酸哌替啶*、哌替啶中间体A、哌替啶中间体B、哌替啶中间体C、苯吗庚酮、非那丙胺、非那佐辛、非诺啡烷、苯哌利定、匹米诺定、哌腈米特、罂粟壳*、普罗庚嗪、丙哌利定、消旋甲啡烷、消旋吗拉胺、消旋啡烷、瑞芬太尼*、舒芬太尼*、醋氢可酮、蒂巴因*、硫代芬太尼、替利定、三甲利定、醋氢可待因、布桂嗪*、磷酸可待因*、复方樟脑酊*、右丙氧芬*、双氢可待因*、乙基吗啡*、尼可待因、尼二氢可待因、去甲可待因、福尔可定*、丙吡兰、阿桔片*、吗啡阿托品注射液*

注：1. 上述品种包括其可能存在的盐和单方制剂。

2. 上述品种包括其可能存在的化学异构体及酯、醚。

3. 品种目录有*的麻醉药品为我国生产及使用的品种。

二、精神药品

精神药品是指作用于中枢精神系统，使之兴奋或抑制，具有依赖性潜力，滥用或不合理使用能产生药物依赖性的药品。依据其依赖性潜力和危害人体健康的程度，精神药品分为第一类精神药品和第二类精神药品。

国家食品药品监督管理局、公安部、卫生部联合公布 2007 年版《精神药品品种目录》。精神药品目录中，一类精神药品有 53 种，我国生产和使用的共有氯胺酮、三唑仑等 7 种。二类精神药品有 79 种，我国生产和使用的有咖啡因、阿普唑仑、曲马多等 33 种。

精神药品品种目录（2007 年版）

第一类：布苯丙胺、卡西酮、二乙基色胺、二甲氧基安非他明、（1,2-二甲基庚基）羟基四氢甲基二苯吡喃、二甲基色胺、二甲氧基乙基安非他明、乙环利定、乙色胺、麦角二乙胺、二亚甲基双氧安非他明、麦司卡林、甲卡西酮、甲米雷司、甲羟芬胺、乙芬胺、羟芬胺、六氢大麻酚、副甲氧基安非他明、赛洛新、赛洛西宾、咯环利定、二甲氧基甲苯异丙胺、替苯丙胺、替诺环定、四氢大麻酚（包括其同分异构物及其立体化学变体）、三甲氧基安非他明、4-甲基硫基安非他明、苯丙胺、安非拉酮、安咪奈丁、2,5-二甲氧基-4-溴苯乙胺、丁丙诺啡*、右苯丙胺、二甲基安非他明、芬乙茶碱、γ-羟丁酸*、氯胺酮*、左苯丙胺、左甲苯丙胺、马吲哚*、甲氯喹酮、去氧麻黄碱、去氧麻黄碱外消旋体、甲喹酮、哌醋甲酯*、莫达非尼、苯环利定、芬美曲秦、司可巴比妥*、δ-9-四氢大麻酚及其立体化学变体、三唑仑*、齐培丙醇

第二类：异戊巴比妥*、布他比妥、布托啡诺及其注射剂*、咖啡因*、安钠咖*、去甲伪麻黄碱*、环己巴比妥、地佐辛及其注射剂*、右旋芬氟拉明、芬氟拉明*、氟硝西泮、格鲁米特*、呋芬雷司、喷他佐辛*、戊巴比妥*、丙己君、阿洛巴比妥、阿普唑仑*、阿米雷司、巴比妥*、苄非他明、溴西泮*、溴替唑仑、丁巴比妥、卡马西泮、氯氮䓬*、氯巴占、氯硝西泮*、氯拉䓬酸、氯噻西泮、氯口恶唑仑、地洛西泮、地西泮*、艾司唑仑*、乙氯维诺、炔己蚁胺、氯氟䓬乙酯*、乙非他明、芬坎法明、芬普雷司、氟地西泮、氟西泮*、哈拉西泮、卤沙唑仑、凯他唑仑、利非他明、氯普唑仑、劳拉西泮*、氯甲西泮、美达西泮、美芬雷司、甲丙氨酯*、美索卡、甲苯巴比妥、甲乙哌酮、咪达唑仑*、纳布啡及其注射剂*、尼美西泮、硝西泮*、去甲西泮、奥沙西泮*、奥沙唑仑、氨酚氢可酮片*、匹莫林*、苯甲曲秦、苯巴比妥*、芬特明、匹那西泮、哌苯甲醇、普拉西泮、吡咯戊酮、仲丁比妥、替马西泮*、四氢西泮、曲马多*、乙烯比妥、唑吡坦*、扎来普隆*、麦角胺咖啡因片*

注：1. 上述品种包括其可能存在的盐和单方制剂（除非另有规定）。

2. 上述品种包括其可能存在的化学异构体及酯、醚（除非另有规定）。

3. 品种目录有*的精神药品为我国生产及使用的品种。

三、医疗用毒性药品

医疗用毒性药品是指毒性剧烈、治疗剂量与中毒剂量相近，使用不当会致人中毒或死亡的药品。1988 年国务院发布了《医疗用毒性药品管理办法》，指出毒性药品的管理品种，由卫生部会同国家医药管理局（现国家食品药品监督管理局）、国家中医药管理局规定。医疗用毒性药品分为西药和中药两大类，西药毒性药品的品种 12 种，中药毒性药品的品种 27 种。

毒性中药品种：砒石（红砒、白砒）、砒霜、水银、生马前子、生川乌、生草乌、生白附子、生附子、生半夏、生南星、生巴豆、斑蝥、青娘虫、红娘虫、生甘遂、生狼毒、生藤黄、生千金子、生天仙子、闹阳花、雪上一枝蒿、红粉（红升丹）、白降丹、蟾酥、洋金花、轻粉、雄黄。

西药毒药品种：去乙酰毛花苷、硫酸阿托品、洋地黄毒苷、氢溴酸后马托品、三氧化二砷、硝酸毛果芸香碱、升汞、水杨酸毒扁豆碱、亚砷酸钾、氢溴酸东莨菪碱、士的宁。

四、放射性药品

放射性药品是指用于诊断、治疗、缓解疾病或身体失常的恢复，改正和变更人体有机功能并能提示出人体解剖形态的含有放射性核素或标记化合物的物质。亦指在分子内或制剂内含有放射性核素的药品。包括裂变制品、加速器制品、放射性同位素发生器及配套药盒、放射免疫药盒等。

放射性药品品种有：碳 $[^{11}C]$、碳 $[^{14}C]$、氮 $[^{13}N]$、氟 $[^{18}F]$、磷 $[^{32}P]$、铬 $[^{51}Cr]$、镓 $[^{67}Ga]$、锶 $[^{89}Sr]$、锝 $[^{99m}Tc]$、碘 $[^{123}I]$、碘 $[^{125}I]$、碘 $[^{131}I]$、氙 $[^{133}Xe]$、钐 $[^{153}Sm]$、铊 $[^{201}Tl]$ 等。

知识链接

《麻醉药品和精神药品管理条例》共分 9 章、89 条，分别对麻醉药品和精神药品的种植、实验研究、生产、经营、使用、储存、运输、审批程序和监督管理，以及违反这一条例所应承担的法律责任等作出了规定。根据这一条例，国家对麻醉药品药用植物以及麻醉药品和精神药品实行管制。制定这一条例的目的，是为了加强麻醉药品和精神药品的管理，保证麻醉药品和精神药品的合法、安全、合理使用，防止流入非法渠道。

 课堂互动

活动一　多媒体教学

通过多媒体课件，认识到毒品的危害，教育学生远离毒品。

习题

一、单项选择题

1. 麻醉药品标识的颜色是（　　　）。

　　A. 黑白　　　　　　B. 红白　　　　　　　　C. 绿白　　　　D. 黄红

2. 下列关于精神药品的管理要求说法错误的是（　　　）。

　　A. 精神药品根据其安全性不同分为一类精神药品和二类精神药品

　　B. 一类精神药品的管理要求基本同麻醉药品

　　C. 二类精神药品的管理要求比一类精神药品更严格

　　D. 一类精神药品必须专库专柜、双人双锁保管

3. 放射性药品标识的颜色是（　　　）。

　　A. 黑白　　　　　　B. 红白　　　　　　　　C. 绿白　　　　D. 黄红

4. 放射性药品是指（　　　）。

　　A. 用于诊断、治疗、缓解疾病或身体失常的恢复，改正和变更人体有机功能并能提示出人体解剖形态的含有放射性核素或标记化合物的物质

　　B. 毒性剧烈、治疗剂量与中毒剂量相近，使用不当会致人中毒或死亡的药品

　　C. 具有依赖性潜力的药品，滥用或不合理使用易产生身体依赖性和精神依赖性

　　D. 作用于中枢精神系统，使之兴奋或抑制，具有依赖性潜力，滥用或不合理使用能产生药物依赖性的药品

二、多项选择题

1. 我国实行特殊管理的药品主要包括（　　　）。

A. 麻醉药品   B. 精神药品

C. 医疗用毒性药品   D. 放射性药品

2. 精神药品按管理要求不同可分为（　　）。

   A. 一类精神药品   B. 二类精神药品

   C. 三类精神药品   D. 四类精神药品

3. 下列药品中属于特殊管理药品的是（　　）。

   A. 砒霜   B. 苯巴比妥   C. 地西泮   D. 大麻

4. 下列药物中属于二类精神药品的是（　　）。

   A. 地西泮   B. 三唑仑   C. 苯巴比妥   D. 曲马多

参 考 文 献

[1] 张大禄. 药事学 [M]. 北京：中国医药科技出版社，1996.

[2] 张自宽. 中国药品实用手册学 [M]. 北京：中国医药科技出版社，1999.

[3] 杨毓瑛，章正绪，曹克升. 临床不合理用药学 [M]. 上海：上海医科大学出版社，2000.

[4] 竺芝芬. 药理学 [M]. 北京：中国医药科技出版社，2001.

[5] 于肯明. 药理学 [M]. 北京：人民卫生出版社，2004.

[6] 张虹. 实用药理基础学 [M]. 北京：化学工业出版社，2004.

[7] 杨群华主编. 实用药物商品知识 [M]. 北京：化学工业出版社，2005.

[8] 潘雪. 药学基础学 [M]. 北京：化学工业出版社，2006.

[9] 赵凤琴. 常见病、多发病基本诊断与治疗 [M]. 北京：人民卫生出版社，2006.

[10] 国家食品药品监督管理局执业药师资格认证中心. 国家执业药师资格考试应试指南药学专业知识（一）[M]. 北京：中国中医药出版社，2007.

[11] 李俊. 临床药理学. [M]. 北京：人民卫生出版社，2008.

[12] 浓蓉滨，陈雪艳. 药物学基础 [M]. 北京：科学出版社，2008.

[13] 杨宝峰. 药理学 [M]. 北京：人民卫生出版社，2008.

[14] 刘华刚. 临床实用药物手册 [M]. 北京：人民卫生出版社，2009.

[15] 黄正明，杨解人. 临床药理学 [M]. 北京：军事医学科学出版社，2009.

[16] 中华人民共和国卫生部. 国家基本药物目录. 北京：中国法制出版社，2009.

[17] 国家药典委员会. 中华人民共和国药典 [M]：二部. 北京：中国医药科技出版社，2010.

[18] 国家药典委员会. 中华人民共和国药典 [M]：三部. 北京：中国医药科技出版社，2010.

全国医药中等职业技术学校教材可供书目

	书　名	书　号	主　编	主　审	定价
1	中医学基础	7876	石　磊	刘笑非	16.00
2	中药与方剂	7893	张晓瑞	范　颖	23.00
3	药用植物基础	7910	秦泽平	初　敏	25.00
4	中药化学基础	7997	张　梅	杜芳麓	18.00
5	中药炮制技术	7861	李松涛	孙秀梅	26.00
6	中药鉴定技术	7986	吕　薇	潘力佳	28.00
7	中药调剂技术	7894	阎　萍	李广庆	16.00
8	中药制剂技术	8001	张　杰	陈　祥	21.00
9	中药制剂分析技术	8040	陶定阑	朱品业	23.00
10	无机化学基础	7332	陈　艳	黄　如	22.00
11	有机化学基础(第二版)	17684	柯宇新		29.80
12	药物化学应用技术	18053	李玉华	牛四清	36.00
13	药物化学基础	8043	叶云华	张春桃	23.00
14	生物化学	7333	王建新	苏怀德	20.00
15	仪器分析	7334	齐宗韶	胡家炽	26.00
16	药用化学基础(一)(第二版)	04538	常光萍	侯秀峰	22.00
17	药用化学基础(二)	7993	陈　蓉	宋丹青	24.00
18	药物分析技术	7336	霍燕兰	何铭新	30.00
19	药品生物测定技术	7338	汪穗福	张新妹	29.00
20	化学制药工艺	7978	金学平	张　珩	18.00
21	现代生物制药技术	7337	劳文艳	李　津	28.00
22	药品储存与养护技术	7860	夏鸿林	徐荣周	22.00
23	职业生涯规划(第二版)	04539	陆祖庆	陆国民	20.00
24	药事法规与管理(第二版)	04879	左淑芬	苏怀德	28.00
25	医药会计实务(第二版)	06017	董桂真	胡仁昱	15.00
26	药学信息检索技术	8066	周淑琴	苏怀德	20.00
27	药学基础(第二版)	09259	潘　雪	苏怀德	30.00
28	药用医学基础(第二版)	05530	赵统臣	苏怀德	39.00
29	公关礼仪	9019	陈世伟	李松涛	23.00
30	药用微生物基础	8917	林　勇	黄武军	22.00
31	医药市场营销	9134	杨文章	杨　悦	20.00
32	生物学基础	9016	赵　军	苏怀德	25.00
33	药物制剂技术	8908	刘娇娥	罗杰英	36.00
34	药品购销实务	8387	张　蕾	吴阎云	23.00
35	医药职业道德	00054	谢淑俊	苏怀德	15.00
36	药品 GMP 实务	03810	范松华	文　彬	24.00
37	固体制剂技术	03760	熊野娟	孙忠达	27.00
38	液体制剂技术	03746	孙彤伟	张玉莲	25.00
39	半固体及其他制剂技术	03781	温博栋	王建平	20.00
40	医药商品采购	05231	陆国民	徐　东	25.00
41	药店零售技术	05161	苏兰宜	陈云鹏	26.00
42	医药商品销售	05602	王冬丽	陈军力	29.00
43	药品检验技术	05879	顾　平	董　政	29.00
44	药品服务英语	06297	侯居左	苏怀德	20.00
45	全国医药中等职业技术教育专业技能标准	6282 全国医药职业技术教育研究会			8.00

欲订购上述教材，请联系我社发行部：010-64519684，010-64518888
如果您需要了解详细的信息，欢迎登录我社网站：www.cip.com.cn